中华影像鉴别诊断学
乳腺分册

主　审　王培军
主　编　彭卫军
副主编　顾雅佳　汪登斌　杨　帆

人民卫生出版社
·北　京·

图书在版编目（CIP）数据

中华影像鉴别诊断学．乳腺分册 / 彭卫军主编 .
北京 ：人民卫生出版社，2024. 10. -- ISBN 978-7-117-
36921-3

Ⅰ. R445

中国国家版本馆 CIP 数据核字第 2024KT5322 号

| 人卫智网 | www.ipmph.com | 医学教育、学术、考试、健康，
购书智慧智能综合服务平台 |
| 人卫官网 | www.pmph.com | 人卫官方资讯发布平台 |

中华影像鉴别诊断学——
乳腺分册
Zhonghua Yingxiang Jianbie Zhenduanxue——
Ruxian Fence

主　　编：彭卫军
出版发行：人民卫生出版社（中继线 010-59780011）
地　　址：北京市朝阳区潘家园南里 19 号
邮　　编：100021
E - mail：pmph @ pmph.com
购书热线：010-59787592　010-59787584　010-65264830
印　　刷：北京华联印刷有限公司
经　　销：新华书店
开　　本：889×1194　1/16　印张：16
字　　数：496 千字
版　　次：2024 年 10 月第 1 版
印　　次：2024 年 10 月第 1 次印刷
标准书号：ISBN 978-7-117-36921-3
定　　价：168.00 元

编　者　（以姓氏笔画为序）

于　湛　郑州大学第一附属医院
于　韬　辽宁省肿瘤医院
马　捷　深圳市人民医院
王翠艳　山东第一医科大学附属省立医院
毛　宁　烟台毓璜顶医院
朱　娟　安庆市立医院
庄治国　上海交通大学医学院附属仁济医院
刘　岚　江西省肿瘤医院
刘佩芳　天津医科大学肿瘤医院
刘春玲　广东省人民医院
李　静　中国医学科学院肿瘤医院
杨　帆　华中科技大学同济医学院附属协和医院
杨晓棠　山西省肿瘤医院
吴　卓　中山大学孙逸仙纪念医院
何之彦　上海交通大学医学院附属第一人民医院
邹薇薇　海军军医大学第二附属医院
汪登斌　上海交通大学医学院附属新华医院
张　伟　中国医科大学附属盛京医院

张　嫣　广东省妇幼保健院
张小玲　中山大学附属第一医院
张立娜　中国医科大学附属第四医院
张亚琴　中山大学附属第五医院
陈卫国　南方医科大学南方医院
陈宝莹　西安国际医学中心医院
林　青　青岛大学附属医院
赵　爽　四川大学华西医院
秦乃姗　北京大学第一医院
顾雅佳　复旦大学附属肿瘤医院
柴维敏　上海交通大学医学院附属瑞金医院
黄　嵘　北京大学深圳医院
曹　崑　北京大学肿瘤医院
彭卫军　复旦大学附属肿瘤医院
蒋燕妮　江苏省人民医院
蔡思清　福建医科大学附属第二医院
谭红娜　河南省人民医院

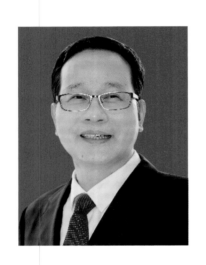

王培军

　　教授、博士研究生导师。同济大学医学院影像研究所所长、同济大学附属同济医院医学影像科主任。现任中华医学会放射学分会副主任委员，中国医学影像 AI 产学研用创新联盟副理事长，中国研究型医院学会医学影像与人工智能专业委员会副主任委员、中国医疗保健国际交流促进会影像医学分会副主任委员、中国医学装备协会磁共振成像应用专业委员会副主任委员，国家放射影像专业医疗质量控制中心专家委员会委员兼头颈学组组长，上海市医学会放射科专科分会前任主任委员，*Journal of Interventional Medicine* 杂志主编，《中国医学影像技术》杂志副主编，《中华医学杂志》等 11 个专业杂志编委。

　　从事医学影像学临床、教学、科研工作 41 年，主攻研究方向为"神经退行性疾病和恶性肿瘤的功能及分子影像新技术临床应用和相关基础研究"及"医学影像人工智能研究和转化应用"。承担五年制、长学制等本科生、研究生、规培生及留学生的理论和实践教学任务工作。荣获同济大学"研究生心目中的好导师""十佳研究生导师""教学名师""教学成果一等奖"及"泰禾卓越医学教育奖"等教学荣誉。主编教材及著作 16 部、副主编著作 17 部，所主编的《中华影像医学·分子影像学卷》获"第五届中国出版政府奖图书奖"。培养了国内外硕士、博士 127 名。以项目负责人身份获国家自然科学基金重大科研仪器项目、科技部国家重点研发计划"数字诊疗装备研发"重点专项、国家自然科学基金重点项目、国家自然科学基金面上项目、国家 863 计划项目等国家级科研项目共 12 项，上海市重大、重点研究项目共 13 项。以第一完成人身份获中华医学科技奖、教育部科学技术进步奖一等奖、教育部科学技术进步奖二等奖、上海市科学技术进步奖一等奖、上海医学科技奖二等奖、军队医疗成果奖二等奖等省部级科学技术进步奖共计 21 项。以第一作者或通信作者发表科技论文 627 篇，其中 SCI 论文 141 篇。获全国"健康卫士"、国务院政府特殊津贴、国之名医·卓越建树、上海市劳动模范、上海市五一劳动奖章、上海市十佳医技工作者、上海市优秀学科带头人、上海市先进工作者、上海市医务职工科技创新标兵等荣誉称号。

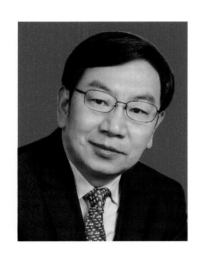

彭卫军

　　复旦大学附属肿瘤医院主任医师,二级教授,复旦大学博士研究生导师、博士后合作导师,复旦大学附属肿瘤医院影像中心主任,学科带头人,现任上海市医学会放射科专科分会主任委员,中华医学会放射学分会乳腺学组组长,中国抗癌协会肿瘤影像专业委员会名誉主任委员,上海市抗癌协会肿瘤影像专业委员会前任主任委员,吴阶平医学基金会肿瘤影像专项基金主任委员,中国医学影像 AI 产学研用创新联盟副理事长,兼任《肿瘤影像学》主编,《中国癌症杂志》《中国医学计算机成像杂志》等 10 种肿瘤学和影像医学核心期刊编委。

　　主要研究方向为乳腺疾病影像诊断、肿瘤影像诊断、乳腺影像新技术的研发及推广应用。主编《淋巴瘤影像诊断学》,主译《乳腺影像诊断学》,担任《现代体部磁共振诊断学——乳腺分册》主编,担任《乳腺影像诊断学》《腹部 CT》《螺旋 CT》副主编,参加 25 本专著的编写。在国内外有影响的专业期刊上发表论文 245 篇,其中 SCI 文章 45 篇。承担和完成国家自然科学基金、上海市优秀学科带头人项目等科研项目 32 项,获得国家级及上海市级科技成果奖 6 项,获得国家发明专利 8 项。

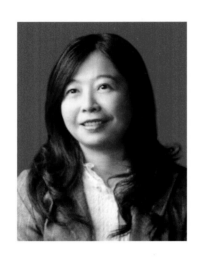

顾雅佳

  主任医师、教授、博士研究生导师，复旦大学附属肿瘤医院放射诊断科主任，上海市质子重离子医院放射诊断科主任，国家肿瘤区域医疗中心项目复旦大学附属肿瘤医院福建医院放射诊断科主任。中国抗癌协会肿瘤影像专业委员会副主任委员，中华医学会放射学分会乳腺学组副组长，上海市抗癌协会肿瘤影像专业委员会主任委员，上海市社会医疗机构协会影像医学分会副会长，上海市医学会放射科专科分会秘书兼乳腺学组组长。《肿瘤影像学》副主编，《中华放射学杂志》《磁共振成像杂志》《中国癌症杂志》《中国医学计算机成像》等肿瘤学和影像医学核心期刊编委。

  主要研究方向为乳腺影像以及人工智能在肿瘤诊断与疗效评估中价值的研究，在国内外有影响的专业期刊上发表论文近 200 篇。主编 / 分册主编著作 4 部，副主编 2 部，副主编全国统编教材 2 部，主译著作 3 部，参加 6 本专著和教材的编写。主持和参与国家自然科学基金项目 4 项、主持国家重点研发计划项目子项目 1 项，主持省部级科研项目 5 项，获得国家发明专利 4 项。获得"上海医务工匠"、上海医树奖临床医学科技创新奖二等奖、上海市抗癌科技奖一等奖等荣誉称号及奖项。

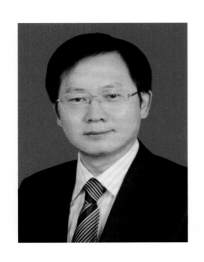

汪登斌

　　主任医师，二级教授，博士研究生导师，博士后合作导师，上海交通大学医学院附属新华医院放射科主任，医学影像学教研室主任，上海市住院医师规范化培训新华医院放射科专业基地主任；上海市卫生系统优秀学科带头人。兼任中国妇幼保健协会放射医学专业委员会主任委员，中华医学会放射学分会副秘书长及乳腺学组副组长，中国医师协会放射医师分会委员兼乳腺学组组长，上海市医学会放射科专科分会副主任委员，长三角妇儿影像医学专科联盟会长等。《中华放射学杂志》等核心期刊常务编委或编委，*Radiology* 中文版乳腺分册执行主编，北美放射学会（RSNA）等国际学会通信会员。

　　在乳腺及腹部影像学方面具有较深的造诣，曾受 RSNA 和美国乳腺影像学会（SBI）邀请进行关于中国乳腺影像学的大会专题报告并撰文介绍中国乳腺影像学。主持国家自然科学基金重大研究计划重点支持项目 1 项、面上项目 4 项，国家重点研发计划项目子课题等项目 18 项。以第一作者或通信作者发表论文近 200 篇，其中 SCI 收录 66 篇（Q1 区 32 篇）；主编、主译、参编专著 20 余部，担任全国高等学校医学影像学专业国家规划教材的编委；获得专利及软件著作权 7 项。作为第一完成人获上海市科学技术进步奖三等奖、上海医学科技奖三等奖，作为主要完成人获得国家科学技术进步奖二等奖等。主讲的 Medical Imaging 荣膺了上海高校"示范性全英语教学课程"荣誉称号，还荣获上海"唯爱医师学苑"2023 年优秀教学成果（住培优秀实践案例），排名第一，同时被评为 2023 年"唯爱医师学苑"教学团队长。荣获 2023 年度人民网"人民好医生（放射学科）·特别贡献"。

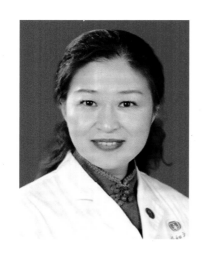

杨　帆

　　主任医师，教授，博士研究生导师。华中科技大学同济医学院附属协和医院放射科副主任、放射科教研室副主任、放射科住院医师规培基地教学主任。现任中华医学会放射学分会乳腺学组副组长、中国医师协会放射学医师分会磁共振学组副组长、中国抗癌协会肿瘤影像专业委员会委员、湖北省医学会放射学分会常务委员及武汉市医学会放射学分会常务委员。担任《临床放射学杂志》常务副主编、《中华放射学杂志》英文版审稿专家。

　　主要研究方向是乳腺影像学、磁共振影像诊断及医学影像后处理。以第一作者、通信作者发表研究论文60余篇，主持国家自然科学基金重点项目1项、科技部国家重点研发计划项目子课题1项、国家自然科学基金青年科学基金项目1项、省自然科学基金面上项目2项，另有以主要负责人身份参与的国家级、省部级及横向研究课题多项。主编乳腺影像学专著1本，参编各类国家级和部级教材6本。

出版说明

　　医疗资源分布不均、区域不平衡是我国医疗卫生体系中长期存在的突出问题。2024年政府工作报告指出，提高基层医疗卫生服务能力和引导优质医疗资源下沉依然是政府保障和改善民生的工作重点。相信在今后较长的时期内，这项工作重点一直会是我们卫生健康行业需要解决的瓶颈问题，也自然是出版工作的使命所在。

　　正是基于以上的认识和思考，人民卫生出版社联合中华医学会放射学分会和中国医师协会放射医师分会启动了"中华影像鉴别诊断学丛书·中华临床影像征象库"的编写工作。

　　相对于既往医学影像类图书以疾病为单元的内容体系，"中华影像鉴别诊断学丛书·中华临床影像征象库"在编写思路方面进行了系统性的创新。丛书以临床所能见到的影像学基本病变/征象为编写切入点，直面"同病异征，同征异病"的临床实际问题，对人体疾病在身体各部位的影像学变化/征象进行了系统梳理，对临床上能见到的各种影像学基本变化相关疾病的鉴别诊断进行了全面总结。通过"逆向"的编写思路契合临床实践中"正向"的影像诊断思维，实现了编写思路的重大突破，更好地契合了影像科医师的实际需求。

　　在纸质书稿编写的同时，构建了"以影像学基本病变/征象为单元"的中华临床影像征象库。征象库汇集了纸质书中各种基本病变/征象所对应疾病的具体病例，对各病例影像学检查DICOM格式的影像资料进行了系统展示，以类似于"情景再现"的形式为读者呈现了影像科医师在临床工作中所能获取的病例资料，并由权威专家进行了全面解读。登录中华临床影像征象库，相当于随时随地进入165家大型三甲医院影像科的联合工作站，零距离跟着知名专家学习阅片。创新性地解决了医学影像从业人员业务能力提升中"百闻不如一见"的痛点，推动了优质医疗影像资源的扩容和下沉。

　　纸质书与征象库"目录相互对应""内容相互融合""纸质载体与数字载体（手机/电脑）互补运用"，为读者呈现了从所见影像学变化/征象，到诊断思路解读，再到具体疾病的诊断与鉴别诊断，全流程"闭环"的知识体系。创新了出版形式，体现了理论总结、思路梳理与临床阅片场景再现的有机结合，进一步缩短了出版物中知识的抽象性与临床工作的实践性之间的距离，创新性地落实了优质医疗影像资源下沉的国家战略。

　　基于医学影像从业人员的亚专科分工，丛书共分为9个分册，征象库包括9个分库。汇集了全国165家大型三甲医院珍贵的病例资源和近千位专家丰富的临床智慧。中华医学会放射学分会和中国医师协会放射医师分会等学术组织的专家构成了编委的核心力量。

　　该丛书将于2024年下半年陆续出版，相应的征象库也将同步上线。

中华影像鉴别诊断学丛书
编写委员会

神经分册	主　审	陈　敏
	主　编	马　林、朱文珍
	副主编	张　辉、余永强、廖伟华、陈　峰
头颈分册	主　审	王振常
	主　编	鲜军舫、陶晓峰
	副主编	曹代荣、吴飞云、沙　炎、罗德红
胸部分册	主　审	郭佑民、陈起航
	主　编	伍建林、萧　毅
	副主编	胡春洪、赵绍宏、于　红
心血管分册	主　审	卢光明
	主　编	郑敏文、赵世华
	副主编	吕　滨、侯　阳、张龙江、王怡宁
消化分册	主　审	梁长虹、宋　彬
	主　编	严福华
	副主编	刘爱连、孙应实、刘再毅、孟晓春
泌尿生殖分册	主　审	洪　楠、张惠茅
	主　编	赵心明、居胜红
	副主编	高剑波、薛华丹、沈　君、辛　军
骨肌分册	主　审	孟悛非
	主　编	袁慧书
	副主编	程晓光、曾献军、王绍武、陈　爽
乳腺分册	主　审	王培军
	主　编	彭卫军
	副主编	顾雅佳、汪登斌、杨　帆
儿科分册	主　审	朱　铭
	主　编	邵剑波、李　欣
	副主编	钟玉敏、宁　刚、彭　芸、严志汉

前　言

乳腺癌发病率占全世界恶性肿瘤发病率的首位。近三十年来,我国大中城市乳腺癌发病率呈显著上升趋势,其已成为女性中发病率第一、死亡率第三的恶性肿瘤。早期乳腺癌患者的五年生存率高于 90%,因此,如果能实现乳腺癌早期发现、早期诊断、早期治疗,就可以明显改善乳腺癌患者的预后。众所周知,乳腺癌早期诊断高度依赖于影像学技术的临床应用。临床上,常用的乳腺影像学检查技术包括乳腺 X 线摄影及其衍生技术(DBT、CEM 等)、超声检查、磁共振成像、影像学定位与活检等,核医学相关的影像技术在乳腺癌患者分期等方面亦具有很大价值。近年来,为了提高国内乳腺癌患者的早期诊断率,临床及影像学学者们开展了大量的多模态影像学技术临床优选研究,已在不同影像学技术应用的适应场景(不同病变)、多种影像学技术联合使用等方面取得可喜的成果。随着影像学新技术不断被投入临床实践,乳腺癌筛查人群的覆盖面不断增大,影像学引导定位及活检技术的进一步推广,国内乳腺癌患者的早期诊断率将不断得到提升,使广大妇女获益。

当前,我国乳腺影像学发展不均衡、影像学技术应用不规范、影像学适宜技术推广不足等问题仍普遍存在,严重影响了乳腺影像学的整体水平及人才队伍的高质量快速发展。为破解我国乳腺影像学领域存在的难题,促进我国乳腺影像学水平提高及人才队伍高质量可持续发展,不断提高乳腺癌早期诊断率,由中华医学会放射学分会组织全国 36 位知名乳腺影像学专家参与了本分册的编写及审改。乳腺分册按照"中华影像鉴别诊断学丛书"编写方针组织编写,即以影像学征象为纲来建立分析思路,根据不同征象推导出不同的疾病诊断。由于乳腺是一对器官而非系统,具有与全身其他系统不同的特点,加之国内外尚无参考书可以借鉴,故编写难度较高。编者们克服困难,首先,比较详细地介绍了各种影像学技术的适应证和临床价值,以及如何优选使用这些技术。其次,在以乳腺影像学征象分析为主要内容的第四章中,对这些征象做了重点且详细的阐述,此章涵盖了不同模态影像学技术应用下的几乎所有乳腺影像学征象,比较详细地介绍了如何定义、观察、分析、归纳征象及其内涵,从而实现对乳腺疾病影像学的正确诊断。本分册对于乳腺疾病的诊断分析尽可能模拟一位医生在临床实际工作中所遇到的场景和形成诊断的过程,即面对一个病例的各种模态图像时如何透过现象看本质,抽丝剥茧,归纳出征象,推导出与此征象相关性强的疾病,最后结合临床表现等其他信息确立诊断的过程。

在纸质书稿编写的同时,还同步编写了影像征象库,征象库汇集了纸质书中各种基本病变/征象所对应疾病的具体病例,对各病例影像学检查 DICOM 格式的影像资料进行了系统展示,并进行了全面解读。

本专著编者团队希望读者通过阅读本书可以建立良好的影像学诊断思维,举一反三,触类旁通,破解在临床工作中遇到的难题,希望本书有助于提升基层及青年影像医生的乳腺影像学诊断水平,造福广大患者。

由于时间紧迫,编者来自不同单位,擅长领域亦不尽相同,所以书中难免存在不足甚至谬误,恳请广大读者批评指正!

彭卫军

2024 年 9 月

目　录

第一章　概论

第一节　乳腺分册编写思路

在遵循"中华影像鉴别诊断学"丛书编写思路的前提下，相较于其他系统分册，乳腺分册的编写思路存在较大不同。主要原因在于：乳腺只是一对器官，而非多个器官组成的系统，在结构上相对比较清晰，但其影像学征象又相当丰富；与此同时，多模态影像学技术在乳腺影像学检查中的应用最为普遍，乳腺疾病的临床诊断、治疗策略的制订对多模态影像学信息的依赖相当突出，无论是疾病预防（筛查）、早期诊断、早期治疗，还是疗效评估、术后随访等环节，都需要影像学检查。因此，乳腺分册的编写具有以下特点。

一、乳腺分册的结构特点

第一章为"概论"，分三节，第一节介绍乳腺分册的编写思路，第二、三节所介绍的是乳腺的解剖生理学特点和乳腺疾病发生的一般规律、特点，主要包括良、恶性病变的发生机制、生长规律、倍增时间等，该部分将文献报道与作者的研究结合起来进行阐述，可使读者对乳腺、乳腺疾病影像学及乳腺分册的概况有较全面的了解。作为全书的开篇，第一章不仅能增强读者的阅读兴趣，还能帮助读者较好地了解全分册的编写架构和思考，有助于引导其深入学习其他核心章节。

第二章为"乳腺疾病临床症状与体征"，重点介绍乳腺疾病的临床表现，该章分为五节，从乳腺的形态改变、患者的感觉即症状，到乳头、皮肤、腋淋巴结的异常等，均进行了详细阐述。

第三章为"乳腺影像学检查技术和分析方法"，不仅详细介绍了临床上乳腺检查中常用的影像学技术，包括乳腺 X 线摄影及其衍生技术、乳腺超声检查、乳腺 MRI，对乳腺专用 CT 及乳腺分子影像学也做了介绍，还介绍了通过这些技术而产生的影像学表现的简要分析方法。

第四章为"乳腺影像学征象及良恶性鉴别分析"，是全书的重点，以乳腺疾病的多模态影像学征象为主线进行详细梳理，以鉴别诊断的方法思考问题，具有很强的实战性。第四章所涉及的乳腺影像学征象主要包括肿块、钙化、乳腺非对称、乳腺结构扭曲、乳腺导管扩张与导管内结节（或肿块）、乳腺水肿征象等。编者相信这对帮助读者形成影像学诊断思维具有较大裨益，这是因为掌握了这样的分析思路就能在纷繁复杂的影像学征象中理出头绪，归纳出风险分层和可能的诊断结论。

第五章为"基于影像的乳腺腺体实质分型"，重点介绍乳腺密度的重要性。第六章为"手术或治疗相关的乳腺影像表现"，对接受过手术、化疗、放疗、整形等治疗的乳腺的影像学评估方法和临床意义进行深入介绍。

乳腺分册共六章，从乳腺的正常影像到异常影像，从解剖特征到发病规律，从临床表现到影像学征象，再从影像学征象到疾病的鉴别诊断，形成完整的乳腺影像鉴别诊断学分册的架构和内容，具有很强的逻辑性、严谨性、科学性、实用性和可读性。

二、乳腺分册的编写思路

对乳腺疾病的发生、发展、转归等进行符合逻辑的解读、分析、可视化是进行疾病预防、诊断、治疗策略制订、疗效评估等的重要手段和举措。影像学技术具有非侵入性和采样全面等优势，是目前临床上检查、诊断、评估时最常用的技术之一，随着影像学科技的发展，新的影像学技术和多模态影像学技术被逐步投入临床应用，其中多种技术的相互验证，着实令人欣喜，这使放射科医生掌握了更多的信息和数据，从而变得更有自信。但是，不同影像学技术呈现出的影像学表现，有时会有"相悖"的一面，因此，对影像学征象进行科学、客观的解读以提高对其的认知水平是一个值得关注的课题。在临床上，乳腺检查是多模态影像学技术应用最为广泛的领域之一，我们须掌握每种技术的成像原理、图像特征及其病理生理学内涵，厘清不同的影像学征象代表的潜在风险。因此，编写乳腺分册严格遵守了"中华影像鉴别诊断学"丛书的设定：在临床的实际场景中，对于放射科医生在实际工作中遇到的病例而言，这个病例要么有肿块，要么有钙化或其他征象，或者多种征象并存；临床上所看到的征象存在"同病异影、异病同影"的情况，所以，在临床的实际场景中，放射科医生每天都在做影像学征象分析工作，可是目前绝大多数的专业参考书都是按照疾病的线索来编写的，好像在临床工作中不存在诊断问题，患者自己就可以告诉医生他得了何种疾病一样。然而，实际上，临床工作并非如此，放射科医生见到的总是表现为某种征象的"下游"的结果，须不断加强对征象的认知、分析，向"上游"做符合逻辑的推理。也就是说，被显示出来的征象是疾病发展到一定阶段的结果的呈现，而医生在进行疾病诊断时须寻根溯源，要去了解"它的起点"，才能得出其形成所见征象的机制，找出真相，从而做出正确的诊断。因此，希望通过阅读乳腺分册，读者能掌握对多模态乳腺影像学征象的认知、分析、对比、归纳，直至形成一套比较完整的鉴别诊断思路，同时结合实际工作场景，形成能向临床实践转化的乳腺影像学鉴别诊断临床思维。所谓"授人以鱼，不如授人以渔"，掌握这样的临床思维方法将能使放射科医生对各类乳腺影像学征象的分析和鉴别做到举一反三、触类旁通。所以，这必然有助于提升读者们的乳腺影像学临床实战能力，以便更好地为患者服务。

当然，乳腺 X 线摄影及其衍生技术多种多样，包括体层摄影、增强检查等；乳腺超声检查同样拥有多种技术；乳腺 MRI 可以多方位成像并具有多种成像序列，可通过不同技术或者不同模态的设备获得具有不同参数的图像及数据。因此，在临床上，须区分临床应用场景、乳腺结构构成分型，这些因素会影响不同技术或设备对乳腺异常征象的识别和提取，须了解对一种征象的检查应以何种技术为主，或者说哪种技术对某个征象的显示和分析最可靠。因此，放射科医生对不同模态技术获得的影像学征象表型（phenotype）的识别、分析非常重要。

（汪登斌）

第二节　乳腺解剖与病理生理特点

具有乳腺是哺乳动物的显著特征，乳腺分泌乳汁，哺育婴儿。事实上，哺乳动物（mammal）这个词本身就来源于"mamma"，而"mamma"在拉丁语中就是乳腺的意思。乳腺的结构因年龄和生理状况的变化而异，了解女性乳腺的解剖、发育及病理生理特点，对于乳腺疾病的检查、诊断、治疗评估至关重要。

一、乳腺的解剖及组织结构

乳房由皮肤、皮下脂肪、结缔组织和乳腺等构成（图 1-2-1）。成年人的乳房在垂直方向上位于第二至第六肋之间，在水平方向上位于胸骨边缘和锁骨中线之间。成年人乳房的平均直径为 10～12cm，平均厚度为 5～7cm。乳腺组织从外上象限延伸到腋窝的部分，被称为 Spence 腋尾。乳房形状和大小的个体差异较大，与遗传、种族、年龄、饮食和绝经状况有关，未产妇的乳房更像圆锥，经产妇的乳房则下垂一些。乳腺由筋膜包裹，位于胸前壁浅筋膜的浅、深两层之间，它与胸大肌、前锯肌表面的深筋膜之间隔以疏松结缔组织，此处被称为乳房后间隙。乳房悬韧带（Cooper ligament）为乳腺周围的纤维组织发出许多小的纤维束。浅面连于皮肤和乳头，深面连于胸肌筋膜，对乳房起支持和固定作用，通常在乳腺 X 线摄影和超声图上可以看到该结构。当乳腺癌或其他伴有纤维化的病变（如慢性炎症或外伤

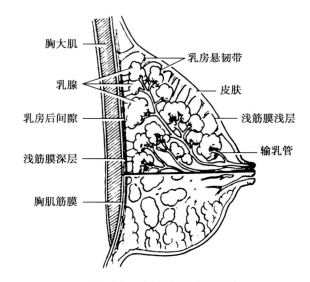

图 1-2-1　女性乳房（矢状面）

引自张绍祥，张雅芳. 局部解剖学 [M]. 3 版. 北京：人民卫生出版社，2015.

后）侵及乳房悬韧带时，该韧带的挛缩会引起表面皮肤的凹陷。后方的乳房悬韧带位于乳腺后区，连接乳腺后的筋膜与胸壁。

乳头位于乳房中央，通常高出周围的乳晕，是乳房皮肤最显著的特征。乳头相对于胸部的水平位置差异很大，通常，年轻女性的乳头位于第四肋间隙水平。乳晕呈圆形，直径为15～60mm，乳晕区含有皮脂腺，称为乳晕腺（areolar gland，又称蒙格马利腺，即 Montgomery's gland），可产生油性分泌物以润滑和保护乳头。每个乳腺平均有12～16个乳腺叶（lobe of mammary gland），每个乳腺叶包含20～40个乳腺小叶（lobule of mammary gland），每个乳腺小叶由约10～100个腺泡构成，腺泡也是导管系统的终端。正常乳腺小叶的大小变化非常大，每个小叶中的腺泡数量也是如此，这与女性年龄、月经周期、妊娠、哺乳及绝经状态有关。乳腺导管和乳腺小叶嵌入数量不等的纤维和脂肪基质中。腺体、纤维组织和脂肪的相对比例因年龄和体质而异。在非哺乳期和非孕期的成年女性中，基质占乳腺的大部分。

每个乳腺叶的体积差异较大，其立体结构呈圆锥形，其尖端指向乳头，基底位于乳腺深层组织。乳腺叶呈放射状排列在乳腺内。尽管在很多书籍中乳腺叶被描述为乳腺内独立的解剖区域，但乳腺叶在边界上错综复杂地相互生长，并不构成组织学及解剖学上的独特的、可粗略分辨的叶。因此，在手术过程中无法对乳腺叶进行分辨。每个乳腺叶都有独立的导管系统，虽然不同乳腺叶有可能通过导管在某种程度上相互连接，但目前尚缺乏这方面的解剖学证据。乳腺导管原位癌沿着乳腺叶的长轴方向延伸，以导管系统为支架。如果存在叶间吻合，原位癌则有可能扩散到主要受累导管之外。

临床上，乳房被分为外上、内上、外下及内下四个象限。然而，这些象限在解剖学上并不存在，乳腺叶的分布与象限不能完全匹配。乳腺叶内的每个导管系统都有不同的解剖范围，大的导管系统的范围可能超过一个象限，而较小的导管系统所占的空间可能远远小于一个象限。由于乳腺导管系统的命名尚未统一，故本书列举导管系统常见中、英文名称方便读者阅读文献。乳头表面大约有20个输乳孔（lactiferous pore），少则8个，多则24个，为乳头内每个输乳管（lactiferous duct）的开口，每个输乳管引流一个乳腺叶所产生的乳汁（有些乳腺叶的主导管在乳头深部合并，共享相同的输乳管和输乳

孔）。紧靠输乳管下方的部分是输乳管窦（lactiferous sinus），该窦与乳腺叶内的主导管（main duct）相连。主导管也称主输乳管（major lactiferous duct），其平均直径为1mm，主导管分支成段和亚段导管，其分支可延伸至多个象限，最后终于终末导管（terminal duct）和小叶（lobule）。终末导管引流小叶腺泡内产生的乳汁，经亚段导管、段导管、主导管、输乳管窦及输乳管输送至乳头表面的输乳孔。

终末导管和小叶合称为终末导管小叶单位（terminal duct lobular unit，TDLU），是乳腺腺体的基本功能单位，其正常直径为1～2mm，为乳腺增殖最活跃的部分。TDLU 可直接发自主导管或输乳管窦，这为乳晕后区侵袭性恶性肿瘤的发生提供了可能的解释。TDLU 也是大多数乳腺良性及恶性病变起源的位置。事实上，唯一被认为严格来说源于导管的常见病变可能是单发导管内乳头状瘤。会使 TDLU 增生的情况有青春晚期、妊娠期、哺乳期、使用外源性激素或月经周期的分泌期。TDLU 在产后和绝经后退化，各 TDLU 退化不一致可能造成乳腺 X 线摄影图像上的不对称。

二、乳腺的发育与生理特点

乳腺是多种激素的靶器官，这些激素负责调控乳腺的生理发育以及泌乳的开始和维持。在人类胚胎发育的第4～6周，从胎儿腋下到腹股沟的外胚层形成一对条索状乳腺嵴（也称原始乳线）。随着胎儿的发育，这两条乳腺嵴在胸部逐渐发育成乳腺，其他部位乳腺嵴消退。若其他区域的乳腺嵴退化不全或分散存在，就会形成副乳腺，日后发育成腋下乳腺或副乳房，临床上见于2%～6%的女性。胎儿发育中的乳腺受母体激素的影响，会出现轻微的分泌改变。在产后4～7天，无论男女，对于多数新生儿，挤压其乳头时都会出现初乳（称为 Witch's milk），分泌物会在婴儿出生后1个月左右消失。

在青春期之前，无论男女，其乳腺组织几乎完全由主导管组成。青春期女性受生殖激素的调控，其乳腺经历了全面的进一步发育。在青春期，女性的乳腺导管伸展并反复出现分支，乳腺小叶和腺泡增生，结缔组织变得更加致密，脂肪组织增多。每个月经周期都会促进腺体发育，腺体发育的水平也不会恢复到前一个周期的基线。乳腺腺体增生一直持续到35岁左右，然后趋于平稳，直到绝经，除非怀孕。乳腺在发育过程中出现不对称是常见的，轻度的生理性双侧乳腺不对称是普遍现象，该现象在

约 5% 的女性中会持续到成年。发育障碍、手术、辐射和外伤等多种情况都可能导致乳腺不对称。在存在极度营养不良或消瘦时，患者的乳腺可能会以不对称的方式缩小。然而，大多数明显的乳腺不对称都是发育异常造成的。乳腺向腋窝延伸的大小差异或长度差异被视为发育变异，而非发育障碍。

不同生理阶段的乳腺小叶，其结构及功能差异很大。处于妊娠期和哺乳期时，乳腺有泌乳活动，称之为活动期乳腺。妊娠期早期，乳腺导管及小叶显著增生，乳腺弥漫增大；妊娠中后期，小叶持续增生，腺泡内聚集初乳，间质及脂肪组织增多。对于无泌乳活动的乳腺，称之为静止期乳腺。严格来说，对于绝经前女性的乳腺使用静止期乳腺一词不够准确，这是因为乳腺在绝经前几乎没有静止过。在每个月经周期中，激素的周期性变化都会引起乳腺腺体及基质的周期性变化，这种变化在乳腺内部甚至乳腺小叶内差异很大。在月经周期的后半期，乳腺会变得肿胀，这些变化的生理基础是乳腺基质水肿和小叶增生。这些正常生理改变与病灶混在一起，可能会干扰病灶的检出。月经结束后，正常腺体的充血、水肿消退后，病灶就"水落石出"，显而易见了。因此，开展乳腺检查的最佳时间是月经周期的第 2 周（也就是月经结束后的 1 周内），尤其是乳腺磁共振成像检查，须尽可能地在这个时间段进行检查。当然，如果患者已经有临床症状，如触及肿块、皮肤凹陷等，须进行诊断性检查，则无须严格限制在月经结束后检查，而应尽快进行影像学检查。

处于围绝经期时，卵巢功能衰退导致乳腺的上皮结构和基质发生退行性变性。绝经后，乳腺的变化同时涉及导管和小叶的数量。间质的变化最为显著，脂肪堆积增多，结缔组织持续退变。导管系统仍有残余，但小叶缩小、萎缩。须指出的是，此时的乳腺中脂肪组织增多、沉积，这使乳腺体积非但不缩小，反而增大。

三、乳腺的神经血管供应

乳腺主要有锁骨上神经的分支及第二至第六肋间神经的前、外侧皮支分布，这些神经可传导乳腺的感觉。其中的交感神经控制血管舒张、收缩，乳腺的分泌活动主要受激素控制。

分布于乳腺的动脉主要有胸廓内动脉（又称内乳动脉）的肋间前支、腋动脉的分支（胸外侧动脉、胸肩峰动脉、胸背动脉等）和 4 条肋间后动脉的前穿支。乳腺的血供来源中，胸外侧动脉占 68%，胸廓内动脉占 30%。胸廓内动脉冠状动脉旁路移植术后乳腺组织坏死是一种比想象中更少见的并发症。在绝经后人群中，经常看到动脉血管壁的钙化。

在乳腺，静脉引流常与淋巴引流并行，分为表浅系统和深部系统。乳腺浅表静脉通常不与动脉伴行，位于乳头乳晕复合体的乳晕静脉丛，呈圆周形放射状分布。乳腺的浅静脉汇入腋静脉、颈前静脉及胸廓内静脉；乳腺的深静脉汇入胸廓内静脉、腋静脉及肋间静脉。胸廓内静脉是乳腺静脉回流的主要静脉，也是乳腺癌肺转移的重要途径之一。肋间后静脉向后与奇静脉系及椎内静脉丛有交通，所以，乳腺癌晚期，肿瘤可扩散到身体各部。

胸壁浅表血栓性静脉炎（Mondor disease）是发生于乳腺浅表静脉的血栓性静脉炎，超声图上可清楚显示浅表静脉多处狭窄，呈串珠样改变，静脉内见血栓形成。乳腺静脉迂曲、扩张的原因还可能是心脏疾病、肾脏疾病及大静脉闭塞（上腔静脉、锁骨下静脉及头臂静脉）。因此，在影像上，若发现乳腺静脉异常扩张，则须结合临床病史、影像表现及进一步检查以明确静脉扩张的病因。此外，乳腺癌患者的患侧乳腺也可能会出现血管增多、增粗。动态增强 MRI（dynamic contrast-enhanced MRI，DCE-MRI）图像经后处理生成最大密度投影（maximal intensity projection，MIP）图像，其能够整体、直观地显示双侧乳腺的血管。但由于常规 DCE-MRI 的时间分辨率低，每期时间为 1min 左右，故其难以准确地分辨供血动脉及引流静脉。近年来发展起来的超快动态增强 MRI（ultrafast DCE MRI）的时间分辨率高，通过该方法可获得超早期灌注信息，MIP 上可显示病灶的供血动脉及引流静脉，还可计算动脉及静脉的显影时间差，即为动 - 静脉显影间隔（arterial-venous interval，AVI）。AVI 越短，对比剂流出越快，这反映了病变血管结构与功能的异常，有助于乳腺疾病的诊断。

四、乳腺的淋巴引流及淋巴结

女性乳腺中淋巴管丰富，分为浅、深两组。浅组位于皮下和皮内，深组位于乳腺小叶周围和输乳管的管壁内。两者之间广泛吻合。乳腺的淋巴主要引流至腋淋巴结，部分回流至胸骨旁淋巴结、胸肌间淋巴结和膈淋巴结等（图 1-2-2）。乳腺的淋巴引流方向主要有以下 5 条途径：①外侧部和中央部的淋巴管汇集成 2～3 条较粗的淋巴管，沿胸大肌下缘，经"腋尾"注入腋淋巴结前群（胸肌淋巴结），这是乳腺淋巴回流的主要途径，乳腺癌发生淋巴转移时较早侵犯此群；②上部的淋巴管注入腋淋巴结尖群（尖淋巴结）和锁骨上淋巴结；③内侧部的淋巴管穿经第一至五肋间隙，经肋间淋巴管注入沿胸廓内血管排列的胸骨旁淋巴结，胸骨旁淋巴结发出的淋巴管可经胸骨柄后淋巴结与对侧胸骨旁淋巴结吻合；④内下部的淋巴管注入膈上淋巴结前群并与腹前壁上部及膈下的淋巴管相吻合，从而间接地与肝上面的淋巴管交通；⑤乳腺深部的淋巴管经乳房后间隙注入分布于胸大肌和胸小肌之间的胸肌间淋巴结（罗特尔淋巴结，Rotter's node），或汇集成 2～3 条较粗的淋巴管，穿过胸大肌和胸小肌，直接注入腋淋巴结尖群。开展乳腺癌根治术时须切除胸大肌、胸小肌及其筋膜，广泛清除腋淋巴结，术中应特别注意保护邻近的血管和神经。

正常情况下，对于 25%～28% 的女性，在乳腺X 线摄影上可见乳内淋巴结（intramammary lymph node），其直径通常 <1cm，可能出现在乳腺任何区域，但最常见于远侧、腋窝和乳腺后部。乳内淋巴结转移的分期为 N_1。胸骨旁淋巴结又称内乳淋巴结（internal mammary lymph node），位于胸骨旁、第一至四肋间，位于左侧者较右侧常见，正常情况下，内乳淋巴结的平均直径为 4.5mm（范围：2～9mm）。内乳淋巴结受累的分级为 N_3b，同侧锁骨上淋巴结受累的分级为 N_3c。乳腺癌根治术后或局部切除术后常出现异常的淋巴引流。

图 1-2-3 所示为乳腺解剖和生理特点结构图。

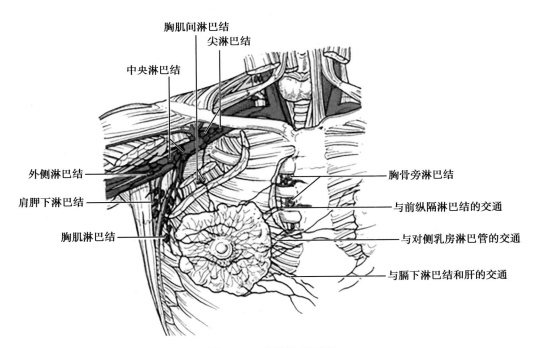

中央淋巴结
胸肌间淋巴结
尖淋巴结

外侧淋巴结
肩胛下淋巴结
胸肌淋巴结

胸骨旁淋巴结
与前纵隔淋巴结的交通
与对侧乳房淋巴管的交通
与膈下淋巴结和肝的交通

图 1-2-2　乳腺淋巴回流
引自张绍祥，张雅芳. 局部解剖学 [M]. 3 版. 北京：人民卫生出版社，2015.

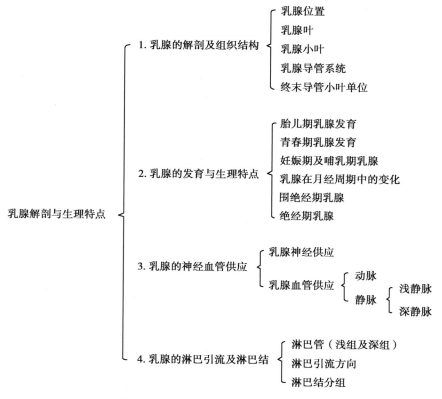

图 1-2-3 乳腺解剖和生理特点结构图

（汪登斌）

第三节 乳腺疾病发病特点

乳腺疾病种类繁多，即使在同一患者的同一侧乳腺中，也可同时发生不同种类的良性及恶性疾病。熟知乳腺的解剖结构，了解乳腺疾病的起源、发生位置、乳腺肿瘤的自然史及生长速度，结合患者年龄及临床特征，常可做出准确诊断。只有当我们认识了乳腺癌发生、发展早期的生长规律及影像特征规律，才能"见微知著"，实现乳腺癌的早期诊断，同时避免大量不必要的活检。本节就上述几点内容分述如下。

一、乳腺疾病的起源

乳腺良性疾病如纤维囊性乳腺病、纤维腺瘤及乳腺硬化性腺病起源于 TDLU，单发导管内乳头状瘤起源于乳腺导管。既往研究认为，TDLU 是大多数乳腺癌的起源位置。但病理学家们发现，有一些乳腺癌在病理切片上可见导管腔内充满癌细胞，但周围的 TDLU 却是正常的，提示并非所有的乳腺癌均起源于 TDLU，这部分周围 TDLU 正常的乳腺癌起源于导管。由于缺乏足够数量的乳腺癌早期发

生、发展的病例资料，大部分乳腺癌首次出现时，其癌灶已经大大超出了起源部位的范围，也破坏了乳腺的正常结构，所以，对乳腺癌起源的研究中存在较大的困难。新报道的一系列研究中，Tabár 等通过前瞻性收集数千例早期乳腺癌病例的影像、病理及随访结果，对其中 962 例病例制作了病理厚切片，以观察乳腺癌的起源及组织结构并与影像对照。该研究结果显示，乳腺癌起源分为三类：TDLU、主导管及间充质干细胞，占比分别为 75%、20% 及 5%。这三种起源的乳腺癌各自有其独特的临床、组织病理学、影像及长期预后特点。现简要介绍如下：

（1）起源于 TDLU 的乳腺癌：起源于 TDLU 的原位癌表现为 TDLU 的腺泡内被癌细胞充填而扩大。低级别的原位癌内可见小圆形的砂粒体，这些砂粒体漂浮于癌细胞产生的蛋白溶液中，在乳腺 X 线摄影中表现为粉末样（powdery）钙化或点状钙化。高级别原位癌的腺泡内可见坏死，坏死物残渣内形成不规则钙化，在乳腺 X 线摄影中表现为多形性钙化，钙化灶的形态及大小不一，呈碎石样（crushed stone-like）。起源于 TULU 的浸润性癌中，64% 为中级别乳腺癌，在乳腺 X 线摄影中表现为边缘呈毛刺状或边缘清楚的肿块，病理类型包括非特殊类型

及特殊类型浸润癌（黏液癌、乳腺小管癌、微乳头状癌等）。

（2）起源于主导管的乳腺癌：起源于主导管的乳腺癌在导管内增殖，导管壁不断出芽、形成侧分支，形成大量连续、分支、扩张、紊乱的新生导管，最终形成肿块，这一过程被称为新导管生成（neoductgenesis）。这些新生导管与正常导管不同，其不形成TDLU结构，紧密排列，导管内充满多层癌细胞，多为高级别的，导管腔内可充满由癌细胞产生的大量液体，可见粉刺样坏死及不规则钙化，周围伴有结缔组织反应和淋巴细胞浸润。虽然目前这种癌被称为乳腺导管原位癌伴或不伴微浸润，但新导管生成为侵袭性过程，其发生提示预后不良。

在乳腺X线摄影上，该型乳腺癌多表现为线样、分支样钙化。在MRI上，我们也观察到，乳腺导管原位癌多表现为线样及段样强化，在横断面上可见到成簇分布、紧密排列的小环形/管状结构。乳腺导管周围炎是导管壁的炎症，无大量新生导管，在MRI上表现为导管壁强化而呈双轨样、线样走行，但导管排列不似乳腺导管原位癌那样呈紧密堆积状。由此可见，关于乳腺导管原位癌影像特征的病理基础，可能同时存在以下两种情况：第一，新导管生成，大量新生导管逐级分支呈线样或段样分布；第二，癌细胞在原有的正常导管内播散。起源于主导管和TDLU的乳腺癌可同时存在于同一病灶中。

（3）起源于间充质干细胞的乳腺癌：通常称为浸润性小叶癌。这种乳腺癌可能是起源于间叶组织内的干细胞的，其特征是纤维结缔组织过多，临床常表现为可触及的乳腺组织增厚，在诊断时可见病灶范围较为广泛，在乳腺X线摄影中表现为结构扭曲。

二、乳腺病灶的位置

有研究分析了291例浸润性导管癌的位置，结果显示所有病例中的病灶均位于纤维腺体和脂肪的交界面。研究还发现，随着患者肥胖程度的加重及年龄的增长，乳腺皮下脂肪由外向内逐渐推进，乳腺后部脂肪由胸壁向前推进，随着脂肪组织的向内、向前推进，乳腺纤维腺体组织退化。研究报道，妊娠相关乳腺癌多发生于生产后的7～24个月内，这个时期内，乳腺纤维腺体复旧、退化。而青春期女性中，乳腺癌发病率较低。因此，乳腺内脂肪含量增加及纤维腺体退化被认为与乳腺癌的发生有关。

笔者团队曾分析了直径1cm以内的乳腺良性

及恶性小肿块的发病部位，发现无论是乳腺良性病灶还是乳腺癌，均更倾向于发生在纤维腺体和脂肪的交界面（图1-3-1），而且，发生了乳腺纤维腺体退化及脂肪组织推进的交界面易发生病变。这与乳腺病变起源于TDLU、主导管及间叶干细胞并不冲突。因此，纤维腺体退化和脂肪交界面的乳腺纤维腺体及间叶组织能更易发生病变。此外，28.6%的乳腺癌位于远离主纤维腺体的脂肪组织内（图1-3-2），这些病灶可位于外上象限近腋下处（图1-3-3），也可靠近胸壁（图1-3-4）或位于腺体边缘靠近皮肤的区域，

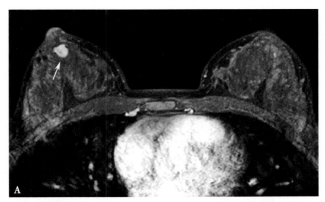
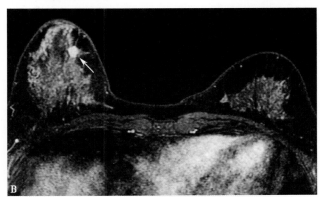
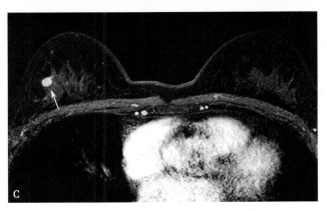

图1-3-1 乳腺增强MRI

A～C. 横断面T₁WI增强图像，箭头示乳腺内明显强化小肿块，均位于纤维腺体及脂肪交界面。A. 女性患者，42岁，右乳晕后小肿块，病理为纤维腺瘤；B. 女性患者，50岁，右乳内下小肿块，病理为导管内乳头状瘤；C. 女性患者，65岁，右乳外上小肿块，病理为浸润性导管癌Ⅰ级。

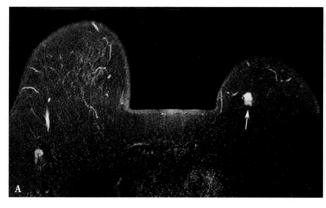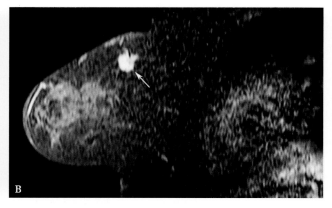

图 1-3-2　左乳脂肪组织浸润性导管癌

女性患者，51 岁。横断面（A）及矢状面（B）T₁WI 增强图像，箭头示左乳内上近皮肤处明显强化小肿块，位于远离主纤维腺体的脂肪组织内，病理为浸润性导管癌Ⅱ级。

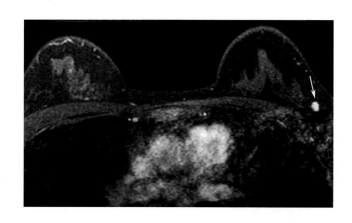

图 1-3-3　左乳浸润性导管癌

女性患者，45 岁。横断面 T₁WI 增强图像，箭头示左乳外上明显强化小肿块，位于远离主纤维腺体的脂肪组织内，病理为浸润性导管癌，Ⅱ级。

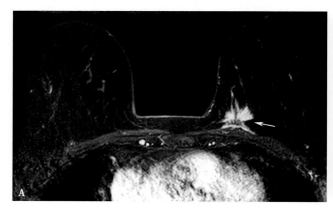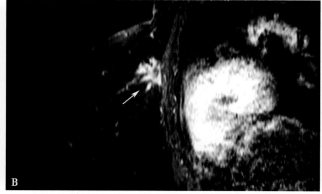

图 1-3-4　左乳浸润性导管癌

女性患者，83 岁。横断面（A）及矢状面（B）T₁WI 增强图像，箭头示左乳内上近胸壁明显强化肿块，位于远离主纤维腺体的脂肪组织内，病理为浸润性导管癌，Ⅱ级。

这一事实易导致漏诊。这些远离主纤维腺体的边缘区域本来都可能存在腺体组织，只是随着年龄增长，这些腺体组织被脂肪替代了，因此，这里也会发生乳腺癌。乳腺边缘区域的病灶也容易被误诊，靠近外上象限及腋下的乳腺癌可能被误诊成淋巴结，靠近腺体边缘的乳腺癌易被误诊成脂肪坏死。在阅片过程中，我们不仅须寻找乳腺纤维腺体和脂肪交界面的病灶，对于远离主纤维腺体组织的区域内，也须仔细寻找病变，以减少漏诊及误诊。

三、乳腺肿瘤的自然史及生长速度

疾病的自然史是指在不给予任何治疗或干预措施的情况下，疾病从发生、发展到结局的整个过程。目前学界提出的乳腺癌自然史进展模型多为四状态的单向进展模型:健康或不可检测期、临床前期、临床期及死亡。了解乳腺癌的自然史,探究乳腺癌生长速度的影响因素,有助于制订乳腺癌的筛查方案、诊断及随访方案、治疗方案,也有助于进行乳腺癌的疗效及生存预测。乳腺癌自然史进展模型须获取的最重要参数即乳腺肿瘤生长速度。对于乳腺肿瘤生长速度的评估方式有两种。

1. **乳腺癌临床前期逗留时间(sojourn time, ST)** 指从乳腺肿瘤细胞开始生长到临床可检测时所用的时间。在真实世界研究中,由于不能获得肿瘤细胞真正开始生长的时间或因肿瘤太小而无法检测,故采用从筛查可检测肿瘤大小生长到临床可检测肿瘤大小的领先时间来评估乳腺癌临床前期 ST。肿瘤生长速度越快,临床前期 ST 越短。

2. **肿瘤体积倍增时间(doubling time of tumor volume, DTTV)** 指肿瘤体积增加一倍所需的时间,通过测量时间间隔内的肿瘤大小而进行计算。DTTV 计算的理论依据是假定肿瘤的相对增长率不变,肿瘤体积以指数方式生长。

乳腺癌的生长速度究竟有多快?实际上,从一

个肿瘤细胞到一个实体瘤的生长时间是未知的。我们通过计算 DTTV 来反映肿瘤的生长速度,其假设条件是肿瘤的相对增长率是不变的。假设 DTTV 不变,根据文献中的报道,DTTV 多为 50~200d,中位时间为 180d。一个 DTTV 为 200d 的肿瘤细胞,需要 20 年才能成长为可触及的肿块。由此可见,显然肿瘤相对增长率不变的假设不成立,肿瘤的生长速度是时刻变化的,在肿瘤形成的不同时期是不一样的。因此,对于乳腺癌从细胞水平到组织水平的发生及发展,不能用单一的指数生长模型来描述乳腺肿瘤的自然生长过程。在组织水平,肿瘤可被测量,其体积一般在 $1mm^3$ 级以上,此时,我们才使用数学模型来模拟肿瘤生长情况。

描述乳腺癌生长模型的最佳的数学模型为 Gompertz 模型,根据该模型,肿瘤开始生长时,营养最为丰富,肿瘤相对增长率最高,DTTV 最短,随着肿瘤的增长,环境压力增大,肿瘤的相对增长率逐渐降低,DTTV 增长,而绝对增长率(即曲线斜率)逐渐增高并在达到最大后,逐渐减低,肿瘤体积随时间的变化呈 S 形曲线(图 1-3-5)。对于这一点,我

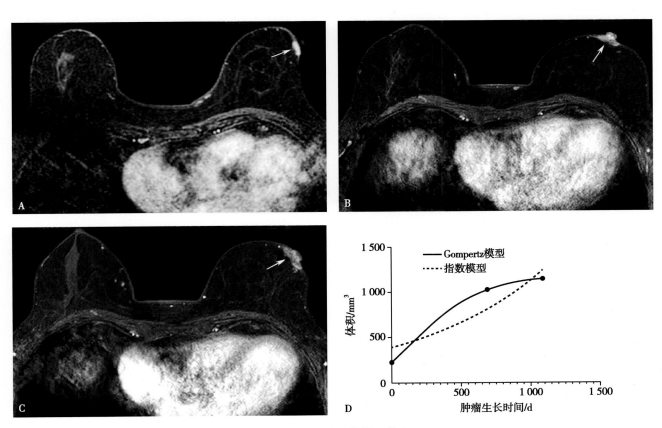

图 1-3-5　左乳浸润性导管癌

女性患者,62 岁。A~C. 横断面 T_1WI 增强图像,箭头示左乳晕后浸润性导管癌(Ⅲ级)在第 1 次(0d)、第 2 次(691d)和第 3 次(1 086d)随访变化;D. 肿瘤体积随时间变化趋势;黑点表示 3 次肿瘤的实际大小,Gompertz 方程拟合曲线呈 S 形(实线),指数模型(虚线)拟合不佳,两个模型的校正决定系数(R^2)分别为 1.0 和 0.69。

们可以类比种群增长曲线来理解。在理想条件下，食物和空间充裕、气候适宜、没有敌害等，种群的增长率不变，数量呈指数增长，呈 J 形曲线。然而，在自然界中，由于环境条件的限制，种群不可能按照 J 形曲线无限增长，而是呈 S 形曲线。

使用 Gompertz 模型拟合肿瘤生长的前提条件是，在自然生长状态下，测量至少 3 个时间点的肿瘤大小，最好包括肿瘤在后期生长受限时的体积。实际临床上，我们不可能放任肿瘤生长而去观察其自然生长规律，因此，很难用 Gompertz 模型来评估乳腺癌的生长规律。Gompertz 模型对于早期肿瘤生长规律的拟合结果与指数模型（exponential model）相似（图 1-3-6，图 1-3-7）。因此，临床上常用指数模型来计算肿瘤的 DTTV，假定肿瘤的相对生长速率恒定，即 DTTV 恒定，将其用以评估乳腺癌早期的生长速度，对于 DTTV，通过修正 Schwartz 方程计算如下：$DTTV = [\ln2 \times \Delta T] / [\ln (V_{final}/V_{initial})]$。$V_{initial}$ 及 V_{final} 分别为首次和末次测得的肿瘤体积，ΔT 为两次体积测量之间的时间间隔（单位：d）。

研究显示，在过去的 80 年中，尽管风险因素不断增加和变化，但乳腺肿瘤的生长速度一直保持稳定，该结果支持我们目前的筛查指南的有效性。影响乳腺癌生长速度的因素有以下几种：

（1）病理类型：浸润性导管癌的生长速度较黏液癌、乳头状癌、乳腺导管原位癌快，炎性乳腺癌生长速度快。

（2）年龄：年轻患者中，乳腺癌生长速度快。

（3）月经状态：绝经前女性较绝经后女性而言，乳腺癌生长速度快。

（4）分子分型：三阴性乳腺癌及人表皮生长因子受体 2（human epidermal growth factor receptor，*HER2*）阳性乳腺癌较 Luminal 型乳腺癌而言，DTTV 短，生长速度快。

（5）激素替代治疗状态：使用激素替代治疗的患者，乳腺癌生长速度快。

（6）肿瘤级别：WHO 分级越高，乳腺癌生长速度越快。

（7）Ki-67 水平：Ki-67 表达水平越高，乳腺癌生

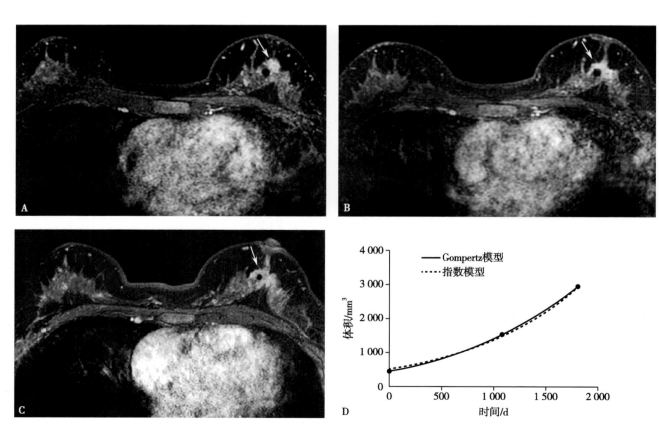

图 1-3-6 左乳乳腺导管原位癌演变

女性患者，44 岁，左乳乳腺导管原位癌，通过 MRI 测量体积随时间变化的趋势，肿瘤初始长径为 1.1cm，末次测量时长径为 1.9cm。A～C. 横断面 T_1WI 增强图像，箭头示左乳晕后区局灶强化灶，各分图显示其在第 1 次（A，0d）、第 2 次（B，1 075d）和第 3 次（C，1 807d）随访时的变化；D. 肿瘤体积随时间变化趋势；黑点表示肿瘤的实际大小，Gompertz 模型（实线）和指数模型（虚线）的拟合结果相似，均与实际情况相近，两个模型的校正决定系数（R^2）分别为 1.0 和 0.99。肿瘤体积倍增时间为 665d。

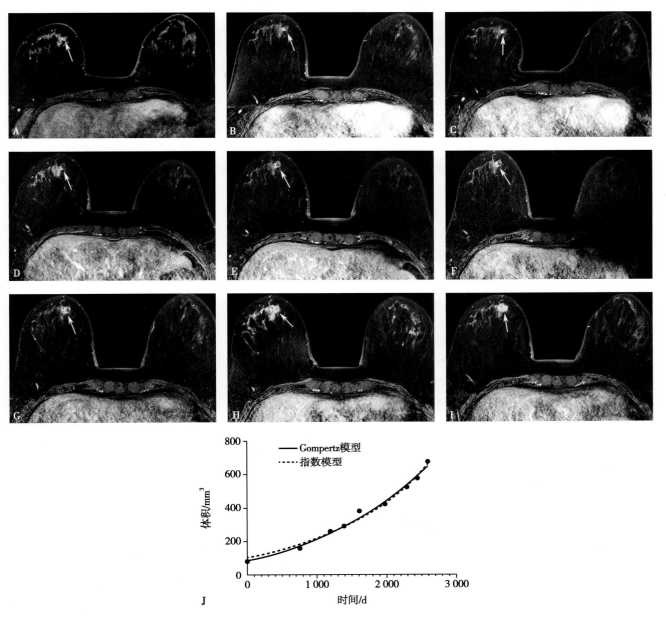

图 1-3-7　右乳浸润性导管癌演变

女性患者，68 岁，右乳浸润性导管癌（Ⅱ级），通过 MRI 测量肿瘤体积随时间变化的趋势，肿瘤初始长径为 0.6cm，末次测量时长径为 1.2cm。A～I. 横断面 T_1WI 增强图像，箭头示右乳结节，各分图显示其在 0d、749d、1 188d、1 393d、1 610d、1 989d、2 289d、2 449d、2 591d 的变化趋势；J. 肿瘤体积随时间变化趋势；黑点表示肿瘤的实际大小，Gompertz 模型（实线）和指数模型（虚线）的拟合结果相似，两个模型的校正决定系数（R^2）均为 0.98。肿瘤体积倍增时间为 835d。

长速度越快。本单位开展过一项基于乳腺 MRI 上肿瘤体积计算乳腺癌 DTTV 的研究，结果显示，具有不同组织学类型及分级的乳腺癌，其 DTTV 差异较大，DTTV 范围为 68～2 424d。

四、乳腺疾病的发生发展过程中的影像特征变化规律

　　2020 年的 WHO 数据显示，乳腺癌是占全球发病率第一位的恶性肿瘤。在女性中，平均每 4 例癌中就有 1 例是乳腺癌；每 6 例癌症致死病例中，就有 1 例是乳腺癌致死病例。微小乳腺癌指的是直径 ≤1cm 的浸润性乳腺癌，或者任意大小的乳腺导管原位癌。我们进行乳腺癌筛查的主要目的之一就是尽可能多地发现微小乳腺癌，这是因为这些乳腺癌更可能被治愈。研究表明，若患者乳腺癌的病灶直径在 1cm 以下，其 5 年及 10 年生存率接近 100%。乳腺导管原位癌的预后非常好，其 20 年的乳腺癌特异性病死率仅为 3.3%。因此，乳腺癌的早期诊断、早期治疗对于改善乳腺癌预后至关重要，我们须认识在乳腺癌生长过程中影像特征的变化规律，才能

"见微知著"，早期诊断微小乳腺癌。乳腺 MRI 较超声和乳腺 X 线摄影而言，能够发现更小、更高级别和具有更强侵袭性的乳腺癌。本部分重点介绍乳腺癌生长过程中的 MRI 特征变化规律。

动态增强 MRI（DCE-MRI）是乳腺 MRI 扫描中的常规序列，其成像原理为乳腺癌的强化通常早于且强于乳腺背景实质。研究显示，大部分早期乳腺癌内的血管、微血管密度增加，故其在增强早期快速强化。小部分早期微小乳腺癌中，由于血管生成（angiogenesis）不足，故其在增强时无强化或强化程度不高于乳腺背景实质的强化，导致在采用增强序列时无法分辨癌灶与正常背景，但由于其细胞密度增加，水分子扩散受限显著，表观弥散系数（apparent diffusion coefficient, ADC）减低，故可以被弥散加权成像（DWI）早期检出。

研究报道，在病灶直径为 ≤5mm、>5～10mm 及 >10～15mm 的乳腺癌中，病灶在 MRI 上形态不规则的比例分别为 33%、65% 及 85%，边缘不清楚的比例分别为 29%、73% 及 77%，具有流出型曲线的比例分别为 41%、55% 及 59%，可见随着肿瘤体积的增大，恶性征象更容易表现出来。随着乳腺癌体积的增大，肿块性病变由圆形 / 类圆形变为不规则形，边缘由清楚变为不清楚（不规则 / 毛刺状）；非肿块性病变的强化范围逐渐增大，强化程度增高。乳腺癌的 ADC 则维持较低水平或呈减低趋势，时间 - 信号强度曲线（time-signal intensity curve, TIC）类型的变化趋势为由上升型转变为流出型、平台型，或者保持为平台型或流出型。值得注意的是，小部分乳腺癌如黏液腺癌在生长过程中，其 ADC 可以一直较高，TIC 类型保持为上升型，但具有向心填充及内部强化分隔等特征，随着病灶的增大，这些特征显示得更为显著，可资诊断。一个直径 5mm 的点状或肿块型浸润癌，若以最快生长速度（DTTV = 68d）按照指数生长模型均衡生长（$V_{final} = V_{initial} \times 2^{\Delta T/DTTV}$），则 6 个月后，病变直径从 5mm 生长到 9.2mm，病变仍为微小乳腺癌，而 12 个月后，病变直径从 5mm 生长到 17.3mm，病变为 T_1c 期乳腺癌。因此，对于直径在 5mm 以内的不典型病变，每 6 个月随访是相对安全的，可以避免大量不必要的活检，每 6 个月随访也是必需的，可以避免漏诊早期微小乳腺癌。

须注意的是，随访中新出现的或增大的不一定是乳腺癌，也可能是良性肿瘤，须正确识别。乳腺良性肿瘤也经历发生、发展过程，病灶体积会增大，但部分肿瘤不再增长、退化。不同种类良性肿瘤的生长速度不一。本单位数据显示，乳腺良性肿瘤的生长速度差异大，与乳腺癌的生长速度存在很大程度上的重叠。乳腺良性肿瘤中，乳腺叶状肿瘤生长快，纤维腺瘤次之，导管内乳头状瘤生长最慢。半数直径在 5mm 以下的良性病灶表现出恶性征象，包括不清楚的边缘（50%）和平台型 / 流出型曲线（59.3%），可能会被高估为恶性病变。随着乳腺良性肿瘤体积的增大，其良性肿瘤特异性征象的出现率升高，如纤维腺瘤内的 T_2WI 低信号分隔随病灶增大而出现率升高。既往研究还比较了年轻女性与老年女性中乳腺纤维腺瘤的 MRI 特征差异，结果显示两者的 MRI 特征均无统计学差异，即乳腺纤维腺瘤在老年女性中也保留了良性的影像特征。

综上所述，对于在随访中消失或强化减弱的乳腺病灶，考虑为良性。对于随访 2～3 年而无变化者，也考虑为良性。研究显示，在随访中，病灶增大或出现新增病灶，但仍保持或出现良性征象者，良性可能大。随访中，病灶增大或出现新增病灶并出现恶性征象者，恶性可能大，须进行活检。不同类型的乳腺癌，其生长的速度不同，恶性程度较高者生长迅速，恶性程度低者，如乳腺导管原位癌和黏液腺癌，生长缓慢，但即使生长缓慢，在 2～3 年的随访中，病灶也会增大。老片能够提供很有价值的诊断信息，我们须将新片与历次老片相比，观察病灶的体积及特征的变化趋势。

五、乳腺疾病的临床特征

乳腺疾病的临床症状包括乳腺疼痛、触及肿块、乳头溢液及皮肤改变。常见的乳腺良性疾病包括纤维囊性乳腺病、纤维腺瘤、导管内乳头状瘤及乳腺炎性病变等。在影像及病理上，纤维囊性乳腺病的特征性表现为多发囊肿，其形成原因是终末导管和小叶导管的扩张、展开及融合。乳腺纤维腺瘤是最常见的乳腺良性肿瘤，多发生在 40 岁以下女性中，患者一般无自觉症状，常为偶然发现的乳腺肿块，其间质成分中可出现水肿、黏液样变、玻璃样变性伴营养不良性钙化，梗死及坏死罕见。乳腺大导管乳头状瘤是指发生于乳晕区大导管的良性肿瘤，又被称为中央型乳头状瘤，常为单发，多见于经产妇，以发生于 40～50 岁者多见。乳腺叶状肿瘤多见于中年女性，患者的平均发病年龄为 45 岁，最常见的临床表现为无痛性肿块，部分患者有肿块在短期内迅速增大的病史，此为乳腺叶状肿瘤的重要临床特征。交界性乳腺叶状肿瘤及恶性乳腺叶状肿瘤中易出现出血、坏死及黏液样变。乳腺叶状肿瘤易复发，若出现多次复发、ADC 减低则须警惕恶变的可能。常见的乳腺炎性病变包括急性化脓性乳腺炎、乳腺导管扩张症 / 导管周围乳腺炎以及肉芽肿性乳腺炎。急性化脓性乳腺炎及肉芽肿性乳腺炎的诊断要点是找到病灶内脓肿。乳腺导管扩张症 / 导管周围乳腺炎是由乳晕后大导管阻塞、扩张、炎症反应及导管破裂引起的病变，从不伴有炎性改变的导管扩张到乳腺脓肿、瘘管形成，甚至纤维化及瘢痕形成等一系列疾病。

世界各地的乳腺癌发病年龄分布模式存在显著差异，大致可分为 3 种类型。一是以北美为代表的持续增长型，发病高峰出现在 65 岁以后的老年人群。二是以东欧为代表的平台维持型，发病最高峰往往出现在 55～64 岁的人群，65 岁以后人群的发病率逐渐降低，但程度不明显，这是重要的特征。三是以东亚为代表的逐渐下降型，发病最高峰年龄

比第二种类型提前到了 45～54 岁，55 岁以后人群的发病率逐渐降低，但在 60～69 岁人群中有小幅上升。中国女性乳腺癌患者的发病年龄特征属于第三种类型。绝大多数（＞90%）乳腺导管原位癌病例由筛查检出、无明显主诉，小部分病例在临床上有可触及的乳腺肿块（约 12%）或乳头溢液（约 5%），极少数伴乳头乳晕湿疹样癌（Paget 病）者（＜1%）可表现为迁延不愈的乳头湿疹样变。非特殊型浸润性导管癌是最常见的乳腺恶性肿瘤，占全部乳腺恶性肿瘤的 80%。浸润性小叶癌的发病率在浸润性乳腺癌中居第二，仅次于非特殊型浸润性导管癌，约占浸润性乳腺癌的 5%～10%，其高发年龄约为 50～60 岁，影像上多具有多灶性、多中心性和双侧分布的特点。一些特殊类型的乳腺癌，如黏液腺癌、包裹性乳头状癌及实性乳头状癌等，好发于老年女性，高发年龄多在 60 岁以上，多表现为边缘清楚的肿块。

图 1-3-8 所示为乳腺疾病发病特点。

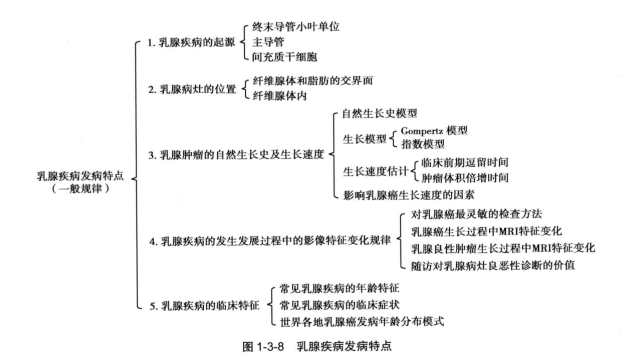

图 1-3-8　乳腺疾病发病特点

（汪登斌）

参 考 文 献

[1] 邵志敏，沈镇宙，徐兵河 . 乳腺肿瘤学 [M]. 上海：复旦大学出版社，2019.

[2] 张绍祥，张雅芳 . 局部解剖学 [M]. 3 版 . 北京：人民卫生出版社，2015.

[3] 纪小龙 . 乳腺疾病动态病理图谱 [M]. 北京：人民卫生出版社，2018.

[4] 国家癌症中心，国家肿瘤质控中心 . 中国乳腺癌筛查与早诊早治规范（2019 版）[M]. 北京：人民卫生出版社，2020.

[5] 王丽君，罗冉，邬昊婷，等 . 磁共振成像对乳腺小肿块的鉴别诊断价值 [J]. 中华乳腺病杂志（电子版），2021，15（1）：16-23.

[6] 高鹰，魏玮，张鹏，等 . 乳腺癌自然史及肿瘤生长速度的研究进展 [J]. 中国全科医学，2021，24（30）：3794-3798.

［7］DABBS D J. Breast pathology[M]. 2nd ed. Philadelphia: Elsevier, 2017.

［8］BERG W A, LEUNG J W T. Diagnostic imaging: breast[M]. 3rd ed. Philadelphia: Elsevier, 2019.

［9］NEWSTEAD G M. Breast MRI interpretation[M]. New York: Thieme, 2021.

［10］GAO Y, HELLER S L. Abbreviated and ultrafast breast MRI in clinical practice[J]. Radiographics, 2020, 40(6): 1507-1527.

［11］TABÁR L, DEAN P B, LEE TUCKER F, et al. A new approach to breast cancer terminology based on the anatomic site of tumour origin: the importance of radiologic imaging biomarkers[J]. Eur J Radiol, 2022, 149: 110189.

［12］TABÁR L, DEAN P B, TUCKER F L, et al. Breast cancers originating from the terminal ductal lobular units: in situ and invasive acinar adenocarcinoma of the breast, AAB[J]. Eur J Radiol, 2022, 152: 110323.

［13］TABÁR L, DEAN P B, LEE TUCKER F, et al. Breast cancers originating from the major lactiferous ducts and the process of neoductgenesis: ductal adenocarcinoma of the breast, DAB[J]. Eur J Radiol, 2022, 153: 110363.

［14］ZHU W, HARVEY S, MACURA K J, et al. Invasive breast cancer preferably and predominantly occurs at the interface between fibroglandular and adipose tissue[J]. Clin Breast Cancer, 2017, 17(1): e11-e18.

［15］SANCHEZ-MUÑOZ A, PÉREZ-RUIZ E, JURADO J M, et al. Outcome of small invasive breast cancer with no axillary lymph node involvement[J]. Breast J, 2011, 17(1): 32-38.

［16］RIEDL C C, LUFT N, BERNHART C, et al. Triple-modality screening trial for familial breast cancer underlines the importance of magnetic resonance imaging and questions the role of mammography and ultrasound regardless of patient mutation status, age, and breast density[J]. J Clin Oncol, 2015, 33(10): 1128-1135.

［17］SUNG H, FERLAY J, SIEGEL R L, et al. Global cancer statistics 2020: GLOBOCAN estimates of incidence and mortality worldwide for 36 cancers in 185 countries[J]. CA Cancer J Clin, 2021, 71(3): 209-249.

［18］MEISSNITZER M, DERSHAW D D, FEIGIN K, et al. MRI appearance of invasive subcentimeter breast carcinoma: benign characteristics are common[J]. Br J Radiol, 2017, 90(1074): 20170102.

［19］RAZA S, SEKAR M, ONG E M, et al. Small masses on breast MR: is biopsy necessary?[J]. Acad Radiol, 2012, 19(4): 412-419.

［20］DAHAN M, HEQUET D, BONNEAU C, et al. Has tumor doubling time in breast cancer changed over the past 80 years? a systematic review [J]. Cancer Med, 2021, 10(15): 5203-5217.

［21］DE MARGERIE-MELLON C, NGO L H, GILL R R, et al. The growth rate of subsolid lung adenocarcinoma nodules at chest CT[J]. Radiology, 2020, 297(1): 189-198.

［22］NORTON K A, GONG C, JAMALIAN S, et al. Multiscale agent-based and hybrid modeling of the tumor immune microenvironment[J]. Processes (Basel), 2019, 7(1): 37.

［23］TJØRVE K M C, TJØRVE E. The use of Gompertz models in growth analyses, and new Gompertz-model approach: an addition to the Unified-Richards family[J]. PLoS One, 2017, 12(6): e0178691.

［24］LYNNE ELDRIDGE. How fast does breast cancer start, grow, and spread? [EB/OL]. (2023-10-20)[2024-03-01] https://www.verywellhealth.com/breast-cancer-growth-rate-4175666.

［25］WANG L, LUO R, CHEN Y, et al. Breast cancer growth on serial MRI: volume doubling time based on 3-dimensional tumor volume assessment[J]. J Magn Reson Imaging, 2023, 58(4): 1303-1313.

第二章　乳腺疾病临床症状与体征

对于乳腺疾病的临床症状与体征，应从以下几方面分析，包括乳腺本身的异常、乳头异常、乳腺皮肤异常和淋巴结异常。

乳腺异常包括疼痛、肿块、乳房大小异常、乳房形态异常和乳房术后改变。乳头异常包括乳头溢液、乳头内陷与回缩、乳头乳晕区湿疹。乳腺皮肤异常包括皮肤增厚与凹陷、皮肤红肿、皮肤或胸壁血管异常、其他皮肤异常。淋巴结异常包括淋巴结疼痛、淋巴结肿大与包块形成、红肿、溃疡、瘘管、瘢痕。

第一节　乳房异常

一、肿块

（一）定义

乳腺肿块是指发生于一侧乳房或者双侧乳房内的新生物。

（二）临床表现

1. **质地**　根据触诊手感可将乳腺肿块分为质地软、质地韧和质地硬三类。触诊质地软的肿块似触摸嘴唇，手感软且有弹性，如囊肿；触诊质地韧的肿块如触摸鼻头，如纤维腺瘤；触诊质地硬的肿块如触摸额头，多见于乳腺癌。

2. **形态与边界**　形态规则、边界清晰的肿块多为良性病变；形态不规则、边界模糊不清的肿块多为恶性病变。而恶性乳腺叶状肿瘤等少见肿瘤也可能表现为形态规则、边界清晰的肿物。

3. **活动度**　良性病变的肿块多不侵犯周围组织，故活动度通常较大；恶性病变的肿块因侵犯周围组织，故活动度较差，甚至固定于胸壁。

4. **大小与生长速度**　肿块的大小对良恶性的鉴别并无意义，但当临床触诊的肿块大于影像所示时，则恶性病变的可能性比较大，这是因为恶性肿瘤多呈浸润性生长，常对周围组织造成侵犯。在长期随访过程中大小保持稳定的乳腺肿块通常为良性病变；对于短期内生长迅速的乳腺肿块，建议及时活检以确定肿块有无恶性变化的可能。

5. **数目**　根据肿块的数目，可将乳腺肿块分为单发或多发（≥2 个）。纤维腺瘤和囊肿均可单侧多发或双侧多发，单侧多发及发生于双侧的乳腺癌并不多见。

6. **波动感**　一只手固定在肿块两侧，用另一只手的示指反复按压肿块中央，如有被液体波动冲击的感觉，则提示该肿块为囊肿或脓肿。

7. **伴随表现**　乳腺癌可伴有皮肤的"酒窝征"或"橘皮样改变"、乳头回缩、乳头血性溢液或腋淋巴结及锁骨上淋巴结肿大，一般不伴有肿块、疼痛；发生 Paget 病时可以出现乳头乳晕区湿疹样改变；乳腺良性肿块可伴有疼痛，另外，表现为乳腺肿块的炎性病变可伴有红、肿、热、痛的临床表现。

（三）常见或者相关疾病

以肿块为临床表现的乳腺相关病变包括乳腺良性病变（包括良性肿瘤）、癌前病变和恶性肿瘤，见图 2-1-1。

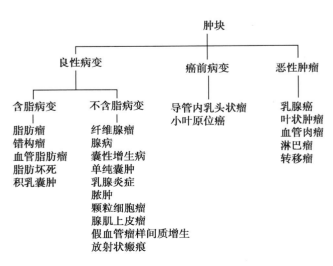

图 2-1-1　以肿块为表现的乳腺病变

1. **乳腺纤维腺瘤**　乳腺纤维腺瘤是最常见的乳腺良性肿瘤，该病患者占乳腺科门诊患者的 7%～13%。纤维腺瘤可单发也可多发，在全部病例中，多发者占 15%～20%，触诊时，纤维腺瘤多为形态规则、边界清晰、质地韧、活动度良好的肿块，与皮肤无粘连，病程通常较长，多数病变缓慢增大或无变化。

2. **导管内乳头状瘤**　患者多因乳头淡黄色溢液就诊，可触及边界欠清晰的肿物或不可触及肿物，需要影像以辅助检查，乳管镜检查对于诊断导管内乳头状瘤的检出率较高。

3. **乳腺癌**　乳腺癌是最常见的乳腺恶性肿瘤，80% 的乳腺癌患者以乳腺肿块为主诉，患者常无意中发现肿块。乳腺癌在触诊时多为形态不规则、边界模糊不清、质地硬、活动度差的肿块，可伴有皮肤的"酒窝征"或"橘皮样改变"、乳头回缩、乳头血性溢液或腋淋巴结及锁骨上淋巴结肿大。

（四）影像学检查在该症状中的应用

乳腺 X 线摄影、超声和 MRI 是术前鉴别乳腺肿块良恶性的重要无创性手段。由于各种方法的成像原理不同，各种方法各有所长、各有所限，故而综合影像学方法以诊断有助于提高诊断的符合率。对于乳腺影像报告和数据系统（Breast Imaging Reporting and Data System，BI-RADS）评估结果为 4 类或以上的肿块，可在术前通过组织学穿刺活检的方式获取病理结果。

二、疼痛

（一）定义

乳房疼痛是 15～40 岁（育龄）妇女中最常见的症状之一。这是一种钝痛，有些女性可能会将其描述为乳房组织的沉重、紧绷、不适或烧灼感，这可能是单侧的或双侧的。大多数情况下，疼痛处位于乳房的外上象限，有时疼痛可辐射到同侧手臂。该症状在绝经前和围绝经期妇女中最常见，但绝经后妇女很少会出现这种疼痛。乳房疼痛程度从轻微到严重不等，其可能是间歇性的，也可能持续一整天，并且可能影响女性的生活质量。

（二）临床表现

1. **周期性乳房疼痛**　由激素变化引起的与月经周期有关的乳房疼痛，常伴有乳房肿胀、压痛和肿块，通常为双侧疼痛。痛感在月经开始前几周加剧，在开始出血当天减轻并在接下来的几天内消退。

2. **非周期性乳房疼痛**　这类乳房疼痛与月经周期无关，也不随体内激素的变化而变化。相反，它们通常与内部解剖结构改变、损伤、手术、感染有关，有时也与乳腺的其他病理改变有关，即乳腺囊肿或纤维腺瘤。这些疼痛通常被描述为局部尖锐的灼烧性乳房疼痛。这类疼痛是单侧的、持续的或间歇性的，影响一侧乳房并伴有精确的局部受累区域。

3. **乳腺外的乳房疼痛**　它是指起源于乳房以外的部位，如心脏、肺、胸壁或食管的乳房疼痛。乳腺外的乳房疼痛在感觉上好像是从乳房组织开始的，但实际上，这是一种起源于其他地方的牵涉性痛。例如，源自胸壁的疼痛（肋软骨炎）、胃食管反流引起的胃脘痛或胆囊（和胃部）疾病所致的疼痛都可能被认为是乳房疼痛的假象。

（三）常见或相关疾病

周期性乳房疼痛：乳腺增生；非周期性乳房疼痛：乳腺炎、乳腺脓肿、脂肪坏死、囊肿、乳腺癌、由导管扩张引起的导管周围炎症等；其他：心绞痛、肋软骨炎引起的胸痛或使用某些药物而发生的疼痛。

（四）影像学检查在该症状中的应用

包括乳腺 X 线摄影检查和乳腺超声检查。这些检测的主要目的是排除任何可疑的病理改变，如乳腺癌。对于患有双侧和非局灶性周期性乳房疼痛的年轻女性，若其无乳腺癌家族史，既往乳腺筛查结果正常，则不需要进一步的影像学检查。而对于女性的局灶性非周期性乳房疼痛的表现，须强烈怀疑存在潜在的严重病理可能，需要进一步的检查。

1. **乳腺超声检查**　乳腺超声检查主要适用于年龄小于 35 岁的患者，这是因为其乳房组织致密。然而，如果在超声图像上发现任何可疑的发现，则建议进行乳腺 X 线摄影检查以进一步评估。

2. **乳腺 X 线摄影检查**　对于 35 岁以上的女性，如果体检发现病灶疼痛伴异常增厚或乳房肿块，则其应接受乳腺 X 线摄影检查。

3. **乳腺 MRI 检查**　若乳腺疼痛患者的常规超声或 X 线筛查结果显示有器质性改变，则可以进一步 MRI 检查。

如果影像学检查显示乳腺肿块或局灶性增厚伴有该区域潜在的乳房疼痛，则应进一步进行病理活检。在活检过程中（最好是芯针活检），从有问题的区域取出乳腺组织样本并送去进行进一步的组织病理学评估。

三、乳房大小、形态异常

（一）乳房大小异常

1. 乳房过大

（1）定义：乳腺过度发育或肥大，通常是由激素失调、肥胖、遗传因素或某些药物引起的。

（2）临床表现：乳房过大可导致乳腺不适、乳房下垂或乳房形状的改变。

（3）常见或者相关疾病：乳腺增生、乳腺囊肿、乳腺纤维瘤等良性乳腺疾病，以及乳腺癌等恶性乳腺疾病。此外，孕妇及哺乳期妇女的乳房明显增大，向前突出或下垂，乳晕扩大，颜色加深，腋下丰满，乳房皮肤可见浅表静脉扩张。有时其乳房组织可扩展至腋窝顶部，此系乳房组织肥大，以供哺乳的需要。

（4）影像学检查在该症状中的应用：对于乳房过大，通常经临床查体即可做出诊断，但亦须结合患者的年龄、家族史、个人病史，通过乳腺超声、乳腺X线摄影、数字乳腺体层合成（digital breast tomos-synthesis，DBT）及乳腺磁共振成像等检查来评估乳腺病变的可能性。

2. 乳房过小

（1）定义：乳腺发育不良或过小，可能是由激素分泌异常或先天发育异常引起的。

（2）临床表现：乳房过小可能会导致乳房的外观异常和乳腺组织的功能异常。

（3）常见或者相关疾病：乳腺发育不良、内分泌失调、营养不良、乳腺手术等。

（4）影像学检查在该症状中的应用：针对乳房过小的影像学检查应用较少，但必要时亦可通过乳腺超声或乳腺X线摄影等相关检查来评估患者是否存在潜在的健康问题。

3. 乳房的对称性异常

（1）定义：正常女性的两侧乳房基本对称，但亦有轻度不对称者，可能由多种原因造成，包括先天性因素和后天性因素。

（2）临床表现：双侧乳房在大小、形状或位置方面存在一定程度的差异。

（3）常见或者相关疾病：一侧乳房明显增大见于先天畸形或囊肿、炎症、肿瘤等病例中；一侧乳房明显缩小则多由发育不全所致，波伦综合征（Poland syndrome）可导致一侧乳房和胸肌的发育不全，甚至缺失。

（4）影像学检查在该症状中的应用：对于双侧乳房对称与否，可通过临床查体进行判断，对于双侧乳房明显不对称的患者，可通过乳腺超声、乳腺X线摄影、DBT及乳腺磁共振成像等检查来进一步评估乳房是否存在病理性改变。

（二）乳房形态异常

1. 乳房皮肤异常

（1）定义：乳腺疾病可能导致乳房皮肤的改变，如乳房皮肤凹陷、皮肤颜色及纹理的变化、乳房皮肤溃疡、色素沉着和瘢痕等。

（2）临床表现：橘皮样改变、酒窝征、皮肤卫星结节、乳房红肿和疼痛、乳房皮肤水肿、乳房皮肤萎缩等。

（3）常见或者相关疾病：乳房炎症、乳腺癌、外伤等。乳房炎症中，水肿是由于炎症刺激使毛细血管通透性增强，导致血浆渗出至血管外并进入细胞间隙而发生的，常表现为皮肤发红，同时伴肿、热、痛；乳腺癌侵犯浅表淋巴管所引起的癌性淋巴管炎表现为局部皮肤呈深红色、不伴疼痛，发展快，面积多超过一个象限；癌细胞浸润、阻塞皮肤淋巴管可导致淋巴水肿，此时因毛囊及毛囊孔明显下陷，故局部皮肤外观呈"橘皮"或"猪皮"样改变；乳房皮肤回缩可由于外伤或炎症使局部脂肪坏死，成纤维细胞增生，造成受累区域乳房表层和深层之间悬韧带纤维缩短而发生，然而必须注意，如无确切的外伤史，则皮肤回缩常提示恶性肿瘤的存在，特别是对于尚不可触及局部肿块、无皮肤固定和溃疡等晚期乳腺癌表现的患者，轻度的皮肤回缩常为早期乳腺癌的征象。

（4）影像学检查在该症状中的应用：可通过乳腺超声、乳腺X线摄影、DBT及乳腺磁共振成像等检查来查找乳房皮肤异常的原因。

2. 乳头异常

（1）定义：乳头的位置异常、大小异常、两侧不对称，或有乳头内陷。

（2）临床表现：乳头内陷、乳头凸出的异常，乳头形状或大小的改变，乳头疼痛，乳头溢液（分泌物可呈浆液性，可呈黄色、绿色或血性）等。

（3）常见或者相关疾病：发育异常、乳腺增生、乳腺炎性病变、导管内乳头状瘤、乳腺癌、Paget病等。乳头出现分泌物提示乳腺导管有病变，出血最常见于导管内乳头状瘤患者，但亦见于乳腺癌患者及乳管炎患者。妊娠时，乳头体积及其活动度均增大，肾上腺皮质功能减退时，乳晕可能出现明显的色素沉着。

（4）影像学检查在该症状中的应用：乳腺导管

造影主要被用于评估乳头溢液的原因，通过此方法可以观察导管内的异常。通过乳腺超声、乳腺X线摄影、DBT、乳腺磁共振成像等检查可对乳腺病变进行综合评估。

3. 副乳房

（1）定义：副乳房也被称为多乳腺畸形或多乳头畸形，是一种异处生长、不健全的乳腺腺体。副乳房多出现于腋窝或腋前，呈对称或不对称分布。女性中，副乳房多发生于腋窝前皱襞处。一般，副乳房发育都不完全，也极少有正常的分泌功能。按副乳房的形态，将其分为完全型和不完全型。完全型副乳房指腺体、乳头、乳晕俱全者，因结构齐全，故可以分泌乳汁。不完全型副乳房指腺体、乳头、乳晕部分缺失者，可能表现为仅有乳头、仅有腺体、仅有乳头和腺体、仅有乳头和乳晕、仅有腺体和乳晕等多种情况。

（2）临床表现：女性的副乳房大多随月经周期变化而发生疼痛、肿胀。副乳房周围常有增生的脂肪组织，使腋窝前出现半球状或不规则隆起，形成腋部畸形，影响美观。

（3）常见或者相关疾病：副乳房有着与正常乳房相类似的组织结构，因此正常乳房可以发生的疾病，副乳房也可以发生，且其同样有发生恶变的可能。

（4）影像学检查在该症状中的应用：副乳房的影像学检查方法与正常乳房的检查方法类似，包括乳腺超声、乳腺X线摄影、乳腺磁共振成像等检查，其影像表现与正常乳房相似。

四、乳房术后

（一）定义

乳房切除术可被用于治疗癌症或作为癌症高风险女性的预防方法。乳房切除术后，患侧乳房全部或部分缺失，可进行或不进行乳房重建[包括自体组织（皮瓣）重建、植入物重建以及联合两种材料（如背阔肌联合植入物）的重建]。

（二）临床表现

乳房术后一般体征：乳房全部或部分缺失、乳房变形、乳头乳晕复合体移位等乳房外观的异常。乳房术后特殊体征：乳房切除侧可触及的肿块或明显的疼痛。

乳房术后短期症状：切口的疼痛、感染；同侧上肢胀痛、麻木；切口下积液；血肿；皮瓣坏死；切口愈合延迟。乳房术后长期症状：淋巴回流障碍造成的上肢水肿、活动受限。

（三）常见或者相关疾病

乳房术后的改变为乳腺各种良、恶性病变的治疗后改变，其中，恶性病变主要为浸润性导管癌、乳腺导管原位癌等，良性病变主要为乳腺纤维腺瘤、乳腺硬化性腺病、乳腺炎等。

（四）影像学检查在乳房术后的应用

对于植入物乳房重建术后的影像学随访，推荐使用MRI或超声检查，MRI较超声具有更高的灵敏度、特异度，但医疗成本较高。超声检查在无症状人群的随访中假阳性率较高。因此，建议对临床无症状人群行超声年度随访，在超声随访发现异常时，联合MRI检查以降低假阳性率。对于临床怀疑植入物破裂、感染、脓肿、肿瘤复发或合并其他良恶性病变者，建议行动态增强MRI检查。乳腺X线摄影无法完整评估植入物情况及囊内情况，且压迫成像有导致植入物破裂的风险，因此，不推荐在植入物重建术后进行乳腺X线摄影检查。

无论是否进行乳房重建，乳房切除术后患者均存在局部区域复发风险，有些患者甚至会出现第二原发性乳腺癌。绝大多数局部复发病灶都可触及，因此，体格检查仍是乳房术后检测复发性乳腺癌的基本手段，对于体格检查可疑的病灶，须进行影像学检查以进一步诊断，但是，目前并没有形成标准的影像学随访方案以用于检测乳房术后肿瘤局部复发。超声作为首选影像学检查方法，通常适用于乳房切除侧出现可触及肿块或显著疼痛的女性。尽管没有足够的证据支持在乳房切除术侧有明显肿块或临床显著疼痛的女性中使用乳腺X线摄影、数字乳腺体层合成（DBT）以及乳腺MRI检查作为首选影像学检查手段，但是乳腺X线摄影检查和DBT有助于确诊超声检查中怀疑为脂肪坏死或含脂囊肿等的良性病变，MRI对恶性病变范围的评估优于超声检查。因此，对于乳房术后局部复发检测，应结合定期查体、乳腺超声及乳腺MRI检查。

（于　韬）

第二节　乳头异常

一、乳头溢液

（一）定义

乳头溢液指从乳头排出的非乳汁性液体。

（二）临床表现

临床上，乳头溢液可发生于单侧或双侧，可以呈清水样、浆液性、浆液血性、血性、乳汁样、混浊黏液样或脓性。乳头溢液可以是自发的，或者是在对导管内肿块加压后发生的，也可以是在影像学检查中发现的。

（三）常见或者相关疾病

乳头溢液是乳腺疾病的常见临床症状，根据病因可分为生理性溢液和病理性溢液，后者是指非哺乳期非孕期的乳头溢液，多为导管内疾病引起的，包括良性病变及恶性病变，其常见或相关疾病如下：

1. 乳腺导管扩张症 由乳腺导管内的液体积聚或乳腺导管被黏稠物质阻塞所引起的乳腺导管扩张症可导致乳头溢液，可伴随乳腺压痛或阻塞导管而发炎。

2. 乳腺增生 乳腺增生是一种常见的良性乳腺疾病，乳腺组织的增生和改变可能导致乳腺导管扩张和乳头溢液，该病的特点是乳腺周期性胀痛。

3. 乳腺癌 浸润性癌或非浸润性癌都可引起乳头溢液。乳腺导管原位癌（DCIS）是 7%～8% 的单侧乳头溢液的原因，尤其是当肿瘤位于乳腺导管近端时，更易引发乳头溢液。

4. 炎症和感染 乳腺组织的炎症导致乳腺导管阻塞，可引起乳头溢液。

5. 乳腺外伤 乳腺外伤，如撞击、挤压或手术操作，可能导致乳腺导管破裂或损伤，进而引发乳头溢液。

6. 乳腺导管内乳头状瘤 乳腺导管内乳头状瘤是一种乳腺组织的良性肿块，发生在较大的乳晕下导管，是引起浆液性或血清样溢液的最常见病变。

（四）影像学检查在该征象中的应用

1. 乳腺 X 线摄影 乳腺 X 线摄影可以显示乳腺组织的影像。它可以检出乳腺内的钙化、肿块等，还可提供对溢液的相关结构的评估。乳头溢液在乳腺 X 线摄影中可以表现为以下一些特征：

（1）乳腺导管扩张：乳头溢液时，乳腺导管可能出现扩张，呈现为管状或条状阴影，见图 2-2-1。双侧对称性扩张是乳腺导管扩张症的典型表现，对于非乳晕下区非对称性导管扩张，须警惕恶性可能。

（2）乳腺导管内钙化：乳腺导管内可能出现细点状、沙砾样、圆形、卵圆形或不定形钙化，分布可呈线样、段样、区域性、成簇或散在分布，此为乳腺导管原位癌最常见的表现。

（3）肿块：乳腺腺体中出现肿块影，呈高或等密度，形态可为圆形、卵圆形、分叶状或不规则形，边缘可呈清晰、模糊、小分叶、浸润和星芒状。

（4）乳腺结构改变：乳腺的结构可发生改变，特别是在乳头区附近，可能出现扩张或增厚的乳腺导管。

（5）乳头溢液的 X 线征象并不是乳腺疾病的特异性表现。因此，存在一定的误判可能性。为了减少误诊，建议采用以下防范措施：

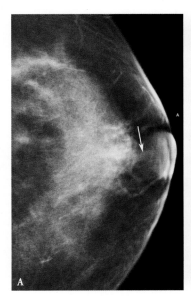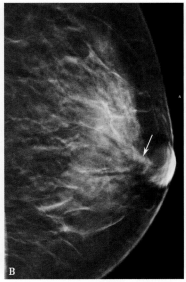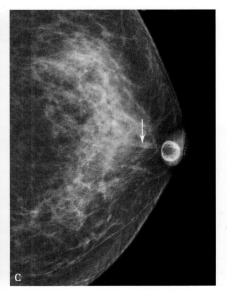

图 2-2-1 乳头溢液乳腺导管扩张的 X 线表现
A. 48 岁女性，1 个月前无意中发现左乳溢血，量少，乳腺 X 线摄影上可见乳头后方一管状密度增高影，界清（箭头）；
B. 数字乳腺体层合成（DBT）显示孤立性导管扩张（箭头）；C. 乳腺导管造影显示一级导管扩张，远端截断（箭头）；
术后病理结果为乳腺腺病，部分导管扩张，导管腔内局灶性纤维腺瘤样增生。

1）询问临床病史：医生应详细了解患者的临床病史，包括乳腺症状的发生时间、持续时间、溢液颜色、溢液性质等信息，见图2-2-2。这有助于医生确定乳头溢液的可能原因并排除其他潜在的乳腺疾病。

2）多模态影像学检查：仅依靠乳腺X线摄影可能不足以确定乳头溢液的原因，建议结合其他影像学检查，如乳腺超声、乳腺磁共振成像（MRI）等，以获取更全面的信息。

3）穿刺活检：如果存在乳头血性溢液或其他异常，医生可能建议患者进行乳腺穿刺活检。这是一种直接获取乳腺组织样本的方法，可以确定病变的性质，避免漏诊恶性病变。

4）定期随访：对于有乳头溢液或其他乳腺异常的患者，建议定期进行乳腺检查和随访。这有助于监测病情变化。

2. **乳腺超声** 在乳腺超声检查中，医生可以观察到乳腺组织的结构并检查是否存在肿块或其他异常。如果溢液与乳腺内的肿块相关，则超声图像可能显示异常的囊肿、实性肿块或其他异常。乳头溢液的征象在乳腺超声检查中可能表现出不同的特征，具体表述可能因个体情况和病因而异。以下是一些常见的乳头溢液的超声征象表述。

（1）乳腺导管扩张和阻塞：乳腺导管扩张可能是由液体排出受阻所导致的，乳腺导管可能呈管状或囊状扩张，形成液体积聚区。在超声图像中显示为扩张的导管近端和阻塞的导管远端，见图2-2-3。

（2）囊性结构：乳腺导管内液体积聚形成的囊性结构，可能在超声图像上呈现为圆形或椭圆形的低回声区。

（3）液体回声：液体通常在超声图像上呈现为黑色或低回声的区域，而溢液液体可能会呈现出低回声或低回声区周围的明显回声增强。

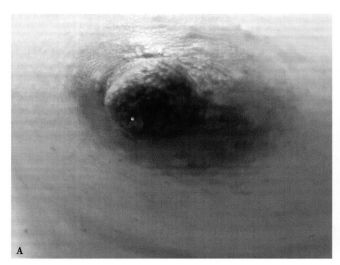
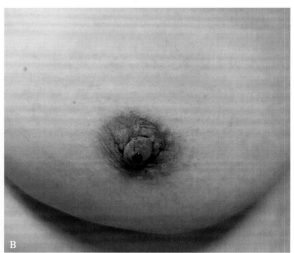

图2-2-2 乳头溢液
A. 单侧乳头清水样溢液；B. 单侧乳头血性溢液。

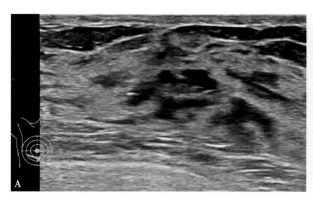
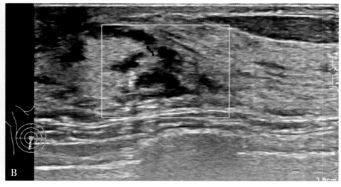

图2-2-3 乳头溢液乳腺导管扩张的超声表现
A. 右侧乳腺下象限6点钟处所见异常声像，考虑导管内病变可能，BI-RADS 4类，建议进一步检查。B. 白方框中为扩张的乳腺导管。

（4）导管内回声：在乳腺导管内的液体中可能显示微小的回声，这可能是由于存在气泡或其他成分。

（5）须强调的是，乳腺超声检查可能是检测乳头溢液的有用工具，但通过超声征象不足以确定溢液的具体原因。为了准确诊断和确定溢液的病因，可能需要进一步的影像学检查，如乳腺 X 线摄影、乳腺磁共振成像（MRI）或乳腺穿刺活检。

3. **乳腺 MRI** 乳头溢液的磁共振成像（MRI）征象可以提供更详细的乳腺组织信息，特别是对于检测乳腺肿块和乳头溢液的原因而言更是如此。它可以提供乳腺组织的横断面图像，并且有助于评估乳腺病变的性质和范围。乳头溢液患者的常见 MRI 征象如下：

（1）乳腺导管扩张：乳头溢液时，乳腺导管可能呈现出扩张的形态，形成导管内液体积聚区。在 MRI 图像中，其可能呈现为管状或囊状扩张。

（2）液体信号：液体通常在 MRI 图像上呈现为高信号区，这是由于液体具有高信号强度。

（3）强化模式：在动态增强 MRI（DCE-MRI）中，乳头溢液区域的强化模式可能显示为持续或渐进性强化，见图 2-2-4。这与乳腺癌等恶性病变的强化模式有所不同。

（4）乳头区结构改变：乳腺导管扩张和液体积聚可能导致乳头区附近的结构改变。在 MRI 图像中，这可能显示为乳头区的结构异常或乳头区周围的病变。

（5）肿块或其他病灶：在 MRI 图像中，乳头溢液可能伴随着肿块或其他病灶的存在，这些肿块或其他病灶可能是导致乳腺导管阻塞的原因。对于肿块的良恶性鉴别，还须结合肿块形态、内部信号、弥散、血流动力学表现等特征综合判断，见图 2-2-5。

（6）尽管 MRI 提供了高分辨率和详细的乳腺组织信息，但仍然存在一定的误判可能性。为了减少误判，建议采用如下防范措施：

1）综合评估：对于乳头溢液的 MRI 表现，医生应进行综合评估，结合临床病史和其他影像学检查结果。重要的是将 MRI 结果与其他检查结果进行对比，以确定是否存在乳腺疾病。

2）多模态影像学检查：通过单独的 MRI 可能不足以确定乳头溢液的具体病因。建议结合其他影像学检查，如乳腺超声、乳腺 X 线摄影等，以获取更全面的信息，必要时行乳腺穿刺活检。

3）高质量的 MRI 图像：确保进行高质量的 MRI 图像采集，以获得更准确的影像信息。优质的图像有助于减小误诊的可能性。

4）长期随访：对于 MRI 显示出乳头溢液或其他异常情况者，建议进行长期随访，以监测病情变化并及时发现任何异常。

4. **乳腺导管造影**

（1）导管扩张：多发生在主导管、其次为二级导管，在图像上表现为不同程度的导管管径增宽。

（2）导管扩张伴囊样充盈区：多为良性病变造成的，如乳腺囊性增生病。

（3）导管内充盈缺损及导管扭曲、破坏、中断、潭湖征：良性及恶性的病变可造成导管边缘毛糙、模糊，或者导管细小、充盈缺损等改变，见图 2-2-6。

（4）导管中断、扭曲，导管周围见结构扭曲、肿块影、可疑钙化：这些改变多支持恶性肿瘤的诊断。

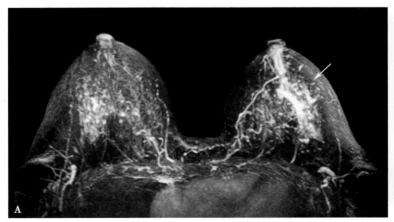
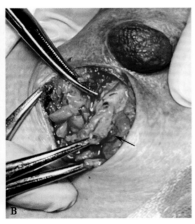

图 2-2-4 动态增强 MRI 示乳头溢液区域持续强化
A. 增强 MRI 示左乳溢液区域强化（箭头）；B. 术区可见孤立性导管扩张（箭头）。

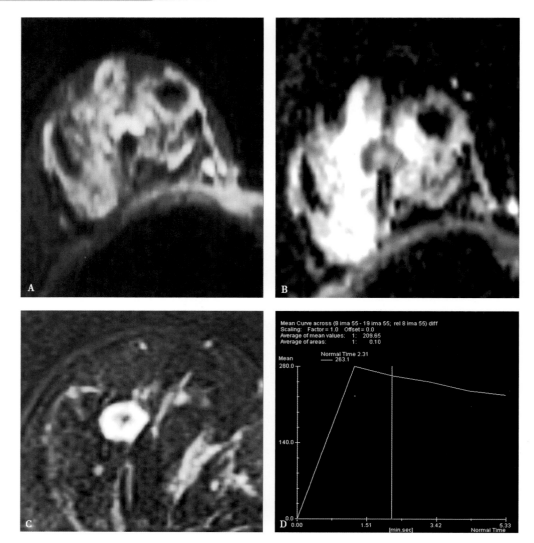

图 2-2-5 乳腺溢液伴随肿块

24 岁女性,右侧乳头溢血 1 个月余,右乳 6 点钟处肿块。A. 弥散敏感度 b 值 = 1 500s/mm² 时扩散受限(箭头);B. ADC 序列显示病灶局部不均匀低信号;C. 增强后可见右乳 6 点钟处肿块样异常强化,肿块内部可见坏死无强化区;D. 动态增强 MRI 示速升 - 流出型时间 - 信号强度曲线,术后病理:浸润性非特殊类型癌。

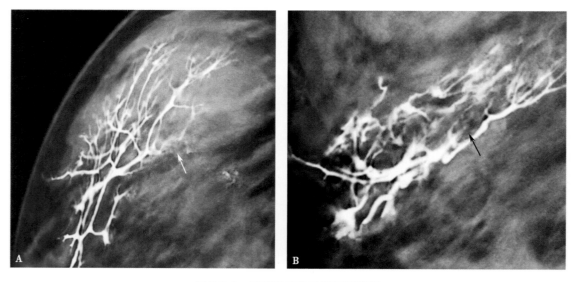

图 2-2-6 乳腺溢液的乳腺导管造影

47 岁女性,右侧乳头溢血 1 个月余。A. 右乳外上象限二级导管边缘毛糙、模糊(箭头);B. 右乳外上象限二级导管分支截断,其中一支可疑充盈缺损(箭头),术后病理:高级别乳腺导管原位癌。

（五）相关疾病诊断及鉴别诊断思路

1. **生理性乳头溢液** 2/3 的正常未哺乳女性中，如果乳头是清洁的，则通过乳腺按摩和轻度压力，可挤出少量的液体，这种液体被认为是顶浆分泌的表现。这种溢液通常并非自发的或血性的，通常无需特殊处理。

2. **妊娠期乳头血性溢液** 有妊娠期或哺乳期乳头溢液经历的患者中的 20%，对其乳头溢液进行化验检查可见血液。可能的原因是发育中的乳腺组织中血管过多；排除影像学可疑病变后一般无需特殊治疗。

3. **乳溢** 与妊娠或哺乳无关的大量双侧乳头乳汁样溢液应该被诊断为乳溢。医生须仔细询问此类患者的用药史，很多药物尤其是抗精神病药可引起高催乳素血症。如血液中催乳素水平在无药物原因时显著增高（≥1 000mU/L），则须进行垂体相关检查。

4. **乳头乳晕复合体疾病** 此类疾病可以表现为"乳头"溢液，包括乳头腺瘤、湿疹、Paget 病、溃疡性癌和长期存在的伴有浸软的乳头内陷。乳头状瘤罕见但容易诊断，表现为乳头外形或颜色的变化，乳头表层的实质中非弥漫性的肿块。湿疹可影响乳头，但其先累及乳晕并且很少扩展到乳头。Paget 病首先累及乳头，其次累及乳晕。乳头内陷伴有浸软可发生于老年人，这种情况下，局部损伤的皮肤可产生脓性溢液。

5. **导管周围乳腺炎和乳腺导管扩张** 扩张的乳腺导管内停滞的分泌物渗漏到周围组织引起导管周围乳腺炎，伴或不伴有相关肿块的乳晕周围炎症、乳晕周围脓肿和乳腺导管瘘管所产生的乳头溢液常常为脓性的。

乳头溢液诊断流程图见图 2-2-7。

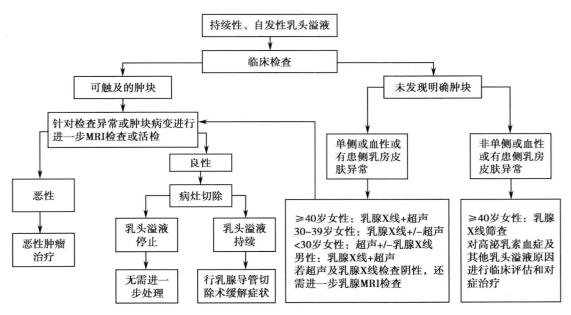

图 2-2-7 乳头溢液诊断流程

二、乳头内陷与回缩

（一）定义

乳头内陷是指乳头部分向内收缩或下陷的情况，非对称性，发生内陷的范围可以包括或不包括乳晕。

乳头回缩是指整个乳头中央性内陷，顶端深至乳房平面下。

（二）临床表现

长时间、双侧性乳头回缩提示正常变异；如果乳头回缩为短期内（几个月）出现的，无论伴或不伴邻近乳晕、皮肤的异常改变，均须进一步检查、评价。同时，医生还须评估此类患者的乳房有无湿疹、红斑并评估其是否有乳头溢液及肿块等。

（三）常见或者相关疾病

乳头回缩可由先天发育不良所致，也可为获得性的，如乳腺导管扩张、导管周围乳腺炎、乳腺肿瘤等所致。当病变侵犯乳头或乳晕下区时，乳腺的纤维组织和导管系统可因肿瘤侵犯而缩短，牵拉乳头。可导致乳头回缩者包括以下一些常见疾病：

1. **乳腺增生** 乳腺增生可能导致乳腺导管扭曲、挤压，从而导致乳头回缩。

2. **乳腺炎** 乳腺炎是乳腺组织的感染或炎症反应，可能导致乳腺导管的堵塞、扭曲，进而影响乳头的外形，使其出现回缩。

3. **乳腺感染** 乳腺组织的细菌感染可能导致乳腺导管的炎症和乳头回缩。

4. **乳腺纤维腺瘤** 乳腺纤维腺瘤是一种常见的乳腺良性肿块，其病变可能导致乳腺导管受到压迫，从而导致乳头回缩。

5. **乳腺癌** 在某些情况下，乳头回缩可能是乳腺癌的早期症状之一。浸润性导管癌、DCIS 病例中，均可由肿瘤的牵拉引起乳头变扁或回缩。尤其是炎性乳腺癌，其肿瘤栓子堵塞真皮淋巴管可造成乳头回缩。

6. **外伤或乳腺手术后** 外伤或手术后瘢痕的牵拉可导致乳头内陷。

7. **先天性问题** 一些个体可能有天生的乳腺发育异常，这可能导致乳腺组织和乳头的形态异常，乳头包括回缩。

（四）影像学检查在该征象中的应用

1. 乳腺 X 线摄影

（1）局部密度增加：在乳腺 X 线摄影检查中，乳腺组织的密度变化可能会与乳头回缩相关。乳腺组织的结构改变，如纤维瘤、增生或炎症，可能导致局部密度增加。

（2）扭曲和牵拉征象：乳腺内的结构异常，如纤维瘤、增生或其他肿块，可能会引起乳腺导管的扭曲和牵拉，这可能导致乳头的位置改变和回缩、内陷。见图 2-2-8。

（3）结构不均匀：乳腺内陷、回缩和组织结构的变化可能导致乳腺在 X 线片上密度分布不均匀，呈现出片状、颗粒状或结节状的阴影。

（4）在乳腺 X 线摄影检查中，乳头内陷、回缩的解读可能会受到一些因素的影响，可能导致误判。可能导致误判的因素包括以下几类：

1）乳腺构造变化：乳腺的构造在不同个体之间可能存在很大差异，对于有些人，其天生的乳腺构造就可能使得乳头看起来较为内陷，而这并不一定意味着病理性的问题，见图 2-2-9。

2）技术因素：X 线检查的结果受到操作者技术水平和设备质量的影响，错误的定位、不当的曝光参数或影像质量不佳都可能影响诊断的准确性。

3）体位变化：乳腺组织的分布在不同的体位下可能有所不同。

4）正常生理变化：孕期、哺乳期等生理状态的变化可能会导致乳腺和乳头的结构发生暂时性的变化。

5）选择合适的检查时间，尽量避免处于发生了生理状态变化的时期，如月经期、孕期或哺乳期，这可以减少乳腺组织的临时变化对检查结果的影响。

6）在患者接受乳腺 X 线摄影检查前，充分与其沟通医疗史，包括任何乳腺问题、手术、治疗，同时，还须充分与患者沟通家族乳腺疾病史等，这有助于对乳腺 X 线摄影图像做出准确的解读。

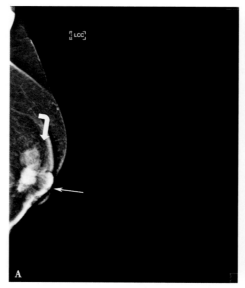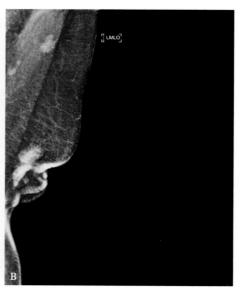

图 2-2-8 乳头内陷的乳腺 X 线摄影表现

A. 乳腺 X 线摄影头尾位（CC 位）上，乳头后方腺体组织局部密度增加，可见不规则分叶状肿块影（弯箭头），乳头向乳腺内部倾斜（直箭头）；B. 乳腺 X 线摄影内外斜位（MLO 位）上，乳头及邻近皮肤凹陷；活检病理结果为浸润性腺癌。

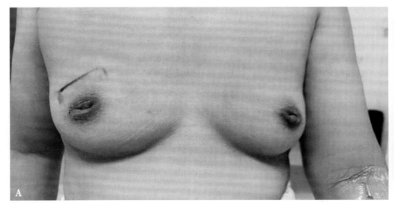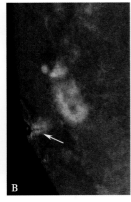

图 2-2-9　先天性乳头内陷及对比增强乳腺摄影（CEM）表现

A. 双侧乳头中央的、对称的、横行的裂隙样回缩；B. CEM 高能图示肿块前方始终未强化，手术证实乳晕、乳头未见侵犯（箭头）。

2. 乳腺超声

（1）乳头位置异常：乳头可能显示出向内收缩或位置改变。

（2）局部结构改变：在乳头内陷、回缩区域，乳腺组织可能呈现增生、结节、纤维瘤等结构异常。

（3）液体积聚：乳腺内陷、回缩可能导致乳腺导管的阻塞，这使液体无法排出，可能导致乳腺内液体的积聚，形成囊肿状结构。

（4）乳腺内陷、回缩区域的增厚：在超声图像上，乳腺内陷、回缩区域的乳腺导管管壁增厚。

（5）血流异常：乳腺内陷、回缩区域的血流可能出现异常，如血流分布不均匀、出现异常扩张的血管等。

（6）由于空气的妨碍可能导致乳头不易有清晰的影像，故此时可在乳头、乳晕处使用大量的加温过的介质以排除空气，探头倾斜 15°，在其周围做辐射状及反辐射状探查，以观察泌乳管走向、扩张与否以及输乳管内是否有肿瘤。

3. 乳腺 MRI

（1）乳头位置改变：乳头可能向内收缩或位置发生改变，这可能与乳腺结构的变化有关。

（2）乳腺导管扭曲或堵塞：乳腺导管可能由于肿块、增生或其他原因而发生扭曲或堵塞，这可能导致乳头回缩。

（3）局部结构改变：乳腺内陷、回缩区域可能呈现增生、结节、纤维腺瘤等异常，这些异常可能在MRI图像中被显示出来。

（4）信号强度改变：乳腺内陷、回缩区域的信号强度可能与周围正常组织不同，可能显示出异常信号。

（5）液体积聚：乳腺导管阻塞可能导致液体在乳腺内积聚，形成囊肿状结构。

（6）弥散加权成像（DWI）异常：DWI 技术可以显示组织中水分子的运动情况，乳腺内陷、回缩区域可能在 DWI 图像上呈现出异常的信号。

（7）动态增强 MRI：进行动态增强 MRI 时，乳腺内陷、回缩区域的强化情况可能与正常组织不同，可能显示出异常的动态增强模式，见图 2-2-10。

（8）尽管 MRI 提供了高分辨率的乳腺组织信息，但仍然存在一定的误判可能性。为了减少误判，务必注意下列因素：

1）生理变化：患者的生理状态可能会影响乳房的外观，例如月经期、孕期、哺乳期等。这些生理变化可能导致乳头表面的回缩或形态变化，而不一定表示存在病理问题。如果可能，应选择在患者生理状态稳定的时期进行 MRI 检查。

2）MRI 参数：MRI 参数的设置可能会影响图像质量和解剖结构的可见度，不正确的 MRI 参数可能导致图像分辨率不足，从而使医生难以准确评估患者乳腺的状态。确保 MRI 参数设置正确并使用适当的成像序列可以减少误判。

3）图像解读：MRI 图像的解读是由医生完成的，而不同的医生对图像的解读可能产生不同的观点。对于乳头回缩，不同医生可能根据其经验和视角进行不同的解读。如果对 MRI 结果有解读的分歧，则可以结合临床并与临床医生详细沟通，以确保得到准确的解读。

（五）相关疾病诊断及鉴别诊断思路

对于乳头内陷的影像分析，须综合考虑临床病史、体格检查和影像学检查结果。以下是诊断思路：

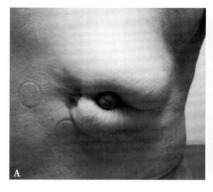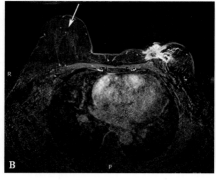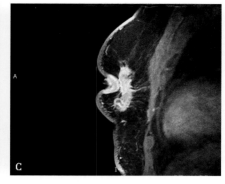

图 2-2-10　乳头内陷的 MRI 表现

A. 左侧乳头非对称性凹陷，位置固定，乳腺形态不规则；B. 左侧乳腺肿块形态不规则，边缘呈毛刺状，内部强化不均匀，强化累及乳头乳晕区，并且与另一侧乳腺（箭头）存在明显的不对称性，BI-RADS 5 类；C. 肿块的牵拉导致乳头内陷，受累乳头乳晕区增厚、强化及不均匀强化；病理结果为乳腺浸润性非特殊类型癌。

1. **收集临床病史**　应先收集患者的临床病史，包括乳腺相关问题、手术史、生育经历、家族乳腺疾病史等。这有助于理解患者的乳腺健康背景。

2. **观察体格检查结果**　进行体格检查，仔细观察患者乳房的外形、大小、对称性以及乳头的位置、形态等。应特别注意是否存在乳头内陷，以及凹陷的严重程度和位置。

3. **影像学检查**

（1）乳腺 X 线摄影（乳腺钼靶检查）：观察乳腺的密度分布、结构改变等，应特别关注乳头内陷区域的征象，如局部结构异常、扭曲等。

（2）乳腺超声：超声可以提供更详细的乳腺结构信息，医生应观察乳腺组织的密度、回声分布、结构异常等，应特别关注乳头内陷的位置和相关改变。

（3）MRI：MRI 可以提供更详细的乳腺解剖信息，医生应观察乳腺的结构、信号强度分布、灌注情况等，应特别关注凹陷区域的征象。

4. **影像学检查结果与临床相关性**　对影像学检查结果进行综合分析，将其与患者的临床病史和体格检查结果联系起来。这有助于判断乳头内陷的可能原因、是否存在病理问题以及是否需要进一步的检查或治疗。

5. **诊断与建议**　基于以上分析，医生可以做出相应的诊断并提供建议，如进一步检查、随访或采用某个治疗方案。在某些情况下，可能须进行组织活检等进一步的检查以确定诊断。

在诊断过程中，医生应先区分先天性 / 生理性乳头内陷及病理性乳头内陷，对于两者的鉴别诊断，须综合考虑患者的临床病史、体格检查结果和影像学检查结果等多种信息。先天性乳头内陷是一种从

出生开始就存在的乳头形态异常。在这种情况下，乳头向乳腺内部倾斜或凹陷，而不是正常地突出。这通常是由乳腺导管过短或者结缔组织异常所导致的，并且可能出现在一侧或两侧的乳腺上。生理性乳头内陷通常在乳腺发育早期、孕期或哺乳期出现，通常是暂时性的，不会伴随其他乳腺症状，如肿块、疼痛等。影像学检查可能显示此类患者的乳腺结构正常，没有其他异常的征象，乳头内陷通常是中央的、对称的、横行的裂隙样回缩。病理性乳头内陷可能是持续性的，不仅在特定生理状态下出现。其可能伴随其他乳腺问题，如肿块、疼痛、乳头溢液等。影像学检查可能显示此类患者的乳腺内存在异常结构、肿块。个人或家族成员是否有乳腺疾病史，如乳腺癌等，也是鉴别先天性 / 生理性乳头内陷及病理性乳头内陷的重要因素之一。

乳头回缩诊断流程见图 2-2-11。

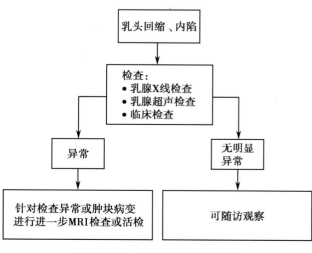

图 2-2-11　乳头回缩诊断流程

三、乳头乳晕区湿疹

（一）定义

乳头乳晕区湿疹即乳头或乳晕区的皮肤的表皮脱屑、糜烂，呈现湿疹样病变。

（二）临床表现

乳头乳晕区湿疹的主要症状是皮肤瘙痒。其早期表现为乳头乳晕区白色鳞屑样的渗出性改变，由于瘙痒、皮肤病变进一步加重，故进而表现为皮疹的多种形态，例如红色的、带有痂皮的丘疹样颗粒，在乳头上可以表现为皲裂、红肿，可伴糜烂、渗出，可单侧或对侧发病，发生皲裂时可出现疼痛。

（三）常见或者相关疾病

大部分乳头乳晕区湿疹是非肿瘤性的，病因包括细菌感染、真菌感染、授乳、皮肤炎症、免疫功能异常、饮食因素及药物因素等，但其也可能是一些恶性肿瘤（如 Paget 病、皮肤癌、鲍恩病、表皮转移瘤）的临床表现。以下是一些可能与乳头乳晕区湿疹相关的疾病或情况。

1. 迟发型变态反应 内因如消化道慢性炎症、精神紧张、内分泌失调、感染、过度疲劳，外因如生活环境、气候、食物、肥皂等化学物品、人造纤维，上述因素诱发的免疫异常。

2. Paget 病 又称乳头乳晕湿疹样癌，即源于乳腺导管的原位癌或浸润性癌扩散到乳头和乳头周围色素沉着的皮肤区域（乳头乳晕区），在受累乳头上引起脱屑、瘙痒和疼痛。单侧发病者居多，双侧发病者罕见，呈渐进病程，表现为经久不愈的湿疹，常见于老年女性。也有不伴有任何乳腺深部病灶的 Paget 病，此类病例约占所有 Paget 病病例的 14%。

3. 炎性乳腺癌 炎性乳腺癌是一种罕见类型的乳腺癌，会快速发展，使受影响的乳房发红、肿胀并有触痛。当癌细胞阻塞乳房皮肤中的淋巴管时，就会发生炎性乳腺癌，继而导致乳房出现特征性的发红和肿胀外观。

4. 乳腺癌侵及乳头乳晕区皮肤或乳腺癌术后复发 乳腺癌累及乳头乳晕区可使局部皮肤增厚、发生炎症、发红；乳腺癌术后局部复发的患者也可以乳头乳晕区湿疹为首发症状，也可伴乳头乳晕区皮肤改变、乳腺肿块、溢液等症状。

5. 皮肤癌 包括基底细胞癌、鲍恩病、卡波西肉瘤、角化棘皮瘤、黑色素瘤、梅克尔细胞癌（Merkel cell carcinoma）、鳞状细胞癌等，皮肤癌一般不直接累及乳腺纤维腺体组织。

（四）影像学检查在该征象中的应用

乳头乳晕区湿疹的病因多样，多为非肿瘤性的，且不累及乳腺纤维腺体组织。而导致乳头乳晕区湿疹的恶性肿瘤相对少见，一般靠病史、临床表现及楔形活检（所取组织包括乳头表皮）对此类疾病进行诊断。乳腺彩色多普勒超声检查、MRI、X 线检查仍能为临床医生提供更多的诊断依据，还可通过这些检查排除相关疾病。在影像学检查中若未发现明显的乳腺组织病变，提示病变范围主要限于皮肤，则能与乳腺来源或累及乳腺的恶性肿瘤鉴别。

乳头乳晕区湿疹病例中，乳腺来源或累及乳腺纤维腺体组织的恶性肿瘤可有以下影像表现。

1. Paget 病

（1）乳腺 X 线摄影

1）皮肤增厚改变：乳头和乳晕区域的皮肤出现局部红肿、糜烂、脱屑、渗液等症状。病变在 X 线摄影中表现为乳头和乳晕区域的局部皮肤增厚。

2）乳头牵拉征象：乳腺导管的扭曲和牵拉导致乳头的位置改变和回缩。

3）乳腺纤维腺体组织区域的异常改变：位于乳头乳晕区或乳腺深部的具有恶性特征的肿块，也可表现为非对称性和结构紊乱。

4）恶性钙化：Paget 病可伴有或不伴有沙砾样、短棒状、分枝状钙化。见图 2-2-12。

5）单独通过乳腺 X 线摄影检查可能不足以确定 Paget 病的诊断，部分 Paget 病患者的乳腺 X 线摄影检查结果可为阴性的，此外，由于该疾病常常与乳腺导管原位癌及浸润性导管癌相关，故医生须结合其他影像学检查（如超声、MRI）以了解病变的存在及其范围。

6）50% 的乳腺 Paget 病患者的乳腺 X 线摄影结果为阴性的。因此，须结合超声和 MRI 以综合评价。尽管采用乳腺 X 线摄影检查时可能会低估 Paget 病患者的乳腺深部病灶，但此检查方法在评估对侧乳腺情况以及排除多中心病灶等方面仍具有较高的应用价值。乳腺 X 线摄影检查也可被用于选择保乳手术治疗的 Paget 病患者的随访监测。

（2）乳腺超声

1）皮肤增厚：超声可以帮助显示乳头和乳晕区域的皮肤改变，如红肿、增厚等。这些表面改变在超声图像上可呈现为皮肤下方区域的局部增厚等异常，甚至乳头内陷，呈"火山口样"畸形。

2）乳腺组织肿块：肿块在超声图像上可能被显示为结构不均匀、实质内不均匀低回声区等。乳

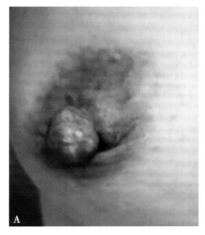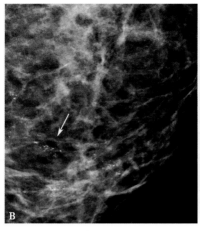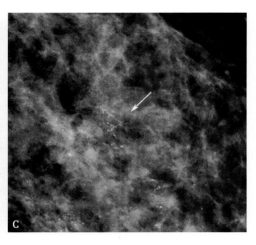

图 2-2-12　Paget 病乳腺 X 线摄影发现乳腺纤维腺体组织深部病灶

女性患者，50 岁。A. 左侧乳头乳晕区局部红肿，可见黄褐色痂块，挤压无溢液；B. 乳腺 X 线摄影示乳腺纤维腺体组织深部病灶（箭头）；C. 病灶局部放大可见团簇状沙砾样钙化灶（箭头）；活检（左乳头病变皮肤）结果为送检组织表皮内可见异形细胞浸润，符合 Paget 病的表现。送检穿刺组织（左侧乳腺），病变为乳腺导管原位癌，中高级别。

腺深部肿块的边缘呈分叶状或不规则波浪状，内可见沙砾样钙化，且多数肿块无后方声影，频谱多普勒超声成像可探及其低速高阻的动脉血流信号。

3）导管扩张：Paget 病有时与乳腺导管的异常有关，在超声图像上可显示为扩张的导管或管状结构，管内伴或不伴低弱回声。

4）超声检查在确定乳腺病变性质和范围的方面可以提供初步评估信息，尤其是在乳腺 X 线摄影结果呈阴性的时候。超声检查能够显示多达 67% 的乳腺原发肿瘤病灶，还可识别出未预料到的多灶性病变。然而。多数超声检查结果没有特异性，不能被单独作为诊断依据，须结合临床症状、多种影像学检查（如乳腺 X 线摄影、MRI 等）和病理学检查才能进行诊断。

（3）乳腺 MRI

1）乳头改变：MRI 可以显示乳头和乳晕区域的皮肤厚度、结构和炎症情况。Paget 病可导致皮肤厚度增加、皮肤下区域出现异常，乳头内陷、扁平或不对称，增强后乳头乳晕复合体异常强化。

2）乳腺纤维腺体组织内病变：Paget 病多伴有乳腺导管原位癌及浸润性导管癌，这些病灶在增强 MRI 中通常表现为节段性、团簇状、肿块样或非肿块样异常强化。见图 2-2-13。

3）扩散加权成像（DWI）异常：Paget 病的病灶区域 DWI 图像在选用高 b 值时，表现为高信号，对应 ADC 图像呈等或低信号。

4）异常血供：MRI 可显示血液供应情况，包括异常的血管扩张等。Paget 病可能伴随乳腺病灶区域

的异常血供，通过动态增强 MRI 而得到的时间 - 信号强度曲线多呈流出型和平台型。

5）MRI 是 Paget 病的重要术前检查方式，可以被用于评价乳头乳晕复合体及乳腺纤维腺体组织内伴随的病变，尤其是在乳腺 X 线摄影及超声检查结果呈阴性的情况下，可通过 MRI 排除乳腺纤维腺体组织内的隐匿性单发病变或多灶性病变，准确判断病变范围。同时，对于由于其他病因而来做 MRI 检查的患者，若发现乳头乳晕复合体异常强化，则须排除无症状的 Paget 病的可能，此时应建议患者做相关的临床检查及查体评估。

2. 炎性乳腺癌

（1）乳腺 X 线摄影

1）边缘呈毛刺状或分叶状的肿块，伴或不伴有恶性钙化，多为沙砾样或小杆状钙化。

2）乳腺密度增高，实质紊乱，乳房悬韧带增粗。

3）皮肤广泛 / 局限性增厚，且皮下脂肪层明显增厚；乳晕区增厚；可伴有乳头内陷。

4）血管影较对侧增粗、迂曲；同侧腋下淋巴结肿大。

5）炎性乳腺癌具有局部浸润的特性，其预后非常差，对于临床有乳腺炎症表现者，结合 X 线检查，综合分析，有助于炎性乳腺癌的术前诊断。对于有乳腺放疗史和有近期手术史的患者，应注意结合临床病史，与炎性乳腺癌鉴别。

（2）乳腺超声

1）皮肤增厚：患侧乳头和乳晕区域的皮肤增厚，呈"厚皮征"，同时，皮下脂肪浑浊，可呈"卵石征"。

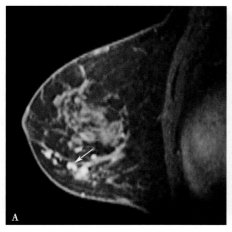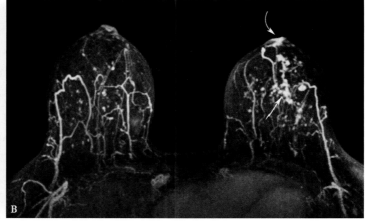

图 2-2-13　Paget 病乳腺纤维腺体组织内病变的乳腺 MRI 表现

A. 乳腺 MRI 扫描的增强 T_1WI，在矢状位可见左乳外下份段样分布的多个异常强化灶（直箭头）；B. 轴位 MIP 图像示乳头区域皮肤增厚、强化（弯箭头），异常强化的乳头后方腺体处可见集簇状强化，呈串珠状排列（直箭头）。术后病理：（左侧）乳腺保乳标本一个，病变为乳腺导管原位癌，高级别，粉刺型，沿乳腺导管蔓延。乳腺标本皮瓣及切缘未见癌组织累及。乳腺标本的乳晕下大导管处可见原位癌沿乳腺导管蔓延至乳头表面皮肤，乳头呈 Paget 病样改变。免疫组化：原位癌 ER（-）、PR（-）、HER-2（3+）、Ki67 约（20%+）。

2）实质回声改变：乳腺纤维腺体组织结构紊乱、增厚、层次不清，回声不均。

3）乳腺纤维腺体组织肿块：轮廓不规则、界限不清的低回声影或偏强回声影；血流参数多为高速高阻型。

4）患侧腋下淋巴结肿大。

5）对于显示皮肤及胸肌的侵犯，超声优于乳腺 X 线摄影，而术前肿瘤范围的准确定位对确定手术范围有指导作用。

（3）乳腺 MRI

1）皮肤增厚：可呈弥漫性皮肤增厚，以乳头、乳晕下方及乳腺内下侧较明显；皮下脂肪层浑浊；乳头内陷。

2）乳腺纤维腺体组织内病变：在 T_2WI 中呈等或低信号的肿块影，呈恶性特征；肿块周围可发生水肿；非肿块强化；可伴乳房后间隙模糊或消失，胸大肌的浸润。

3）异常血供：患侧血管增多、增粗，病变的时间-信号强度曲线呈平台型或流出型。

4）淋巴结：腋下淋巴结病理性增大。

5）炎性乳腺癌在 MRI 中的表现不同于一般的乳腺癌而与炎症相似，须进行鉴别诊断，特别是在短期严格抗炎治疗后临床症状未见减轻时，穿刺活检、进行病理诊断是必要的。

（五）相关疾病诊断及鉴别诊断思路

1. 乳头乳晕区湿疹中的大部分是非肿瘤性的，一旦发现乳头乳晕复合体的长期反复的湿疹样改变，且进行局部治疗而没有快速改善（数周内）时，须高度怀疑伴随乳腺恶性病变。

2. 由于皮肤症状为首发症状，所以，刮片细胞学检查、表皮刮取活检、穿刺活检、楔形活检有助于乳头乳晕区湿疹的诊断，如 Paget 病患者的标本应包含能提供 Paget 细胞的表皮及乳腺导管。

3. 影像学检查，如乳腺 X 线摄影、超声、MRI 可帮助评价累及乳腺纤维腺体组织的乳头乳晕区湿疹的乳头乳晕复合体病变范围及乳腺纤维腺体组织的潜在病变范围。

（1）乳腺 X 线摄影（乳腺钼靶检查）：可在 X 线片上发现包括皮肤、乳头和乳晕的增厚；乳头内陷；乳晕后方腺体恶性钙化；肿块或结构变形。

（2）乳腺超声：超声是评价累及乳腺纤维腺体组织的乳头乳晕区湿疹的有用检查方法，通过该方法可观察乳腺局部皮肤及皮下组织异常、乳腺纤维腺体组织的回声分布、结构异常、血供异常等。

（3）MRI：MRI 能够被用于评估隐匿性癌和查处多中心癌，通过该方法可判断病变的数量、范围，这能够帮助评估累及乳腺纤维腺体组织的病变的手术范围以及保乳的可能性。

4. 基于以上分析，医生可以做出相应的诊断并提供建议，如进一步检查、随访或采用某个治疗方案。可能需行组织活检等对乳腺内病灶进一步检查以确定诊断。

乳头乳晕区湿疹诊断流程见图 2-2-14。

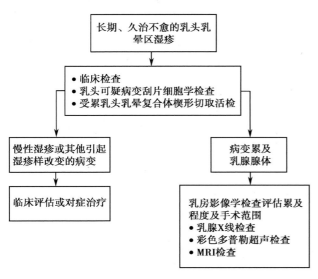

长期、久治不愈的乳头乳晕区湿疹

↓

- 临床检查
- 乳头可疑病变刮片细胞学检查
- 受累乳头乳晕复合体楔形切取活检

↓   ↓

慢性湿疹或其他引起湿疹样改变的病变   病变累及乳腺腺体

↓   ↓

临床评估或对症治疗   乳房影像学检查评估累及程度及手术范围
                              - 乳腺X线检查
                              - 彩色多普勒超声检查
                              - MRI检查

图 2-2-14　乳头乳晕区湿疹诊断流程

（马　捷）

第三节　乳房皮肤异常

一、皮肤增厚与凹陷

（一）定义

乳房皮肤增厚（skin thickening）是指皮肤厚度 > 2mm，主要包括局限性皮肤增厚和广泛性皮肤增厚。增厚的皮肤可向肿瘤方向回缩，使局部皮肤凹陷。

（二）临床表现

1. 乳房皮肤增厚　可为肿瘤经浅筋膜浅层及皮下脂肪层直接侵犯皮肤所致，多表现为局限性皮肤增厚；也可为血供增加、静脉淤血及淋巴回流障碍等原因所致，表现为广泛性皮肤增厚。图 2-3-1 示乳腺癌患者的局限性皮肤增厚。

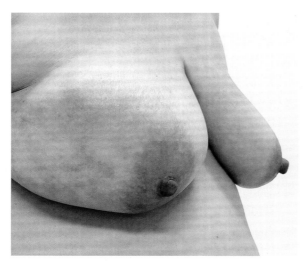

图 2-3-1　右乳皮肤增厚

2. 乳房皮肤凹陷　可表现为"酒窝征（dimpling sign）"。酒窝征即乳房表层和深层之间的悬韧带（乳房悬韧带）纤维缩短，牵拉皮肤，使局部皮肤凹陷，如同"酒窝"。"酒窝征"在乳腺癌早期即可出现，在患侧手臂上下活动时更为明显，是被用于鉴别肿瘤良恶性的重要体征之一，其也可为手术后瘢痕或肿瘤直接与皮肤粘连所致。

（三）常见或者相关疾病

1. 乳腺癌　当肿瘤侵及乳房悬韧带时，该韧带缩短导致皮肤内陷而呈"酒窝征"。这是乳腺癌皮肤改变的症状及体征之一。乳腺癌除牵拉局部皮肤外，还可以牵拉乳头、乳晕，导致乳头、乳晕凹陷。

2. 铠甲样癌　晚期乳腺癌病例中，癌肿累及胸肌、筋膜，肿块固定于胸壁而不易推动。数个皮肤结节融合成片，可使皮肤变得硬而厚，出现弥漫性硬皮病样硬结。病变皮肤表面粗糙，呈暗红色，一般不破溃，亦不伴疼痛。成片的硬块可覆盖整个患侧胸壁，并且可延伸至背部。

（四）影像学检查在该征象中的应用

1. 乳腺 X 线摄影中可见正常乳房的皮肤厚约 1～2mm。乳房皮肤增厚、凹陷多见于恶性肿瘤病例，由肿瘤经浅筋膜浅层及皮下脂肪层而直接侵犯皮肤，或由血供增加、静脉淤血及淋巴回流障碍等原因造成皮肤增厚。增厚的皮肤被肿瘤牵拉而回缩，即形成酒窝征，但该征象也可为手术后瘢痕牵拉所致。X 线片中可见乳房悬韧带，其显示在皮肤与腺体之间，呈细条状结构。

2. 乳腺超声中可见到恶性肿瘤周围组织的伴随征象，比如：周围组织水肿、结构扭曲、皮肤增厚、乳头内陷、乳房悬韧带增厚及形态改变、周围乳腺导管形态及管径的异常等。

二、皮肤红肿

（一）定义

皮肤红肿是一种常见体征，即皮肤发红和皮下组织的细胞内及组织间隙内液体积聚过多而肿胀。乳房皮肤红肿常见于急性乳腺炎等感染性疾病患者。乳房皮肤红肿可以是双侧的或单侧的，也可以出现在乳房的局部。

（二）临床表现

皮肤红肿是炎症反应下的皮肤表现，皮肤受到炎症因子刺激后，真皮层的毛细血管扩张、充血，液体和细胞成分渗出，潴留在皮肤及皮下组织中，表现为局部皮肤发红、肿胀。

（三）常见或者相关疾病

1. 急性单纯性乳腺炎 初期症状主要是乳房红肿、胀痛、皮温高、压痛，乳房局部出现边界不清的硬结。

2. 急性化脓性乳腺炎 局部皮肤红、肿、热、痛，出现较明显的硬结，触痛明显加重，同时，患者出现寒战、高热、头痛、无力、脉搏加快等全身症状。

3. 非哺乳期乳腺炎 初始表现可为乳房无痛性肿块，肿块多位于乳头、乳晕周边，亦有患者直接表现为有痛的肿块，但最后均会表现出红、肿、热、痛等炎症特征。

4. 炎性乳腺癌 炎性乳腺癌是乳腺癌中恶性程度最高的一种，发展迅速。其特点是皮下淋巴管网内充满癌栓，导致癌性淋巴管炎，使皮肤颜色变为浅红或深红，病变由局限的一块很快扩展到乳房的大部分，乃至全乳。触诊时，整个乳房的皮肤增厚、变硬，有坚实感，皮温增高，且肿胀、粗糙，有明显的橘皮样变。

（四）影像学检查在该征象中的应用

1. 多普勒超声 此方法是常用的无创检查手段，能快速、准确地区分乳腺肿胀是否是由血管原因引起的，还可持续监测静脉的解剖结构、瓣膜功能和通畅性的变化。

2. CT 静脉成像（computed tomography venography，CTV）**或磁共振静脉成像**（magnetic resonance venography，MRV） 这两种方法能显示静脉结构、通畅情况以及周围压迫情况，通常作为超声检查无法提供良好诊断依据时的进一步检查方式。

3. 核医学淋巴管显像 此方法是诊断淋巴水肿的"金标准"，即注射放射性标记的硫胶体，通过 γ 闪烁照相机进行连续拍摄成像，评估淋巴运动轨迹，对淋巴水肿进行诊断。另外，近年来磁共振淋巴造影也受到重视，该方法可通过磁共振技术对淋巴管进行成像，有利于深入研究淋巴系统疾病。

三、皮肤或胸壁血管异常

（一）定义

皮肤或胸壁浅层血管分布于真皮及皮下，皮肤中的静脉系统总体上与对应的动脉系统相平行。皮肤的血管对于维持皮肤正常结构与功能具有重要作用，如营养代谢及调节体温等。乳房皮肤或胸壁血管的异常以真皮及皮下血管结构或功能的异常为特征，伴或不伴皮肤形态、结构或功能的异常。

（二）临床表现

随着病因不同或发病机制不同，临床表现可呈多样，常见的乳房皮肤或胸壁血管异常有以下几种：

1. 胸壁一侧静脉呈条索状改变，可伴红肿或无红肿，可触及硬韧条索状血管或串珠样硬结，常有压痛；伸展上肢时可见皮肤上的条状凹陷浅沟或索条，呈弓弦状，此症状常见于胸壁浅表血栓性静脉炎患者。

2. 乳房或胸壁皮下静脉扩张、走行迂曲，部分呈串珠样改变。当发生严重的血管功能不全时，可能出现皮肤色素沉着、湿疹、感染和溃疡等，这些症状常见于皮下浅静脉曲张患者（图 2-3-2）。

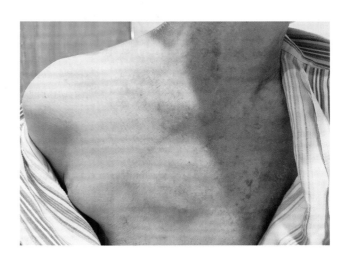

图 2-3-2 胸壁静脉曲张

3. 乳房皮下紫红色的网状血管和浅表溃疡，部分可见柔软的皮下结节，通常为乳房弥漫性皮肤血管瘤病的典型特征。

（三）常见或相关疾病

1. 胸壁浅表血栓性静脉炎 该病为胸壁、乳房、两肋缘及上腹部出现浅表静脉血栓形成，同时伴有炎性病理改变的一种常见炎性疾病，亦称蒙多病（Mondor disease）。该病常表现为受累静脉走行区呈条索状或串珠状，质硬，伴有不同程度疼痛，患者一般无发热等全身症状。胸壁浅表血栓性静脉炎可能由乳房局部手术的术中牵拉及术后结扎、缝合而损伤乳房浅表静脉所致，也可能由术后加压包扎致使浅静脉回流受阻所致，还可能由腰带束缚过紧、同侧上臂过度外展使胸壁、腹壁浅表静脉受牵拉而发生外伤所致。

2. 乳腺和胸壁浅静脉曲张 该病常见于脂肪肉瘤、乳腺纤维肉瘤、乳腺癌、乳腺淋巴瘤等恶性肿瘤患者。当肿瘤生长迅速、体积较大时，压迫邻近的皮肤和静脉，导致皮肤变薄、静脉回流受阻、静脉压增高，表现为静脉血管扩张、迂曲，部分呈串珠样改变。

3. 乳房弥漫性皮肤血管瘤病 该病被认为是一种皮肤反应性血管瘤病，多见于四肢，发生于乳房者较为少见，其发病机制尚未明确，但与吸烟史、血管疾病史和缺氧密切相关。该病常表现为乳房皮下紫红色的网状血管和浅表溃疡，部分可见柔软的皮下结节。

（四）影像学检查在该征象中的应用

1. 钼靶 X 线检查、超声检查及 MRI 检查 乳腺钼靶检查是乳腺疾病的最基本检查方法，能够显示乳头、乳晕、乳房皮下脂肪及乳腺腺体组织，甚至乳房悬韧带。在钙化的检出方面，X 线检查具有其他影像学方法不可替代的优势，但其对致密型乳腺、近胸壁肿块、非钙化的血管显示不佳。超声检查，因其简便易行、灵活直观、无创无辐射等特点，适用于所有疑诊乳腺病变的人群。常规超声检查可以早期、灵敏地检出乳腺内可疑病变，医生通过对病变形态、内部结构及周围组织改变等特征的观察，结合通过彩色多普勒血流成像而观察到的病变内血流情况，确定病变性质。超声造影可以显示病灶内微血管分布、走行、血流动力学差异以及病灶与周围正常组织的关系，对于良恶性病灶的鉴别具有一定的意义。MRI 检查的优势在于灵敏度高，能显示多病灶、多中心或双侧的乳腺癌病灶，还能同时显示肿瘤与胸壁的关系、腋淋巴结转移情况等，为制订手术方案提供更可靠的依据。其缺点在于特异度中等、假阳性率高、对微小钙化性病变的显示不佳，此外，其还有检查时间长、费用昂贵等不足，因此不作为首选检查方法。

2. 影像学检查在蒙多病中的应用 根据临床症状和体征，对于伴外伤或手术史者，可高度怀疑蒙多病；结合浅静脉超声所示，病变区皮下脂肪层内可见压缩的低回声或无回声管状结构，多可诊断；须做肝、胆、胰超声检查以排除腹部占位性病变引起的游走性浅静脉炎。

3. 影像学检查在乳房和胸壁浅静脉曲张中的应用 当发现乳房浅静脉迂曲、扩张时，应结合 X 线、超声或 MRI 检查，明确有无肿块以及肿块的性质。

4. 影像学检查在乳房弥漫性皮肤血管瘤病中的应用 根据临床症状和体征，结合吸烟史以及血管疾病、缺氧等病史，可高度怀疑乳房弥漫性皮肤血管瘤病；通过 X 线、超声或 MRI 检查，可排除乳腺的肿瘤性病变。

四、其他皮肤异常

（一）糜烂与溃疡

1. 定义

（1）糜烂（erosion）是局限性的表皮或黏膜上皮缺损形成，常由水疱、脓疱破裂或受累处表皮脱落所致。因损害仅累及表皮，故愈后不留瘢痕。

（2）溃疡（ulcer）是局限性皮肤或黏膜缺损形成的创面，缺损达真皮或更深位置，可由感染、外伤、肿瘤、血管炎等引起。溃疡基底部常有坏死组织附着，边缘可陡直、倾斜或高于周围皮肤。因损害深，故愈合较慢且愈后常留有瘢痕。

2. 临床表现 乳房皮肤糜烂和溃疡的表现为乳头、乳晕区皮肤出现红斑、局部肿胀、发热、乳头结痂，甚至有皮屑脱落，有时或可伴乳房胀痛感，随着疾病进展，疼痛呈波动性。对于乳腺癌患者，可见溃烂的皮肤呈菜花样改变，这种征象被称为"菜花征"，是乳腺癌皮肤改变的重要体征之一。图 2-3-3 示乳腺癌患者皮肤红斑伴表面糜烂，图 2-3-4 示乳房皮肤溃疡伴乳头内陷，图 2-3-5 示左乳溃疡。

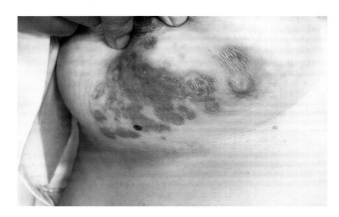

图 2-3-3 右乳皮肤红斑伴表面糜烂

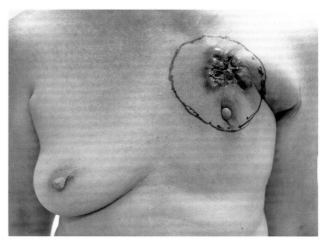

图 2-3-4 左乳皮肤溃疡伴乳头内陷

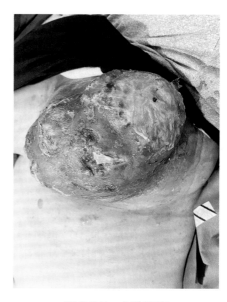

图 2-3-5　左乳溃疡

3. 常见或者相关疾病　乳房皮肤的糜烂和溃疡可见于乳腺叶状肿瘤、乳腺癌、乳腺外伤、乳房手术不当或乳房穿孔等患者。

4. 影像学检查在该征象中的应用　乳房皮肤的糜烂和溃疡常在临床视诊中被发现。当临床上可见患者乳房皮肤糜烂和溃疡时，应结合患者病史及其他临床表现，注意怀疑乳腺叶状肿瘤、乳腺癌、乳腺外伤、乳房手术不当或乳房穿孔等。

乳腺叶状肿瘤的 X 线表现随肿瘤的大小不同而异，肿瘤在较小时多表现为边缘光滑的圆形、椭圆形实性肿块，密度均匀；肿瘤在较大时多表现为不规则分叶状，边界清晰，密度欠均匀且一般高于正常腺体，外周还可有由于周围乳腺组织受压而形成的透明晕，呈稍低密度；一般无微钙化、毛刺征、局部皮肤增厚、乳头回缩、周围结构扭曲等类似乳腺癌的恶性征象。在乳腺叶状肿瘤的超声检查中，可见肿瘤呈圆形、椭圆形、不规则形或分叶状，其内部以实性低回声为主，回声不均匀，可有不规则的无回声囊性区，实性区内血供丰富，极少见微钙化，后方回声增强，不遵循乳腺恶性肿瘤后方回声衰减的一般规律。须注意与其他恶性肿瘤鉴别。

（二）窦道与瘘管

1. 定义

（1）窦道（sinus）是深部脓肿或坏死向体表或自然管腔发展、破溃、排出，形成只有一个开口的病理通道。

（2）瘘管（fistula）是深部脓肿或坏死向体表和有腔器官破溃而形成的有两个或两个以上开口并沟通两端开口的病理性管道。

2. 临床表现　窦道多先发生于乳晕部，由乳腺导管扩张症引起，患者在发病前常有先天性乳头内陷史及乳头溢液史，继之迅速在乳房内出现肿块，肿块形成脓肿，脓肿破溃后流出粉刺样物或油脂样物，常形成通向输乳孔的瘘管，创口久不收敛并反复破溃，病程迁延，可长达数月或数年，虽经治疗，仍可反复发作，不易根治。

3. 常见或者相关疾病　乳房皮肤的窦道和瘘管常见于急性乳腺炎、浆细胞性乳腺炎、乳腺恶性淋巴瘤等患者。

4. 影像学检查在该征象中的应用　乳房皮肤的窦道和瘘管常在临床视诊中被发现。当临床上可见患者乳房皮肤的窦道和瘘管时，应高度怀疑急性乳腺炎。

急性乳腺炎是乳腺的急性化脓性感染，多发生于产褥期和哺乳期妇女，病原菌常为金黄色葡萄球菌，少数情况下为链球菌。对于急性乳腺炎，常用超声及增强 MRI 检查。超声检查中可见局限或弥漫的不规则低回声区，可见边界不清肿块，其内部回声不均，可见液性无回声区。进行 MRI 检查时，在增强 T_1WI 中可见不规则浸润影，边界不清，边缘可见条索样影；病变内部信号不均匀，脓肿形成呈环形强化；时间 - 信号强度曲线呈持续上升型。当发现患者皮肤的窦道和瘘管时应注意鉴别。

（三）皮肤卫星结节

1. 定义　当癌细胞进入皮下淋巴管内并形成转移结节时，在原发病灶周围可见分散的多个结节，临床称其为"皮肤卫星结节"。

2. 临床表现　皮肤卫星结节通常表现为多发的质地较硬的结节，可发生融合，结节颜色可能偏红、暗，边界相对不规则（图 2-3-6）。

3. 常见或者相关疾病　皮肤卫星结节是晚期乳腺癌较具特异性的表现。

4. 影像学检查在该征象中的应用　超声检查是评估皮肤卫星结节的首选方法之一，尤其是对于表浅的结节而言效果更佳。超声能够提供具有高分辨率的图像，医生以此确定结节的位置、大小、形态和内部特征，这对于指导进一步的诊断和治疗具有重要意义。

MRI 可提供更详细的解剖学信息，在评估皮肤卫星结节的深度、周围组织的受累情况以及是否存在淋巴结转移等方面具有较高的灵敏度和特异度。尤其是对于复杂病例或需要进一步评估的患者，MRI 可以作为补充性检查手段。

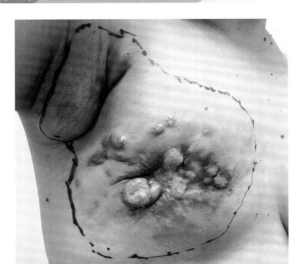

图 2-3-6　右乳皮肤卫星结节伴溃疡

其他影像学检查：根据具体情况，可能还须结合其他影像学检查，如 CT 扫描、正电子发射计算机体层显像（PET/CT）等，以全面评估病变的范围和特征，制订更合适的治疗方案。

（四）皮疹

1. **定义**　皮疹（skin rash）是一种表现形式多样的皮肤病变，从单纯的颜色改变到皮肤表面隆起或水泡形成，包括斑疹、玫瑰疹、丘疹、斑丘疹、荨麻疹和疱疹等。乳房常见的皮疹有丘疹和疱疹。

2. **临床表现**

（1）丘疹（papule）表现为局部皮肤发红并突出于皮肤表面。

（2）疱疹（herpes）表现为局限性、高出皮面的腔性皮损，颜色可因腔内所含液体不同而异。腔内液体为血清、淋巴液时，直径≤10mm 者为小疱（vesicle）；直径＞10mm 者为大疱。腔内含脓液者为脓疱（pustule），可为原发的，也可由水疱感染所致。

3. **常见或者相关疾病**　乳房丘疹和疱疹多见于乳房湿疹患者。乳房湿疹多发生在乳头及乳晕，是皮肤的一种非特异性过敏性炎症，患者以哺乳期妇女多见，可表现为丘疹、疱疹、红斑、糜烂、渗液，皮疹呈多形性，常有皲裂和瘙痒，易复发。乳房丘疹和疱疹的病因较为复杂，包括外界因素和内在因素。外界因素有：阳光、寒冷、炎热、多汗、摩擦、各种动物皮毛、化学物质、植物、化妆品和食物（如蛋类、鱼、虾、蟹、牛奶）等。内在因素有：过敏性体质、代谢紊乱、内分泌失调、消化道功能紊乱、神经精神功能障碍、过度疲劳、病灶感染、寄生虫病等。当患者本身抵抗力较弱时，在复杂的内、外因素的

激发下，发生迟发型变态反应，从而导致乳房湿疹。

4. **影像学检查在该征象中的应用**　对于皮疹，主要通过临床视诊诊断。乳房在早期出现密集的粟粒大小的丘疹、疱疹或小水疱，其基底潮红、有点状渗出及糜烂面、有浆液不断渗出，可伴有结痂、脱屑等；皮损经久不愈，逐渐表现为皮肤表面粗糙、肥厚、乳头皲裂，患者自觉瘙痒，双侧发病。当患者有以上临床表现时，应高度怀疑乳房湿疹。此时，应注意与湿疹样癌进行鉴别。

乳头乳晕湿疹样癌，又称 Paget 病，是合并乳头及乳晕部病变的特殊类型乳腺癌，以单侧乳房受累为主，主要表现为乳头、乳晕区的皮肤出现慢性的湿疹样改变。病变初期，乳头痛痒、有烧灼感，表皮逐渐变潮红，但症状不明显，病情再发展，则皮肤粗糙、变厚，有脱屑、糜烂、渗出、破溃，反复结痂后，露出新鲜肉芽；病程缓慢，经久不愈。乳头乳晕湿疹样癌被分为三型：单纯型，仅有乳头糜烂、结痂而无乳腺肿块；隐匿型，乳腺有肿块而无乳头皮肤改变，镜下可见 Paget 细胞；混合型，典型的乳头皮肤改变合并乳腺肿块。Paget 病具有特殊的临床表现，根据典型的症状、体征及病理检查，诊断并无困难。若要明确诊断 Paget 病，则还须进行相关的影像学检查，以明确是否合并深部病变。例如，钼靶检查可检出乳晕下的微小钙化、乳腺实质内肿块和结构扭曲等表现，有助于发现不能触及肿块的临床隐匿性乳腺癌。乳腺超声及 MRI 不仅能显示乳腺深部的病变，还可显示腋窝肿大的淋巴结，有助于 Paget 病与湿疹的鉴别。

（张亚琴）

第四节　淋巴结异常

一、概述

（一）腋淋巴结异常

腋淋巴结（axillary lymph node）共有 5 组，接受同侧上肢、乳房、肩背部及胸壁的淋巴引流，因此，上述部位的炎症、结核、肿瘤等均会造成腋淋巴结肿大；又因乳腺的大部分淋巴液都是通过腋淋巴结而进入锁骨上、下淋巴结，从而进入全身淋巴循环的。所以，腋淋巴结肿大是乳腺癌发生转移的常见表现，当然，这有时只是淋巴结炎症等的表现，这就要求临床医生须对腋淋巴结肿大做出合理的鉴别诊断。

（二）内乳淋巴结异常

内乳淋巴结（internal mammary lymph node）和腋淋巴结同是乳腺癌淋巴引流的"第1站"淋巴结，其状态是淋巴分期、预后评估和治疗决策的重要依据。乳腺内淋巴结链是乳腺淋巴管引流的一条途径。乳腺淋巴管围绕着乳腺内的动脉和静脉，在胸骨旁的肋间隙中有内乳淋巴结。内乳淋巴结转移是进行 TNM 分期时须评估的一部分，其可能对原发性乳腺癌患者的预后产生负面影响。临床上通过超声检查、计算机断层扫描、磁共振成像和 ^{18}F- 氟代脱氧葡萄糖正电子发射断层扫描来检测内乳淋巴结转移。

（三）乳内淋巴结异常

存在炎症反应、淋巴结增生性病变、肿瘤转移等因素时，乳腺组织内的淋巴结可出现增大，病变性质不同，其所引起的淋巴结增大的影像学表现随之不同。但是，乳内淋巴结增大在临床体格检查中无法被发现，须通过影像学技术才能被显示出来。一般而言，发生炎性淋巴结增生时，其淋巴结门常常存在，相反，如果是恶性肿瘤病变，则其淋巴结门被肿瘤占据而消失。

二、乳腺淋巴结异常的疾病分类与临床表现

（一）淋巴结炎

淋巴结炎（lymphadenitis）由引流区域组织的细菌、病毒及真菌等感染引起。急性淋巴结炎的特点是局部感染和引流区域的淋巴结肿大并存，肿大淋巴结所在位置的局部皮肤有红、肿、热、痛的急性炎症表现，有时周边可见到淋巴管炎所致的"红线"，严重者伴有发热及白细胞增多，急性炎症初始，肿大的淋巴结柔软、有压痛，表面光滑、无粘连，肿大至一定程度即停止。慢性淋巴结炎患者有淋巴结反复肿胀史，肿大的淋巴结质地中等，可活动，可有轻微压痛，局部皮肤炎症表现不明显。乳腺炎患者感觉乳房疼痛且有局部红肿、发热。随着炎症发展，患者可有寒战、高热、脉搏加快，常有患侧淋巴结肿大、有压痛，白细胞计数明显增多。

（二）淋巴结反应性增生

淋巴结反应性增生（lymph node reactive hyperplasia）是由免疫性疾病或组织器官受细菌、病毒等病原感染所导致的引流区域淋巴结发生免疫反应。临床主要表现为局部或全身性浅表淋巴结肿大，查体可见淋巴结比较光滑，无红肿、压痛。本病预后好，肿大的淋巴结可随局部或全身性疾病痊愈而回缩。

（三）淋巴瘤

淋巴瘤（lymphoma）分为非霍奇金淋巴瘤和霍奇金淋巴瘤。二者均可表现为慢性、进行性、无痛性浅表淋巴结肿大。疾病早期，淋巴结质地较软、可活动，疾病晚期，淋巴结广泛肿大，质硬、固定、融合，且患者有发热、消瘦等症状。非霍奇金淋巴瘤发生于淋巴结或结外淋巴组织，霍奇金淋巴瘤主要发生于淋巴结。

（四）淋巴结转移癌

淋巴结转移癌（lymph node metastases）的癌细胞从原发癌经淋巴系统而转移到其他组织器官，而原发癌相应引流区域的淋巴结是癌细胞转移的第一站。乳腺癌转移到腋淋巴结、锁骨上淋巴结、锁骨下淋巴结及内乳淋巴结等。除原发肿瘤症状和体征外，其临床主要表现还有相应引流区域的浅表淋巴结进行性、无痛性肿大，触诊质地坚硬或有橡皮样感，表面可光滑或突起，与周围组织粘连，不易推动，一般无压痛。

三、乳腺淋巴结影像学评价

1. **超声检查**　高频超声对浅表淋巴结的检出率高于临床触诊或其他影像学技术检查。在一般情况下，高频超声有助于良恶性淋巴结疾病的鉴别诊断，对于不典型的病例，须结合临床病史进行诊断，必要时可在超声引导下穿刺，进行细胞学及组织学检查。超声检查方便、快捷，随访时可对比图像的变化，这也有助于指导临床的治疗。

彩色多普勒血流成像进一步展示了浅表淋巴结内部血流的形态、分布特点，例如：①当病灶呈居中的门样血流伴规律的放射状分支时，应考虑良性，可观察或短期抗炎治疗后复查，应避免不必要的活检。②当病灶表现为散在的点状、短条状血流时（图 2-4-1），应首先考虑转移淋巴结，也见于极少数（5.0%）良性淋巴结，可先查原发灶，依概率依次为甲状腺、鼻咽、乳腺、肺、纵隔等（有原发灶的临床表现时先查该部位），如查不到原发灶，则可行淋巴结活检，常借此提示组织来源。在淋巴结超声造影中，转移癌表现为癌组织、坏死区的对比剂不规则分布、非均匀性增强和充盈缺损，不同于良性病变的均匀性增强，采用此方法能够提高超声检查鉴别良恶性淋巴结的能力。在淋巴结超声造影引导下进行淋巴结异常灌注区穿刺活检，更能提高穿刺活检的成功率。

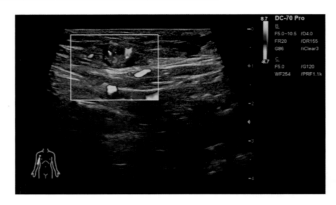

图 2-4-1 腋窝转移性淋巴结彩色多普勒血流成像表现
腋窝转移性淋巴结彩色多普勒血流成像图像，淋巴结内未探及髓质，纵、横径比值<1，淋巴结内血流丰富。

2. CT/MRI CT 与 MRI 无创、可重复性强、可多平面成像，是淋巴结评估中最常用的检查方法。这两种检查方法主要基于淋巴结的大小、形态结构来进行良恶性评估。CT 与 MRI 借助高空间分辨率的特点，能够清晰显示淋巴结与周围结构（如血管）的关系；此外，使用了对比剂的动态增强扫描也可以通过显示淋巴结的强化方式来帮助鉴别良恶性。但是，CT 鉴别淋巴结良恶性的灵敏度及符合率较低，MRI 具有良好的组织对比度，因此，对于发生了淋巴结转移的病变，MRI 是较理想的检查方法。恶性淋巴结的信号与原发性肿瘤往往一致，但也有研究指出两者的信号存在差异。通过 MRI 诊断恶性淋巴结的灵敏度为 38%～73%，特异度为 58%～93%。采用淋巴结特异性氧化铁纳米颗粒对比剂能够在一定程度上提高诊断淋巴结转移的符合率。

淋巴结形态、大小的改变是在影像学上评判淋巴结的依据。①区域内淋巴结增多、增大（图 2-4-2）。②形态变圆，相比于淋巴结的大小，其形态变化更

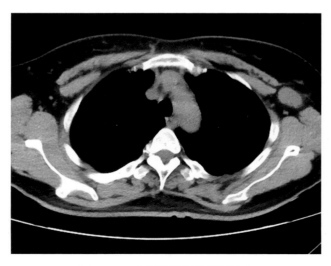

图 2-4-2 左侧腋淋巴结明显肿大

具有病理意义。正常情况下，淋巴结呈扁圆形、椭圆形、蚕豆状、小结节状。而病理状态下，大多数淋巴结呈圆形（长径/短径的比值<2），呈膨胀性生长。③内部结构、外周的改变：血流、质地、活动度、压痛、红肿、渗出、粘连、相互融合，CT、MRI 中的强化形态（图 2-4-3）。④动态变化：增大速度是研究淋巴结病理性质的最重要参考。

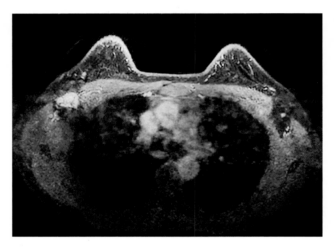

图 2-4-3 右侧腋淋巴结肿大增强 MRI 表现
增强 MRI 显示右侧腋窝肿大淋巴结明显强化。

3. **^{18}F- 氟代脱氧葡萄糖 PET/CT** 利用病变对核素的摄取来反映其代谢变化，肿瘤显像中最常用的示踪剂是 ^{18}F- 氟代脱氧葡萄糖（^{18}F-FDG）。正电子发射体层成像（PET）能够显示病变的远处转移，便于肿瘤分期。PET/CT 可以一次性获得 PET 功能图像和 CT 解剖图像，既提高了 PET 图像的分辨率，又缩短了患者的检查时间。须注意的是，炎症、感染等病变也可出现高代谢现象，且直径小于 5mm 的恶性病灶、一些黏液性癌或乳头状癌也可不出现代谢浓聚现象，因此，应警惕 PET/CT 中假阳性和假阴性的情况。

4. **核素淋巴结显像及前哨淋巴结活检** 核素淋巴结显像及前哨淋巴结活检对肿瘤手术方式及淋巴结清扫范围的术前决定有重要意义。前哨淋巴结指在身体某个部位最先接受局部淋巴引流的淋巴结，理论上应是最先出现肿瘤转移的淋巴结。通过对前哨淋巴结的定位活检，可预测区域淋巴结的转移，从而避免盲目进行淋巴结清扫，减少术后并发症的发生。目前，核素淋巴结显像中常联合使用亚甲蓝与 ^{99m}Tc 标记的硫胶体两种示踪剂来提高淋巴结转移的检出率（尤其是在针对外阴癌与宫颈癌的检查中）。SPECT（单光子发射计算机断层成像）/CT 融合图像能够进一步提高前哨淋巴结定位的符合率。

（邹薇薇）

参 考 文 献

[1] 刘佩芳. 乳腺影像诊断必读 [M]. 北京：人民军医出版社，2018：504.

[2] 中国抗癌协会乳腺癌专业委员会，中国医生协会外科医生分会乳腺外科医生委员会，上海市抗癌协会乳腺癌专业委员会. 乳腺肿瘤整形与乳房重建专家共识（2022 年版）[J]. 中国癌症杂志，2022，32（09）：836-924.

[3] 邵志敏，沈镇宙，徐兵河. 乳腺肿瘤学 [M]. 3 版. 上海：复旦大学出版社，2022.

[4] 张祥盛，步宏，赵澄泉. 乳腺病理诊断和鉴别诊断 [M]. 北京：人民卫生出版社，2014：43.

[5] 董守义，耿翠芝. 乳腺疾病诊治 [M]. 3 版. 北京：人民卫生出版社，2017.

[6] 万学红，陈红. 临床诊断学 [M]. 3 版. 北京：人民卫生出版社，2015.

[7] 张建中，高兴华. 皮肤性病学 [M]. 北京：人民卫生出版社，2015.

[8] 邱鹏飞，王永胜. 乳腺癌内乳淋巴结精准分期与个体化治疗 [J]. 中国肿瘤外科杂志，2020，12（4）：306-310.

[9] MOHAMMED A A. Evaluation of mastalgia in patients presented to the breast clinic in Duhok city, Iraq: cross sectional study[J]. Ann Med Surg（Lond），2020，52：31-35.

[10] HOLBROOK A I. Breast pain, a common grievance: guidance to radiologists[J]. AJR Am J Roentgenol, 2020, 214（2）：259-264.

[11] GROEN J W, GROSFELD S, WILSCHUT J A, et al. Cyclic and non-cyclic breast-pain: a systematic review on pain reduction, side effects, and quality of life for various treatments[J]. Eur J Obstet Gynecol Reprod Biol, 2017, 219：74-93.

[12] EXPERT PANEL ON BREAST IMAGING, HELLER S L, LOURENCO A P, et al. ACR appropriateness criteria® imaging after mastectomy and breast reconstruction[J]. J Am Coll Radiol, 2020, 17（11S）：S403-S414.

[13] EXPERT PANEL ON BREAST IMAGING, SANFORD M F, SLANETZ P J, et al. ACR appropriateness criteria® evaluation of nipple discharge: 2022 update[J]. J Am Coll Radiol, 2022, 19（11S）：S304-S318.

[14] GUPTA D, MENDELSON E B, KARST I. Nipple discharge: current clinical and imaging evaluation[J]. American Journal of Roentgenology, 2021, 216（2）：330-339.

[15] LIU X, XU Y, LIU J, et al. Pathological and imaging features of Paget's disease and nipple adenoma: a comparative study[J]. Gland Surg, 2022, 11（1）：207-215.

[16] MARKARIAN S, HOLMES D R. Mammary Paget's disease: an update[J]. Cancers（Basel），2022, 14（10）：2422.

[17] RAETZ J, WILSON M, COLLINS K. Varicose veins: diagnosis and treatment[J]. Am Fam Physician. 2019, 99（11）：682-688.

[18] DASGUPTA R, SINGHA A, Dasgupta R, et al. Mondor's disease: an overlooked clinical entity[J]. QJM, 2023, 116（12）：1027-1028.

[19] GAMBICHLER T, STRANZENBACH R, MANSOUR R. Diffuse dermal angiomatosis of the breast in a young woman[J]. Clin Exp Dermatol, 2022, 47（2）：415-416.

[20] STACHS A, STUBERT J, REIMER T. Benign breast disease in women[J]. Dtsch Arztebl Int, 2019, 116（33/34）：565-574.

[21] WALDMAN R A, FINCH J, GRANT-KELS J M. Skin diseases of the breast and nipple: benign and malignant tumors[J]. J Am Acad Dermatol, 2019, 80（6）：1467-1481.

[22] NARAYNSINGH V, JARVIS J K, MILNE D M. The pushing sign for early skin tethering in breast cancer[J]. Cureus, 2021, 13（12）：e20471.

[23] GIAMMARILE F, VIDAL-SICART S, PAEZ D, et al. Sentinel lymph node methods in breast cancer[J]. Semin Nucl Med, 2022, 52（5）：551-560.

[24] URANO M, DENEWAR F A, MURAI T, et al. Internal mammary lymph node metastases in breast cancer: what should radiologists know?[J]. Jpn J Radiol, 2018, 36（11）：629-640.

[25] SUNG H, FERLAY J, SIEGEL R L, et al. Global cancer statistics 2020: GLOBOCAN estimates of incidence and mortality worldwide for 36cancers in 185 countries[J]. CA Cancer J Clin, 2021, 71（3）：209-249.

[26] WHITMAN G J, ALHALAWANI R H, KARBASIAN N, et al. Sentinel lymph node evaluation: what the radiologist needs to know[J]. Diagnostics, 2019, 9（1）：12.

第三章　乳腺影像学检查技术和分析方法

第一节　乳腺X线摄影

乳腺X线摄影（mammography，MG）作为最基本的乳腺影像学检查方法，目前已被广泛应用于乳腺癌的筛查及诊断。但由于受腺体致密性及乳腺影像特征复杂性的影响，传统的乳腺X线摄影存在较高的假阳性率及召回率。近年来，数字乳腺体层合成（digital breast tomosynthesis，DBT）及对比增强乳腺X线摄影（contrast enhanced mammography，CEM）等新技术的出现，有效地消除了腺体组织重叠和腺体致密性所导致的对比不够的影响，大大提高了早期乳腺癌的检出率并降低了乳腺癌筛查中的召回率。

一、传统乳腺X线摄影

20世纪60年代初，美国的Egan采用传统的钨靶X线摄影机，使用低千伏高毫安秒，选用单面增感屏，获得了很好的乳腺摄影效果；在60年代中后期，由法国人Gros开发了钼靶乳腺X线摄影机。随着计算机科学、材料学及制造业的不断发展及交叉融合，乳腺X线摄影从最早的使用普通胶片的摄影发展到干板摄影、专用屏-片摄影（film-screen mammography），再到现在的数字化乳腺摄影（digital mammography，DM），也称全视野数字化乳腺X线摄影（full-field digital mammography，FFDM），在图像质量不断提高的同时，辐射剂量明显下降。乳腺各构成组织间的密度差异是乳腺X线摄影的成像基础。为扩大乳腺组织间的X线吸收差异并增强图像的对比，乳腺X线摄影使用的是由原子序数较小的金属作为X线球管的阳极靶面所产生的低能量软射线。由于金属钼是乳腺X线摄影球管最早使用的阳极靶面材料，故乳腺X线摄影检查在我国常常被称为"钼靶乳腺X线检查（简称钼靶检查）"。但随着技术的发展，目前，除钼靶外，乳腺X线摄影仪的球管阳极靶面还包括钼铑双靶、钼钨双靶、钨靶等，故规范化的命名应该是"乳腺X线摄影"。

目前，乳腺X线摄影仍是乳腺疾病最基本、最有效的检查方法，其在早期乳腺癌的检出及乳腺癌筛查等方面价值较大，尤其在钙化病变的检出方面优势最为突出。但该方法对致密型乳腺及近胸壁肿块显示不佳，且有射线辐射风险，因此，其对年轻女性患者不作为首选检查方法。

（一）乳腺X线摄影检查的适应证与禁忌证

1. **适应证**　适用于筛查性人群和诊断性患者的乳腺检查。

（1）无症状人群的筛查。

（2）适龄女性的筛查或对经其他相关检查发现乳腺异常改变者的检查。

（3）有乳腺肿块、局部增厚、异常乳头溢液、皮肤异常、局部疼痛或肿胀症状。

（4）良性病变的短期随诊。

（5）乳腺癌保乳手术后的随诊。

（6）乳房修复重建术的随诊。

（7）引导定位及活检。

2. **禁忌证**　乳腺X线摄影检查没有绝对禁忌证，主要为相对禁忌证，包括以下几种：

（1）40岁以下、无明确乳腺癌高危因素或临床查体未见异常的妇女。

（2）妊娠期妇女。

（3）乳腺炎急性期患者、乳腺术后或外伤后伤口未愈的患者。

（4）对于巨大肿瘤难以压迫、恶性肿瘤或其他原因致乳房皮肤破溃面积大的患者，应根据临床权衡决定。

（二）检查前的准备及一般操作步骤

1. **患者准备**

（1）检查前除去上衣（包括佩饰），充分暴露乳房及腋窝，尤其须清除乳房或腋窝区域外敷的药物和黏附于皮肤上的污渍。

（2）了解乳腺 X 线摄影检查的过程及注意事项。

（3）在病情允许的情况下，最佳检查时间是月经来潮后 7～10d，对于绝经后妇女或双侧卵巢切除后妇女的检查时间可不做特殊要求。

2. 设备准备

（1）了解乳腺 X 线摄影机的性能、规格、特点和各部件的使用注意事项。

（2）确保机房环境条件（温度、湿度等）符合设备要求。

（3）严格遵守操作规范，正确、熟练地操作，以保证人机安全。

（4）机房内（尤其是摄影台和压迫板）保持清洁。

（5）在曝光过程中，禁止临时调节各种技术按钮，以免损坏设备。

（6）每日检查结束后关闭设备，将机架复位，确保安全、无误。

（7）定期对机器进行校准和保养，使用体模摄影并观测图像质量是否达标。

3. 一般操作步骤

（1）开机，根据机器类型选择不同的预热操作方式。

（2）调节机房的温度及湿度。

（3）选择成像技术参数，启动曝光按钮时要注意先预曝光再最终曝光。对于曝光，一般选择 25～35kVp，采用自动曝光控制或自动参数选择（包括阳极靶面和滤过材料的选择）。

（4）调节压迫装置，对受检乳腺加压，对于压迫力设定，须根据具体情况，尽量使乳腺扩展、变薄，以压迫适度为宜，常规压迫力约为 120N。对于乳房过小、隆胸术后、局部乳腺皮肤溃破或进行乳腺导管碘剂造影者，压力应适当减小。此外，操作时要注意，压迫板边缘应贴着胸壁向下压迫，其范围应尽量包括全部乳腺基底部组织。

（5）标识被检乳腺左、右位置及摄影体位。

（三）拍摄体位

1. 常规体位 包括乳腺头尾位（craniocaudal position，CC position，CC 位）和乳腺内外斜位（mediolateral oblique position，MLO position，MLO 位），这两个体位主要被用于确定局限性病变的内外方向及上下方向上的空间位置。为了结合头尾位以精准定位，在乳腺穿刺定位、导管造影须确定病变准确位置时，可酌情采用侧位代替内外斜位。

2. 补充体位 对于头尾位与内外斜位摄影显示不良或未包括全部的乳腺实质者，可以根据病灶的位置选择补充体位，包括①夸大头尾位：用于显示乳腺内侧或外侧的结构及病变；②腋尾位：用于显示腋前区域的结构及病变，拍摄时可采用专门的小压迫板；③乳沟位：主要用于显示乳房过大者乳房内侧深部乳腺组织及病变；④尾头位：怀疑乳腺上部病变时，为避免取常规头尾位时压迫板移动距离过长或病变滑脱而采用；⑤切线位：避免部分乳房皮肤或皮下组织的钙化、肿块等病变投影于乳腺内造成误诊时采用。

3. 特殊体位 为评价以上体位摄影中显示出的局灶性微小改变，如微钙化、结构扭曲等，可进一步行特殊摄影检查，包括点压乳腺摄影、放大乳腺摄影或两者结合的点压放大乳腺摄影。此外，对于假体植入后的检查，除采用常规头尾位和内外斜位外，还要进行将植入物从照射野隐去的头尾位和内外斜位的植入物推移乳腺 X 线摄影。

（四）乳腺 X 线摄影的质量控制（quality control，QC）

严格的质量控制是获得优质图像的保证，也是作出正确诊断的前提。乳腺 X 线摄影的质量控制应包括技术人员资质、图像及报告质量控制以及设备的维护与管理等。

1. 技术人员资质 在乳腺 X 线摄影设备的使用中，人员因素是影响图像质量和影像学诊断质量的重要因素。因此，乳腺摄影技术人员及乳腺放射诊断医生应具有相应上岗资格认证并定期参加业务培训，以保证规范化工作。

2. 图像及报告质量控制 乳腺 X 线摄影过程中的操作不当会使图像质量降低，可能会形成假象或导致病灶模糊，从而影响医生诊断的符合率。但在乳腺 X 线摄影的实际临床操作过程中，除设备自身因素造成的伪影外，常常会由操作不当导致不合格图像产生。受检者乳房以外的器官组织或佩戴的饰品进入拍摄野是导致不合格图像出现的常见原因，如下颌骨、鼻子、肩膀，以及项链、防护铅围脖等（图 3-1-1），患者拍摄过程中乳房发生移动也会导致图像模糊等。对于由患者自身因素引起的图像不合格，可以采取相应的措施来避免，比如检查前与患者充分沟通以及去除佩戴的饰品等。技师的规范化操作是避免不合格图像产生的关键，与技师相关的不合格图像大多与技师的摆位不当操作有关，如摆位不当使乳头未在切线位（图 3-1-2）、腋下及上臂组织过多的曝光（图 3-1-3）、皮肤皱褶伪影（图 3-1-4）、乳房腺体包裹不全以及乳房压迫不充分导致的图像模糊（图 3-1-5）等。对于这些情况，技师可在摆位时向患者说明情况，在取得患者的理解和配合后再进行摄影。

此外，报告质量控制应由乳腺放射诊断医生负责，且为保证报告的质量，所有参与乳腺 X 线摄影诊断的医生均须定期参加业务培训。如果患者数量足够多，则每 6 个月应对患者乳腺病变的 BI-RADS 分类进行 1 次随访或回顾性分析，确定分类诊断的符合率、假阴性率等。

3. **设备的维护与管理**　乳腺 X 线摄影设备的运行状态与图像质量、受检者的辐射风险密切相关。探测器故障、压迫板上的杂质或灰尘等常常是图像

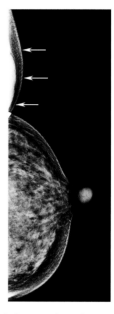

图 3-1-1　技师操作不当导致的图像质量不合格
左乳 CC 位片示左侧外侧见左肩部进入拍摄野所致的大片高密度影（箭头）。

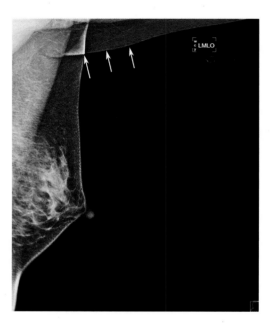

图 3-1-3　技师摆位不当导致的图像质量不合格
左乳 MLO 位片示由摆位不当所致的左侧上臂组织显示在图像中（箭头）。

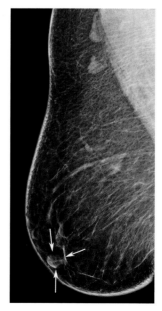

图 3-1-2　技师摆位不当导致的图像质量不合格
右乳 MLO 位片示由摆位不当所致的右侧乳头未在切线位（箭头）。

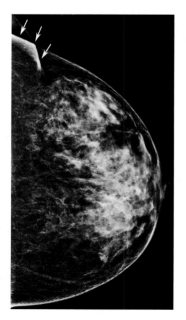

图 3-1-4　技师摆位不当导致的图像质量不合格
左乳 CC 位片示左乳外侧局部皮肤褶皱伪影（箭头）。

伪影产生的原因。因此，须对设备进行定期的维护和保养，以减少伪影的产生并降低设备故障的发生率。表 3-1-1 显示了乳腺 X 线摄影设备的质量控制。

乳腺成像质量鉴定模体分析，是目前乳腺 X 线摄影系统性能测试的主要方法。乳腺成像质量鉴定模体主要由嵌入 16 组测试物体的 7mm 厚的蜡块、3.4cm 厚的丙烯酸底座和 3mm 厚的盖组成。它模拟了 1 个平均 4.5cm 厚、由腺体 / 脂肪组成的被压乳房，包括蜡块中嵌入的氧化铝斑点模拟的微小钙化、6 个不同尺寸的尼龙纤维模拟的纤维结构及 5 个不同尺寸的团块模拟的肿块（图 3-1-6）。模体影像评价的标准是评价计分表。一个影像系统的最小得分

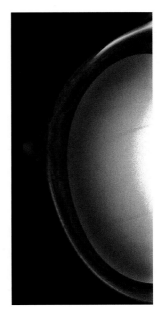

图 3-1-5 假体所致压迫不充分导致的图像质量不合格
右乳 CC 位片示右乳因假体而压迫不充分使右侧乳房曝光不均及腺体模糊。

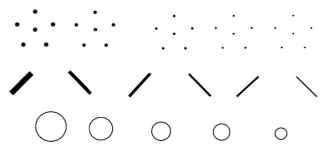

图 3-1-6 乳腺成像质量鉴定模体示意图
显示乳腺成像质量鉴定模体示意图，包括氧化铝斑点模拟的微小钙化（不同大小的圆点）、6 个不同尺寸的尼龙纤维模拟的纤维结构（不同粗细的直线段）及 5 个不同尺寸的团块模拟的肿块（不同直径的圆圈）。

表 3-1-1 乳腺 X 线摄影设备的质量控制

检测项目	检测方法及条件	状态检测		稳定性检测	
		要求	周期	要求	周期
标准照片密度	4cm 厚的模体	与基线值相比误差在 ±0.2D 内	一年	与基线值相比误差在 ±0.2D 内	每周
胸壁侧的射野准直	胶片	射野全部覆盖胶片	一年	射野全部覆盖胶片	每周
胸壁侧射野与台边准直	胶片	超出台边 <5mm	一年	超出台边 <5mm	半年
光野 / 照射野的一致性	胶片	三边的误差分别在 ±8mm 内	一年	三边的误差分别在 ±8mm 内	半年
自动曝光控制	2cm、4cm、6cm 厚的模体	与 4cm 的值相比误差在 ±0.2D 内	一年	与 4cm 的值相比误差在 ±0.2D 内	每周
管电压指示的偏离	数字式高压检测仪	误差在 ±1kV 内	一年	误差在 ±1kV 内	半年
辐射输出量的重复性	剂量仪	误差在 ±5% 内	一年	误差在 ±5% 内	半年
乳腺平均剂量	4cm 厚模体，剂量仪	<2mGy（有滤线栅）	一年	<2mGy（有滤线栅）	半年
高对比分辨率	线对卡	>10lp/mm	一年	>10lp/mm	半年
辐射输出量率	剂量仪	>7.0mGys^{-1}	一年		
特定辐射输出量	剂量仪，1m，8kVp	>30μGy mAs^{-1}	一年		
X 射线管的焦点、尺寸	星卡，针孔，狭缝或多针孔				
半值层（HVL）	28kV	0.3mm Al	一年		
曝光指示时间偏离	>200ms <200ms	误差在 ±10% 内 误差在 ±15% 内	一年		

空项表示不属于检测的内容。

为纤维10分、微钙化斑点8分、团块3分；得分最多的可能为纤维29分、微钙化斑点25分、团块20分。肉眼观察可以看到不少于4个模拟纤维、3个模拟钙化、3个模拟肿块。

二、数字乳腺体层合成

数字乳腺体层合成（digital breast tomosynthesis，DBT），简称tomosynthesis或Tomo，是基于平板探测器技术的高级应用，即X线球管在一定角度内旋转，通过一系列不同角度的曝光对乳腺的投影数据进行快速采集，获取不同投影角度下的小剂量投影数据，再重建出与探测器平面平行的乳腺任意层面的X线密度影像（图3-1-7所示为DBT示意图）。DBT虽然可以产生类似3-dimension（3D）的图像，但这种图像并不是真正的3D图像，因此，在书面语中不能将其写为3D。

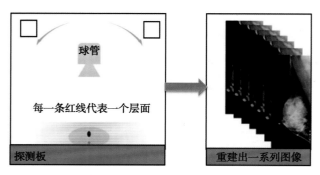

图3-1-7　DBT示意图
本图显示的是DBT工作原理示意图。

因DBT产生一系列图像，故采用该方法可以减少纤维腺体组织的重叠，更好地观察病灶。因此，自2011年美国食品药品监督管理局（Food and Drug Administration，FDA）批准DBT临床应用以来，大量研究显示，在乳腺癌筛查中，增加DBT检查相比于单独进行数字化乳腺摄影检查（digital mammography，DM），其图像可以提高40%~53%的乳腺癌检出率，降低15%~37%的召回率。此外，因DBT对病灶的显示更加清楚且可以提高对病变定位的符合率，所以，在一般情况下，采用DBT检查时可以不增加其他诊断性检查，包括点压放大乳腺摄影、超声检查等。

FDA建议联合DBT和DM图像作为筛查和诊断的检查方法，尽管联合DBT和DM在每个体位的辐射剂量仍低于FDA限定的3mGy，但DM+DBT检查的辐射剂量增加了一倍（相比较于单独DM）且明显延长了获取图像所需的时间，因此，FDA于2014年批准了以通过DBT技术合成的图像（synthesized mammogram，SM）替代DM图像。

（一）DBT检查的适应证与禁忌证

1. **适应证**　DBT适用于筛查性人群和诊断性患者，其适应证与DM相同。

（1）对于无症状、年龄≥40岁的一般风险人群，每年进行X线筛查时，建议行DM+DBT（或DBT+SM）筛查；对于具有致密型腺体者，可考虑补充超声筛查。

（2）对于高风险人群（一生患乳腺癌风险≥20%、5年内患浸润性乳腺癌风险≥1.7%，具有在10~30岁行胸部放疗的病史、曾患过不典型增生或小叶原位癌等），每年行X线筛查时，建议行DM+DBT（或DBT+SM）筛查。

（3）对于有症状的患者（包括≥30岁者临床可触及的病变、≥30岁者乳头内陷或回缩、乳头溢液、皮肤增厚、单侧腋淋巴结肿大或双侧腋淋巴结肿大不伴系统性疾病等），在进行诊断性乳腺X线摄影检查时，建议行DM+DBT（或DBT+SM）诊断性检查。

2. **禁忌证**　DBT检查并没有绝对禁忌证，主要是相对的禁忌证，包括以下几种：

（1）<40岁的一般风险女性，无需进行DBT筛查。

（2）对于乳腺癌高风险者：①对于一生患癌风险≥20%者，建议不早于30岁进行DBT筛查；②对于10~30岁间有胸部放疗史者，建议不早于25岁进行DBT筛查；③对于曾患不典型增生者或小叶原位癌患者，建议不早于30岁进行DBT筛查。

（3）对于哺乳期女性或孕期女性，也建议尽量避免做DBT检查；哺乳期女性若确须做DBT检查，则应当先吸净乳房内的乳汁再行检查。

以上建议来自NCCN指南（version 1.2023）。

（二）检查前准备和操作步骤

1. **检查时间**　无特殊要求，建议尽量避免在月经前一周进行检查。

2. **患者准备**

（1）检查前除去上衣（包括佩饰），充分暴露乳房及腋窝，尤其须清除乳房或腋窝区域外敷的药物和黏附于皮肤上的污渍。

（2）技师向患者解释乳腺DBT的检查过程及注意事项。

（3）DBT摆位过程与DM一致。

3. **设备准备**

（1）了解乳腺DBT机的性能、规格、特点和各部件的使用注意事项。

（2）确保机房环境条件（温度、湿度等）符合设备要求。

（3）严格遵守操作规则，正确、熟练地操作，以保证人机安全。

（4）机房内（尤其是摄影台和压迫板）保持清洁。

（5）在曝光过程中，禁止临时调节各种技术按钮，以免损坏设备；不同设备，由于旋转角度及曝光次数不同，故曝光时间不同。

（6）每日检查结束后关闭设备，将机架复位，确保安全、无误。

（7）定期对机器进行校准和保养，使用体模摄影检查图像质量是否达标，与 2D 图像相比，DBT 检测图像质量增加了部分额外的指标，包括 DBT 图像的 z 轴分辨率、空间分辨率及容积覆盖等（在后续质量控制中详细描述）。

4. 一般操作步骤

（1）开机，根据机器类型选择不同的预热操作方式。

（2）调节机房的温度及湿度。

（3）选择成像技术参数，启动曝光按钮时要注意先预曝光再最终曝光。

（4）调节压迫装置，对受检乳房加压，根据具体情况设定压迫力，常规压迫力约为 120N，当达到一定压力并使受检乳房达到一定厚度时，停止加压。

（5）对于每侧乳房、每个体位，在压迫后，同时获得 DM 图像加 DBT 图像；常规进行 CC 位和 MLO 位两个体位的检查，利用滤波反投影法或迭代算法进行图像重建。

（6）标识被检乳房的左、右位置及摄影体位。

当机器含有合成 2D 图像（SM）的软件时，在操作步骤（5）时，可选择仅行 DBT 检查，利用 SM 图像替代真正的 DM 图像。

（三）摄影体位

进行 DBT 检查时，一般仅需进行常规体位检查即可，即乳腺头尾位（craniocaudal position，CC position）、乳腺内外斜位（mediolateral oblique position，MLO position）；而无需进行额外附加体位及特殊体位的检查。但在特殊情况下，如针对微钙化进行检查，则可以增加 DBT 点压放大乳腺摄影。

（四）DBT 伪影

因 DBT 图像在平面外（z 轴）的分辨率低于 CT 分辨率，以及 X 线球管的移动，故在 DBT 检查及图像重建的过程中会产生一系列伪影，识别相关的

伪影对于图像理解及判断非常重要。DBT 伪影包括模糊 - 细线伪影（blurring-ripple artifact）、截断伪影（truncation artifact）、皮肤及表浅组织分辨率损失（loss of skin and superficial tissue resolution）、运动伪影（motion artifact）、其他 DBT 相关伪影。

1. 模糊 - 细线伪影（blurring-ripple artifact） 该伪影与 DBT 获得图像较少相关，因降低了来自重建层面外的平面内解剖噪声，从而在垂直 X 球管扫描方向上产生，随着获得图像数的增加，该伪影逐渐减低，当获得图像层数与重建层数相同时，理论上该伪影消失，该伪影多发生于高密度物体周围，如金属环、粗大钙化（图 3-1-8）。利用迭代算法重建时产生的该伪影比采用滤波反投影算法重建时减少。

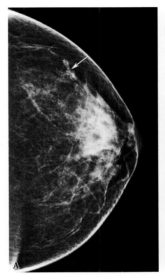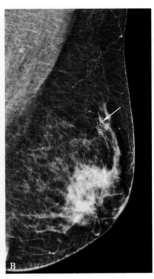

图 3-1-8 DBT 模糊 - 细线伪影
DBT（图 A）显示粗大钙化周围的模糊 - 细线伪影（箭头），呈条状低密度，该伪影在 DM 图像（图 B）上消失。

2. 截断伪影（truncation artifact） 因 X 线球管旋转角度 <180° 且探测器大小有限，故探测器外周的乳腺组织会产生该伪影，如阶梯伪影、边缘明亮伪影等。

3. 皮肤及表浅组织分辨率损失（loss of skin and superficial tissue resolution） 多发生于乳腺较大或致密的患者中，因此类患者需要较大剂量的射线，而仅穿透皮肤及皮下组织的周围 X 线引起探测器饱和，产生消失效应，如图 3-1-9 所示。

4. 运动伪影（motion artifact） 主要来自被检查者的运动、压迫不充分、曝光时间长及体位不准确等，主要表现为对微钙化显示不佳，如图 3-1-10 所示。

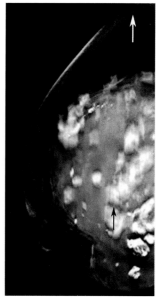

图 3-1-9　DBT 组织分辨率损失伪影

DBT 显示右乳皮肤及皮下组织分辨率损失伪影（白箭头），同时显示钙化周围的模糊 - 细线伪影（黑箭头）。

（五）DBT 设备质量控制（QC）

为保证持续获得最佳的图像质量，包括维持噪声标准、图像对比度及空间分辨率并尽可能减少伪影、辐射剂量，须定期对 DBT 进行质量控制，表 3-1-2 显示了常见 DBT 设备的 QC。

表 3-1-2　DBT 设备的 QC

测试	测试间隔	
	技术员	医学物理师
美国放射学会体模图像质量	每周	每年 / 安装或主要维修后
平面视野测试	每周	每年 / 安装或主要维修后
伪影评估	每周	每年 / 安装或主要维修后
自动曝光控制	不需要	每年 / 安装或主要维修后
测量校准	半年	每年 / 安装或主要维修后
分辨率(x-y 平面/z 轴)	不需要	每年 / 安装或主要维修后
平均腺体剂量	不需要	每年 / 安装或主要维修后

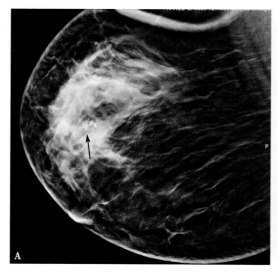
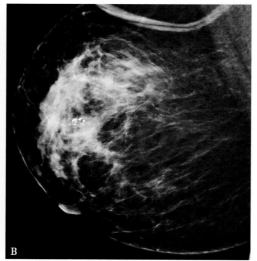

图 3-1-10　DBT 运动伪影

DBT（图 A）显示钙化周围运动伪影，钙化模糊（箭头），DM（图 B）再次摄片后，显示钙化周围伪影消失。

三、对比增强乳腺 X 线摄影

对比增强乳腺 X 线摄影（contrast-enhanced mammography，CEM），是将数字化乳腺摄影与对比增强技术相结合，利用非离子碘对比剂在 X 线能量达到 33.2keV 时因边缘效应出现 X 射线吸收衰减的现象，采用能量略高于 33.2keV 的高能量 X 线和能量略低于 33.2keV 的低能量 X 线进行投照的一种技术。向患者静脉注射碘对比剂后，于峰值电压为 28～32kVp 及 45～49kVp 时分别进行低能量曝光及高能量曝光，获得低能图像和高能图像，随后利用后处理系统消除正常腺体组织对肿瘤的掩盖，生成仅保留异常强化区域的重组图像。低能图像相当于常规数字化乳腺摄影，可以显示病变钙化、结构扭曲、不对称等征象，重组图像则可以通过显示病变的强化程度来反映其血供情况。

CEM 于 2011 年首次获得 FDA 的批准，其使用量正在不断增加。研究表明，CEM 的灵敏度为 93%～100%，特异度为 63%～88%，比单独使用常规数字化乳腺摄影及联合应用乳腺 X 线摄影和超声检查均具有更高的灵敏度和特异度。由于 CEM 能够提供额外的与病变血供情况相关的信息，故其更有利于病灶的检出，具有与乳腺 MRI 相似的灵敏度及更高的阳性预测值。

（一）CEM 检查的适应证与禁忌证

1. 适应证

（1）常规乳腺 X 线摄影无法诊断的乳腺病变。

（2）确定新诊断乳腺癌的病变范围。

（3）乳腺癌新辅助化疗疗效评估。

（4）中、高危患者的乳腺癌筛查。

（5）不适合行乳腺 MRI 检查时的替代方法。

2. 禁忌证

（1）碘对比剂过敏的患者。

（2）严重肾功能障碍的患者。

（3）甲状腺功能亢进的患者。

（4）严重心、肝、肺功能不全的患者。

（5）妊娠期女性。

（二）检查前准备和操作步骤

1. 检查时间 目前尚无充足数据支持在月经周期的任何一个阶段进行 CEM 检查。但有研究表明，在月经周期第 8～14 天，CEM 图像受背景实质强化（background parenchymal enhancement，BPE）影响最小，因此推荐在此时期进行 CEM 检查。

2. 设备准备

（1）了解乳腺 CEM 设备的性能、规格、特点和各部件的使用注意事项，确认 CEM 后处理软件运行良好。

（2）确保机房环境条件（温度、湿度等）符合设备要求。

（3）严格遵守操作规则，正确、熟练地操作，以保证人机安全。

（4）机房内（尤其是摄影台和压迫板）保持清洁。

（5）在曝光过程中，禁止临时调节各种技术按钮，以免损坏设备。

（6）每日检查结束后关闭设备，将机架复位，确保安全、无误。

（7）定期对机器进行校准和保养，使用体模摄影检查图像质量是否达标。

3. 患者检查前准备

（1）检查前，技师应充分评估患者发生碘对比剂不良反应的风险，患者应签署检查知情同意书。

（2）除去上衣（包括佩饰），充分暴露乳房及腋窝，尤其须清除乳房或腋窝区域外敷的药物和黏附于皮肤上的污渍。

（3）技师向患者解释乳腺 CEM 的检查过程及注意事项。

4. 检查流程

（1）计算碘对比剂用量：

$$碘对比剂注射量 = \frac{体重（kg）\times 1.5ml/kg \times 300mg/ml}{对比剂浓度}$$

常用的碘对比剂浓度为 300～370mg/ml。

（2）经前臂静脉注射碘对比剂，注射速率为 3.0ml/s，之后注射 10ml 生理盐水以检查血管通透性。

（3）注射对比剂 2min 后，开始进行 CEM 检查，在 5min 内完成双侧乳腺头尾位（craniocaudal position，CC position）及内外斜位（mediolateral oblique position，MLO position）的图像采集，整个检查过程所需时间约为 7min。

美国放射学会（American College of Radiology，ACR）在 CEM BI-RADS 中对不同情况下的摄影顺序给出了不同的拍摄意见。对于双侧乳腺病变，相同体位的视图应在双侧乳腺之间交替拍摄，以保证在具有最大对比度的情况下获得每个乳腺的视图；对于新诊断的乳腺癌病例，可以先获得患侧乳腺的两个视图；此外，如果需要一侧乳腺的额外的非标准视图，则可以在对侧乳腺成像之前拍摄。

（4）标识被检乳腺的左、右位置及摄影体位。

（5）检查完成后，患者须在休息区接受 30min 医学观察，确认无碘对比剂不良反应后离开。

（三）摄影体位

进行 CEM 检查时，通常仅需进行常规体位（CC 位及 MLO 位）的检查即可，一般无需进行额外附加体位及特殊体位的检查。

1. CC 位 采取 CC 位时，拍摄野应完全包括乳房内侧组织，同时应尽可能多地包含乳房外侧组织，乳头应位于中心并呈剖面。整体摆位要求同常规乳腺 X 线摄影。

2. MLO 位 MLO 位的检查能良好地显示乳房外上象限的深部腺体组织，但对内上象限及下部的腺体组织显示欠佳，采用此体位时，乳头呈切线位。此外，MLO 位的检查还应显示乳腺腋尾部、胸大肌、腋前淋巴结等结构。整体摆位要求同常规乳腺 X 线摄影。

（四）CEM 伪影

CEM 伪影包括对比剂静脉潴留（transient retention of contrast in the vein）伪影、环状伪影（rim artifact）、涟漪伪影（ripple artifact）、空气滞留伪影（air trapping artifact）及负增强伪影（negative enhancement artifact）等。准确识别 CEM 伪影，对于 CEM

图像的理解及判读十分重要。

1. **对比剂静脉潴留伪影** 对比剂在血管中的潴留十分常见（图 3-1-11），但是这种现象不影响 CEM 的图像质量。该伪影通常与压迫乳腺时间不当或循环不佳有关。

2. **环状伪影** 该伪影是由于乳腺中央与外围区域的厚度不均，从而导致辐射散射不均匀，经过后处理算法，在重组图像上生成一个虚假的夸大边界而产生的。该伪影表现为平行于皮肤边缘的高密度曲线（图 3-1-12），呈假乳腺外观，双侧多对称，通常不影响图像质量。然而，当存在明显的实质强化时，小肿块可能会被伪影遮蔽。

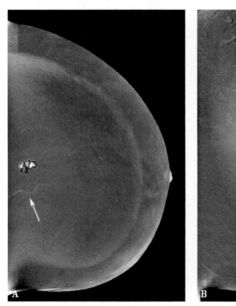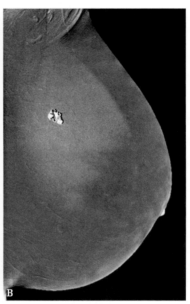

图 3-1-11 对比剂静脉潴留伪影
56 岁左侧乳腺纤维腺瘤伴钙化患者。A. CC 位重组图像显示血管内对比剂显影（箭头）；B. 在随后的 MLO 位重组图像采集中，血管内对比剂潴留消失。

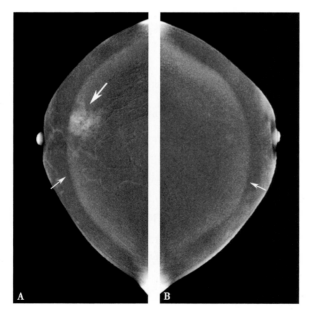

图 3-1-12 环状伪影
80 岁右侧乳腺浸润性导管癌患者。A. 右侧乳腺外象限乳腺癌病灶（粗箭头）；A、B. 双侧乳腺（A 示右侧乳腺，B 示左侧乳腺）CC 位图像中均可见平行于皮肤的环形高密度曲线（细箭头）。

3. **涟漪伪影** 该伪影通常由患者的运动或心脏搏动通过胸壁传导引起，表现为重组图像上黑白相间的平行线影（图 3-1-13），多见于 MLO 位图像的下方，通常不影响图像质量。减轻患者的焦虑情绪可能会降低该伪影的发生率。

4. **空气滞留伪影** 该伪影通常由皮肤与探测器或压迫板之间的不完全接触引起，这导致皮肤与探测器或压迫板之间存在的空气在该区域形成暗伪影，其可能会隐藏潜在的病灶（图 3-1-14）。

5. **负增强伪影** 在重组图像中，囊肿、较大的钙化以及活检后血肿被显示为与周围背景相关的边缘强化的低密度区，使其表现为"负强化"（图 3-1-15），这种征象也被称为"日食征"。该现象实际上不是真正的伪影，而是采集技术所致的自然结果。

（五）CEM 设备质量控制（quality control, QC）

为保证持续获得最佳的 CEM 图像质量，须定期对 CEM 设备进行 QC，以及时检测出降低图像质量的设备因素。表 3-1-3 显示了常见 CEM 设备的 QC。

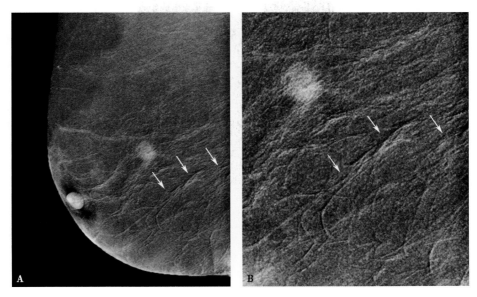

图 3-1-13　涟漪伪影
86 岁右侧乳腺浸润性导管癌患者。箭头表示涟漪伪影,在 MLO 位重组图像(A)中表现为明暗交替的线影(箭头),B 为放大视图(箭头)。

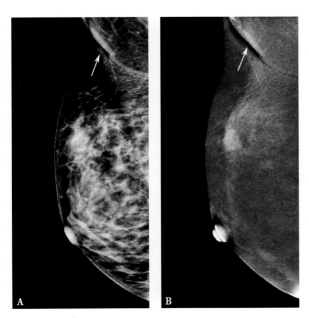

图 3-1-14　空气滞留伪影
36 岁右侧乳腺实性乳头状癌患者。MLO 位低能图像(A)及重组图像(B)均显示出黑色条带状的空气滞留伪影(箭头)。

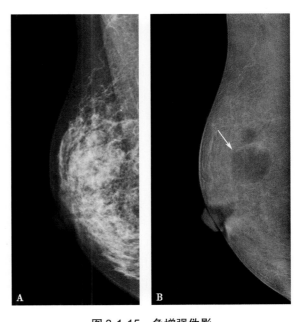

图 3-1-15　负增强伪影
37 岁乳腺腺病伴部分导管囊性扩张患者。病变在低能图像(A)中表现为略高密度肿块影,在重组图像(B)中表现为相对于背景实质的低强化区,边缘可见信号较背景略高的线样强化(箭头),呈现出"负强化"的特征。

表 3-1-3　CEM 设备的 QC

测试	测试间隔	
	技术员	医学物理师
平面视野测试	每周	每年/安装或主要维修后
乳腺模体图像质量测试	每周	每年/安装或主要维修后
伪影评估	每周	每年/安装或主要维修后
对比度噪声比测试	每周	每年/安装或主要维修后
曝光模式控制	每月	每年/安装或主要维修后
信噪比（SNR）检查	每月	每年/安装或主要维修后
重复曝光分析检查	每季度	每年/安装或主要维修后
压迫力测试	每半年	每年/安装或主要维修后
影像质量评估	每年	每年/安装或主要维修后

四、乳腺导管造影检查

乳腺导管造影（galactography）是指将对比剂注入单支溢液导管内，随后行乳腺 X 线摄影检查，其主要目的是评估病理性乳头溢液。目前，该检查中常用的对比剂为水溶性非离子型碘对比剂。

（一）检查技术

1. **检查前准备**　检查前先行常规乳腺 X 线摄影检查，未发现导致乳头溢液的可疑病变。

2. **检查过程**

（1）患者体位：可采取仰卧位或坐位，一般采用仰卧位。仰卧位对患者而言比较舒适，并且因重力作用，有利于乳头后方导管充盈。

（2）操作步骤

1）对患侧乳头区域进行常规消毒，去除乳头上的干性分泌物。

2）轻挤患侧乳房，使乳头有少量溢液。

3）用拇指和示指轻轻捏起并固定乳头，选择溢液的导管，将钝头套管针插入选中的导管内，操作时可轻轻转动针管，注意变换角度，这有助于插管成功。

4）插管成功后，缓慢注射 0.5～1ml 对比剂。若在注射过程中遇到阻力，患者感到疼痛、有胀感或烧灼感，则应停止注射。一般，注射总量不超过 2ml。

5）注射完成后，保留针头或在撤出针头后用胶膜将导管口封闭，以防止对比剂流出。迅速对患侧乳腺进行 X 线摄影，通常采用局部放大乳腺摄影（CC 位、MLO 位或侧位），拍照时只须对乳房进行轻度压迫，避免过度压迫使对比剂溢出而影响造影效果。

6）检查完成后去除封闭膜或撤离针头，可嘱咐患者轻挤乳房，使对比剂尽量排出。造影完毕后，将无菌纱布敷在乳头区并告知患者在 1～2d 内溢液量可能有所增加，不必惊慌。若出现乳腺炎症状，应及时就诊。

（二）适应证与禁忌证

1. **适应证**　乳腺导管造影的主要适应证是病理性乳头溢液，其主要表现为单侧单孔的乳头自发性溢液，溢液的性状可以是血性的，也可以是黄色的或无色的。

2. **禁忌证**

（1）双侧非自发性的生理性溢液。

（2）多支乳腺导管的溢液，患者处于妊娠期或哺乳期。

（3）活动期乳腺炎或乳腺脓肿。

（4）严重乳头内陷或既往有乳头乳晕手术史、外伤史的患者。

（5）对碘对比剂过敏。

（6）过度虚弱、焦虑、不能配合的患者。

（三）并发症

乳腺导管造影是一种较简便、安全的检查方法，大部分病例可顺利完成检查，但存在一定的技术失败率，约为 15%～23%。其潜在的并发症主要包括以下几种：

1. **乳腺导管破裂导致对比剂外渗**　往往由过度用力注入对比剂或者乳腺导管被刺破所致，对比剂多聚集在乳晕下区域，由于剂量小，故一般不会造成任何危害，多在 1h 之内被完全吸收。

2. **操作过程中出现血管迷走神经反射**　罕见，在操作过程中，医生不应离开患者，注意观察，一旦发生即可及时处理。

3. **乳腺炎**　如果注入过多的对比剂或注射时压力过大，则可引起乳腺炎。

（四）影像表现和报告

进行乳腺导管造影时，可根据溢液导管内的对比剂充盈情况来确定是否存在异常，报告应描述病灶的部位、大小、距离乳头的距离。

1. **正常乳腺导管造影**　正常乳腺的表现为导管呈树枝状，各级导管分布自然，粗细均匀，无狭窄及充盈缺损，管壁光滑，远端分支逐渐变细。

2. **乳腺导管造影异常表现**　病理性乳头溢液主要由导管内乳头状瘤（35%～56%）或良性导管扩张（6%～59%）引起，但也可能提示潜在的恶性肿瘤（5%～23%），包括乳腺导管原位癌（DCIS）或浸润性导管癌。乳头状瘤在常规 X 线摄影上可能无异常表现，但其在乳腺导管造影上可表现为导管内一个或多个局限性充盈缺损、边缘光滑、锐利；亦可表现为病变近端导管扩张、扭曲及管壁不规则；病变较大时可完全阻塞导管，导致导管出现杯口状充盈缺损、截断，近端导管扩张。其他良性病变如肉芽肿亦可有相似表现，难以鉴别。导管癌在乳腺导管造影片上表现为导管不规则充盈缺损、导管壁不规则、管腔不规则狭窄、导管突然截断等。

（五）技术进展

随着乳腺影像技术的不断发展，尤其是乳腺 MRI 的临床应用日益广泛，乳腺导管造影的临床应用价值也受到争议。乳腺 MRI 没有电离辐射危害，且具有良好的软组织分辨力，是目前的乳腺癌检查方法中最灵敏的，其在乳头溢液评估中的作用也越来越重要。

在现有的影像学诊断流程中，对病理性乳头溢液进行评估时，应首先行乳腺 X 线摄影联合超声检查。现有研究显示，通过二者联合应用可评估大部分患者的乳头溢液。Chung 等的研究显示联合 X 线摄影和超声检查可检出 93% 的乳腺恶性肿瘤伴乳头溢液，对恶性肿瘤的阴性预测值（negative predictive value，NPV）为 98%，而乳腺导管造影的 NPV 仅为 50%，因此，乳腺导管造影结果正常并不能排除恶性病变。同时，该项研究中，DCE-MRI 对乳头溢液病例中恶性病变的诊断较传统影像学检查和乳腺导管造影具有更高的灵敏度和阴性预测值，二者均达到 100%，DCE-MRI 能够发现 X 线摄影和超声检查未能检出的恶性病灶，能更好地显示病变范围。一项基于 10 篇文章、共纳入 921 例患者的荟萃分析显示，在病理性乳头溢液的评估中，MRI 对所有病变诊断的合并灵敏度为 92%（95% CI：85%～96%），显著高于乳腺导管造影的 69%（95% CI：59%～78%），MRI 的合并特异度为 76%（95% CI：49%～92%），而乳腺导管造影的合并特异度为 39%（95% CI：16%～69%）。MRI 对乳腺癌诊断的合并灵敏度和特异度，分别为 92%（95% CI：74%～98%）和 97%（95% CI：80%～100%）。鉴于 MRI 对乳头溢液病变的优异诊断性能，该荟萃分析显示，对于病理性乳头溢液的评估，如果乳腺 X 线摄影和超声检查的结果均为阴性，则应首选 MRI 而非乳腺导管造影以进行进一步评估。

随着数字乳腺体层合成（digital breast tomosynthesis，DBT）的临床应用，有研究对 DBT 导管造影与传统乳腺导管造影技术进行了比较研究。Tao 等的一项对病理性乳头溢液患者的研究显示，DBT 导管造影的灵敏度、特异度、阳性预测值（positive predictive value，PPV）和阴性预测值（93.3%、75%、97.7% 和 50%）均高于传统乳腺导管造影（91.1%、50%、95.3% 和 33.3%），采用 DBT 导管造影有助于提高病理性乳头溢液患者得到可靠诊断的可能性。但须注意的是，该研究也显示 DBT 导管造影的平均腺体剂量较传统乳腺导管造影高约 20%～30%。该项技术的应用价值尚需进一步的探讨。

五、乳腺 X 线摄影引导下定位及活检技术

使用数字 X 线摄影进行乳腺癌筛查是标准的影像学方法，它被用于在无症状的女性中早期发现乳腺癌并可显著降低死亡率。在触诊阴性及乳腺超声检测不到病灶，但在乳腺 X 线摄影中发现可疑钙化和结构扭曲的女性中，乳腺 X 线摄影引导的术前定位是进一步精准手术的基础。它可以保证在切除病变的同时最大可能地减少正常乳腺组织的切除，因此，其临床应用越来越广泛。目前，临床常用的定位方法有：全视野数字化乳腺 X 线摄影（full-field digital mammography，FFDM）引导的乳腺病灶定位和数字乳腺体层合成（digital breast tomosynthesis，DBT）引导的乳腺病灶定位，其中，前者的临床应用更广泛。X 线摄影引导经皮活检（X ray-guided percutaneous biopsy）是指以 X 线影像技术为指导，先对病变进行准确定位，然后对其实施细针抽吸活检（fine needle aspiration biopsy，FNAB）、粗针旋切活检或空心针活检（core needle biopsy，CNB）的一种非手术性活检，FNAB 以抽吸细胞的涂片进行镜下检查，其结果的符合率存在争议。粗针旋切活检或 CNB 因能获取足够的组织标本进行病理诊断，且能被用于区分原位癌和浸润癌，故得到广泛应用。

（一）乳腺 X 线摄影引导下定位及活检的适应证和禁忌证

1. **适应证**

（1）在乳腺 X 线摄影中发现，或者在乳腺 X 线摄影中最明显的疑似恶性病变。

（2）主要为微小钙化灶，但也包括超声检查中未能确认的肿块、不对称致密或结构扭曲。

（3）短期难以跟踪的良性疑似病变。

（4）有长期移植或计划怀孕的人希望进行组织学诊断。

2. 禁忌证

（1）病变过于模糊不清或者乳房过于薄弱。使用标准针时，乳房的最小厚度应该为30mm；使用短针时，乳房的最小厚度应该为20mm。

（2）病灶位置过浅，定位针在解压迫后容易自行弹出；病灶位置过深，位置越深，定位针针道偏离越明显、误差越大。

（3）凝血功能障碍者及麻醉药过敏者。

（4）立体定位活检时，病灶在活检后可能须放置金属定位夹进行定位，所以金属过敏者属禁忌人群。

（二）设备与器械

1. 器械及常用药　见图3-1-16A。

（1）一次性消毒用品一套。

（2）无菌手套一副。

（3）5ml注射器一副。

（4）5ml利多卡因一支。

（5）定位钩丝一副或活检针一副。

2. 设备　数字化乳腺摄影机，俯卧式数字化立体定位活检床系统或其他立体定位系统，细针抽吸系统、粗针旋切系统或其他空心针辅助活检系统等（图3-1-16B、图3-1-16C）。

（三）检查前准备

1. 检查时间　无特殊要求，尽量避开月经前一周及月经期。

2. 患者准备

（1）技师向患者解释定位及活检过程及注意事项。

（2）操作前，患者除去上衣（包括佩饰），充分暴露乳房、腋窝，清除乳房及腋窝区域外敷的药物和黏附于皮肤上的污渍。

（3）按最佳进针体位进行摆位。

3. 设备准备

（1）了解乳腺X线摄影机的性能、规格、特点和各部件的使用注意事项。

（2）确保机房环境条件（温度、湿度等）符合设备要求。

（3）严格遵守操作规则，正确、熟练地操作，以保证人机安全。

（4）机房内（尤其是摄影台、压迫板及穿刺床）保持清洁。

（5）每日操作前或重启机器后都要重新校准设备；操作过程中，禁止临时调节各种技术按钮，避免

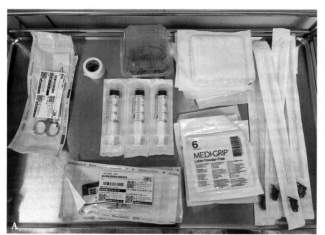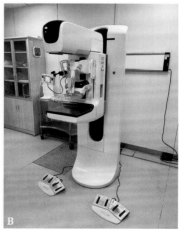

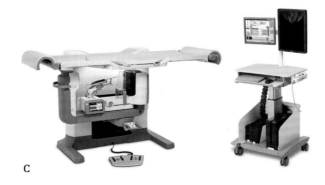

图3-1-16　乳腺X线摄影引导下定位及活检常用设备和器械

A. 操作过程所需一次性医疗器械（部分展示）；B. 带有定位系统的数字化乳腺摄影机；C. 俯卧式数字化立体定位活检床系统。

导致定位偏移及设备损坏。

（6）操作结束后关闭设备，将机架复位，确保安全、无误。

（7）定期对机器设备进行校准和保养。

（四）操作步骤

1. 定位方法

（1）复习患者以前获得诊断的乳腺 X 线摄影图像并于定位当日行患侧乳腺的头尾位和内外斜位摄影，根据图像确定病灶位置、定位摄影体位及进针线路。

（2）FFDM 引导定位：将压迫板换为窗口式或镂空式，选定拍摄体位并摄片后，再行正、负 15° 摄影；根据图像中病灶的坐标（x 轴、y 轴、z 轴）位置，确定具体的进针位置和深度。DBT 引导定位：通过曝光模式摄片获得 DBT 图像，在 DBT 图像上找到须穿刺病灶中心所在层面 N_1，用机器自带的十字符号标记病灶中心位置，同时，找到专用压迫器表面所在层面 N_2。记录此时十字符号所对应横向 x 轴坐标和纵向 y 轴坐标，将两层面差值（$N_1 - N_2$）乘以层厚（mm）得到病灶所在深度 Z 轴坐标，最终确定病灶中心的 x 轴、y 轴、z 轴坐标。

（3）进针操作前戴好手套，行局部皮肤消毒并注射利多卡因局部麻醉药。

（4）手持定位针，按照定位装置引导将针插入（图 3-1-17）；一般建议将套管钩针插入较深的位置，以便在变换体位时确保针仍在病灶中。

（5）在加压的情况下按照病灶坐标将针刺入后，行 X 线摄影，以观察针与病灶的位置关系。一般应

确保针刺入病灶区域。随后，行另一垂直体位摄影，以观察针尖与病灶的关系，即进针深度是否合适，最好的情况是针稍退出或稍推进即可将针尖置入病灶区域。

（6）经过调整后，使套管针与其内的钩丝做相反运动，即针芯的钩丝向病灶内推进而套管针向外缓缓拔出，最后再行摄影以确认钩丝位于病灶区（图 3-1-18），钩丝与病灶中心的距离在 1cm 以内时一般均认为定位成功。

（7）若采用的是双钩的导丝，则在出现定位偏差时可将钩丝退入套管针，再进行调整，直至获得准确定位。

（8）在整个操作过程中，尽量与患者交谈以缓解其紧张和焦虑，观察患者脸色变化，警惕发生低血糖。

2. 活检操作方法

（1）复习患者以前获得诊断的乳腺 X 线摄影图像，于活检当日先分别拍摄患侧乳腺的头尾位和内外斜位图像以确定病灶位置（采用 DBT 引导活检者须拍摄 DBT 图像）。

（2）使用活检定位系统前先对其进行校准测试，以确定活检系统准备就绪，然后在主机上安装活检定位装置，患者采用俯卧位，乳房悬垂于活检床的洞眼中，使用专用矩形加压框压迫乳房。

（3）行摄片以观察病灶是否位于视野内，该片被称为初步定位像，确定病灶在图像视野内后，再根据前述定位方法确定病灶的 x 轴、y 轴、z 轴坐标（针对细小钙化灶等病灶，可采用感兴趣区并选择病

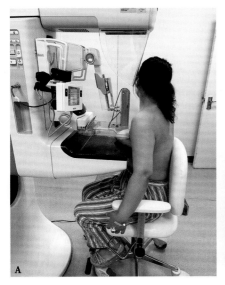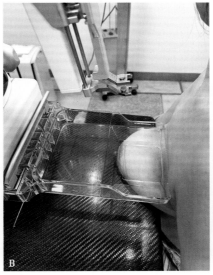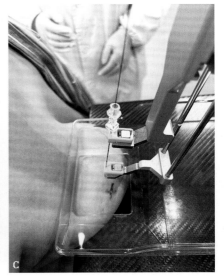

图 3-1-17　左乳 FFDM 引导定位实景图

A. 患者定位体位取头尾位，上身垂直、紧贴摄影平台；B. 压迫板的窗口部分露出病灶所在位置；C. 定位针插入乳房内。

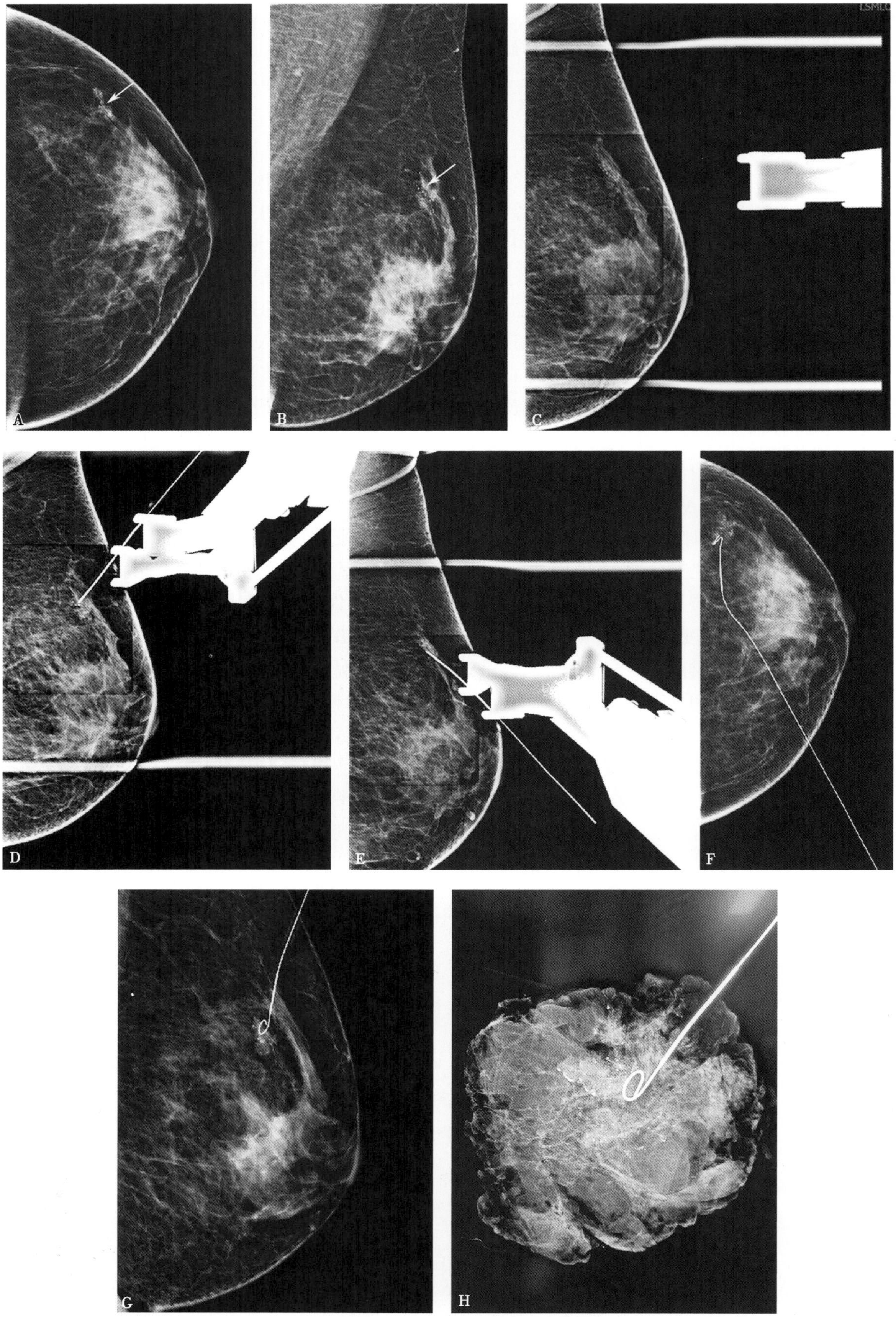

图 3-1-18 左乳成簇微小钙化 FFDM 引导术前定位

A、B. 乳腺 X 线摄影诊断图像显示钙化位于左乳外上象限前带（箭头）；C. 选定内外斜位为最终定位体位；D. 根据系统所示坐标位置进针并摄片，所示针头位于病灶内；E. 垂直体位摄影，针头位于病灶内，进针深度合适；F～G. 退出针套留针芯于病灶内，再次摄片（头尾位和内外斜位）确认针头位置，图像供临床手术参考；H. 切除标本显示定位针芯及成簇钙化。

灶中心作为穿刺点。由系统自动算出 x、y、z 三轴上病灶所对应的精确坐标数据）。

（4）进行操作之前，行局部皮肤消毒并注射利多卡因局部麻醉药。

（5）发射活检枪，行正、负 15° 摄影以确保取材位置正确。

（6）CNB 操作方法：使用专用活检针，由系统发射活检枪、穿刺病灶中心，实施粗针旋切活检或空心针活检系统多点旋切病灶，获得多个组织条，将活检组织浸入甲醛，送病理科检查；FNAB 活检操作方法：使用专用活检针，由系统发射活检枪、穿刺病灶中心，实施细针抽吸活检，获得病灶组织细胞，使用专业收集瓶收集组织细胞以便进行后续病理检查。

（7）活检手术结束后，压迫穿刺点以防止出血，包扎，必要时使用胸带。

（8）在送病理检查前，必须对标本进行摄影，以观察是否将可疑的细小钙化切下并确认可疑钙化灶位于标本内；完成活检术前，须对患者病灶区摄影，以确定可疑病灶被切除或部分被切除，一般，直径 1cm 左右的钙化区域能被全部切除。

（9）对患者进行绑胸带压迫止血，必要时输液观察 2h。

（10）影响活检符合率的因素

1）病灶贴近胸壁：乳腺位置不易固定，病灶不易准确压迫，影响定位，活检可能无法操作。

2）乳房过小：活检针在被发射后有可能打穿乳房，此时系统会报错并发出警报声。

3）病灶过浅、紧邻皮下：在活检针进入乳腺后、抵达病灶中心时，活检针切口仍露在乳房之外，无法形成负压，导致活检失败。

（五）并发症、后遗症及注意事项

经皮穿刺定位及活检在乳腺病变患者中的并发症和后遗症均少见。少数可能发生的情况有以下几种：

1. 出血。只有在使用较粗活检针或在同一部位多次穿刺时才会发生，所以，在不影响检查结果的情况下，应将穿刺次数尽量减少。

2. 感染。遵守操作规程，严格进行无菌技术操作，感染应该可以完全被避免。另外，有些年轻患者容易出现血管迷走神经反射。

3. 理论上，对于恶性病变而言，粗针活检后存在转移的可能性，包括针道种植，但是粗针活检所取标本丰足，可以做切片，以判断恶性病变是否有

浸润以及浸润程度。事实上，粗针活检后真正形成转移性肿瘤的情况罕见。一般，如果粗针活检结果为恶性，则应在 1 周内手术或采取其他治疗手段，譬如化疗等。这样可以减少或避免转移的发生。

（谭红娜　刘春玲　毛　宁
李　静　庄治国　顾雅佳）

第二节　乳腺超声成像

一、超声成像概述

现代数字超声诊断仪是融合计算机、电子技术学和超声学的高科技医疗诊断设备。随着临床医学和科学技术的不断进步，超声诊断技术得到了显著的发展，涉及成像方法、探头技术、信号检测等多个方面。这种技术的进步使得超声成像在医学诊断领域取得了显著的进展，从最初的 A 型超声和 M 型超声，逐渐演变为二维超声和三维超声，图像的质量和分辨率也随之显著提高。在临床实践中，现代数字超声技术已经跻身为医学领域的重要成像技术之一，与传统的 X 线摄影、CT、MRI 以及核医学技术并列。其非侵入性、实时性和较低的辐射风险使其成为临床诊断的首选工具之一。随着科技的不断创新，数字超声技术有望进一步提升医学成像的水平，为医生提供更准确、全面的诊断信息。

人耳的听觉范围是 20～20 000Hz，超声波的频率大于 20 000Hz，其频率超过人耳听觉范围的上限阈值。医学超声学即通过研究声波在人体组织器官中传播的声学特性，从而获取相关的声学参数信息。在医学超声技术中，常用的成像方式之一是 B 型超声，通过对辉度、亮度进行调制，生成二维图像，使医生能够直观地观察到内部组织器官的结构。声特性阻抗（acoustic characteristic impedance，Z）是医学超声学中的重要声学参数，它是声波在不同介质中传播时的特性之一，为介质的密度与声速的乘积，声特性阻抗的差别也是声像图中各种回声显像形成的主要原因。人体组织对入射超声能够产生多种物理现象，包括散射、反射、折射、全反射、绕射、衰减、会聚、发散等。

（一）硬件组成

超声诊断仪由多个关键组件组成，以实现高质量的超声成像。目前最常用的数字 B 型超声诊断仪的主要组成部分包括：超声探头、发射/接收单元、数字扫描转换器、计算机控制处理中心、电源装置等。

（二）成像原理

在超声成像中，压电效应是发射与接收超声波的基本原理之一。超声探头中的换能器是利用晶体的逆压电效应产生和发射超声波，同时利用正压电效应接收回声声压并将其转换成电信号的。超声波在人体组织内传播时受到多种物理现象的影响，包括反射、折射、散射和衰减。这些现象导致不同深度组织器官的回波信号强度不同，因此，为了获得清晰的图像，学者们引入了时间增益控制（time gain control，TGC）技术，通过对回波信号进行调整，进一步提高图像质量。

（三）数字波束合成

数字波束合成技术是现代数字超声诊断领域的关键创新之一。它通过精密的信号处理和控制，对超声波的发射和接收进行优化，以提高成像的质量和准确性。数字波束合成包括聚焦技术、幅度变迹技术和动态孔径技术3个技术环节。

在数字波束合成技术中，超声探头的多个阵元被精确控制，使其能够根据特定的需要调整声波的发射时序和幅度，从而在成像过程中实现声波的聚焦，确保声波在特定深度或位置形成清晰、强烈的声场。这对于提高成像分辨率和呈现细节至关重要。幅度变迹是通过对发射阵元或接收阵元进行幅度加权，从而有效抑制了旁瓣的产生，减少了伪影的出现的。这有助于提高图像的质量，确保医生在解读超声图像时能够更准确地诊断病变和解剖结构。动态孔径技术是数字波束合成中的另一重要组成部分，该技术允许在接收模式下动态地调整阵元的开启情况，优化接收孔径的大小。这样的动态调整可提高

焦深，减少伪影的出现，从而全面提高成像质量。

通过对回波信号的处理，数字波束合成技术确保声波在探测空间内分布合理，进而采用动态滤波、包络检波和对数压缩等手段，使得最终的超声图像呈现得更加清晰。

（四）数字图像处理

数字图像处理主要涵盖数字扫描变换和图像的帧相关两个方面。数字图像处理技术不仅使得超声图像变得更容易存储和传输，同时提高了图像的质量。

数字扫描变换（digital scan conversion，DSC）：这一技术利用数字方式，以不同速率对图像进行存储和读取，从而实现超声信号的有效显示。DSC不仅实时地将回波信号进行数字化存储，同时还以不同的速率将存储器中的图像信息显示到屏幕上，从而解决了可能存在图像闪烁感的问题，提高了画面的稳定性。

图像的帧相关：通过数字扫描变换得到的图像需要进一步处理，这是因为这时可能存在斑点噪声。为了抑制和消除这些斑点噪声，常用的处理方法是采用低通滤波，而递归滤波法是其中常见且有效的一种。

二、彩色多普勒技术

二维超声检查可以直观地显示乳腺肿块的位置、大小、形态、边缘、回声、钙化等特征（图3-2-1），同时可以较好地显示淋巴结的状态，医生可通过观察淋巴结的结构和形态来评估是否发生转移。

彩色多普勒血流成像（color Doppler flow imaging，

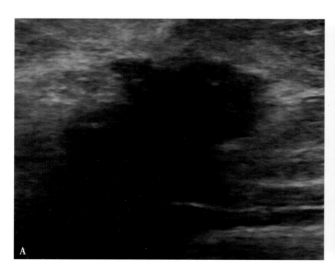
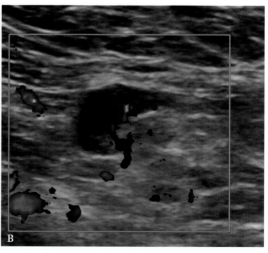

图 3-2-1　乳腺肿块二维超声图像及同侧腋淋巴结彩色多普勒超声图像

A. 乳腺病灶呈低回声区，形态不规则，边界不清晰，内部可见钙化，边缘成角，后方回声衰减；B. 同侧腋淋巴结，淋巴结门结构偏倚，皮质增厚。病理为右侧浸润性导管癌Ⅱ级伴同侧腋淋巴结转移。

CDFI)在二维超声检查的基础上发展而来,即利用多普勒效应将血流信息经过计算机处理后,以彩色图像的形式显示病变内的血流情况,从而提高诊断的符合率。研究表明,血管的生成与肿瘤的生长、侵袭、转移存在显著的相关性,恶性肿瘤往往伴随着血管分布和数量的增加,多数恶性肿瘤由动脉供血,而良性肿块的微血管形态较为单一,呈条索状或细管状。CDFI 可以显示病变内部的血流情况,测得其血流频谱,从而得到肿瘤血管的血液流速和阻力指数等以对病灶进行评估,因此其在乳腺肿块良恶性鉴别上具有重要的作用。根据 Adler 标准,血流丰富程度分为以下等级:0 级,未发现血流信号;Ⅰ级,少量血流,病灶内可见 1~2 个点状或细棒状血管;Ⅱ级,中量血流,病灶内可见 3~4 个点状血管,或 1条长度接近或超过肿块半径的血管;Ⅲ级,大量血流,≥5 个点状血管或 2 条较长的血管(如图 3-2-2

所示)。CDFI 对血流的检出具有较高的灵敏度,在一定程度上可以提高乳腺癌的诊断符合率。然而,CDFI 也具有一定的局限性,例如,其无法显示低速血流和管径小于 0.2mm 的血管,对于乳腺肿块内的不规则小血管的检出具有一定的困难。

三、超声弹性成像

(一)发展历程

近年来,超声弹性成像(ultrasonic elastography,UE)发展迅速,并且在临床中得到了广泛应用。目前,在二维超声检查的基础上,UE 作为一种补充成像方法,被用于评估乳腺组织的硬度特点,从而提高乳腺病变诊断的符合率。UE 由 Ophir 等首次提出,从一开始的准静态/静态的超声弹性成像发展到瞬时剪切波超声弹性成像,以及到如今的声辐射力脉冲弹性成像(acoustic radiation force impulse

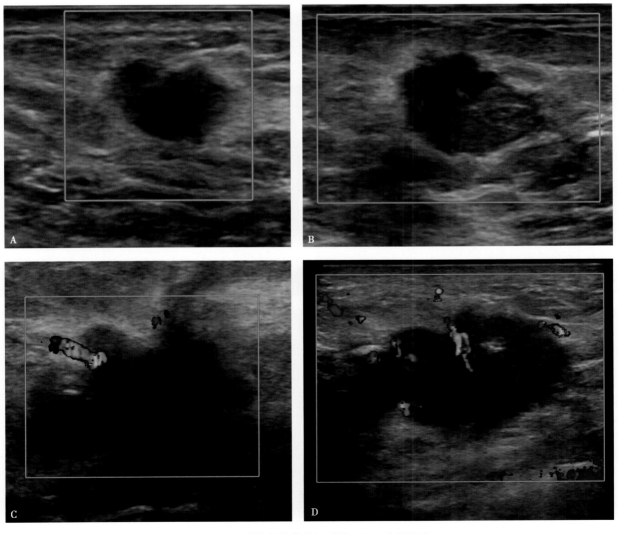

图 3-2-2 彩色多普勒血流成像 Adler 分级标准
A. Adler 0 级;B. Adler Ⅰ级;C. Adler Ⅱ级;D. Adler Ⅲ级。

elastography，ARFI elastography）和剪切波弹性成像（shear wave elastography，SWE），经历了 4 个阶段。

（二）超声弹性成像原理

超声弹性成像的原理是通过对组织施加内部或外部的动态、静态或准静态的激励，根据弹性力学等物理规律，使组织产生相应的响应。这个响应导致描述组织弹性的物理量在正常组织和病变组织之间，以及在不同病变程度的组织之间，出现一定的差异或变化。通过检测这些物理量的变化，可以了解组织的弹性属性，如弹性模量等的差异，还可将这些信息以图像的形式显示出来。超声弹性成像可分为静态/准静态弹性成像、瞬时弹性成像、声辐射力脉冲弹性成像和剪切波弹性成像等。

不同超声弹性成像技术基于不同的原理和方法来评估组织的弹性特性。静态/准静态弹性成像利用的是相同的压力作用下，不同弹性组织产生不同响应的特性。通过计算这些响应参数，可以表征组织之间的弹性模量差异。瞬时弹性成像即通过对被测组织施加低频机械振动，引起组织内的剪切波产生，然后，使用一维的深度方向的超声波束

来探测剪切波在组织内传播的速度，从而获取表征组织弹性的数据。ARFI 弹性成像即通过发射低频率的脉冲或振动，在组织内施加压力，观察组织在纵向方向上的位移。该技术通过声触诊组织量化（virtual touch tissue quantification，VTQ）、声触诊组织成像（virtual touch tissue imaging，VTI）和声触诊组织成像定量技术（virtual touch tissue imaging quantification，VTIQ）呈现组织的静态相对硬度信息（图 3-2-3）。SWE 即通过在组织表面施加不同压力、引起剪切变形并检测剪切变形的传播波来获取组织的弹性信息。利用声辐射力，SWE 能够实时生成二维或三维的定量剪切波波速图像，提供更直观的组织弹性信息。

（三）超声弹性成像的优点

超声弹性成像在二维超声检查的基础上，还可提供定量的弹性参数，如弹性模量，这有助于准确评估组织的硬度，对于区分正常组织和异常组织以及监测疾病进展至关重要。作为一种非侵入性的实时成像技术，其独特的优点使其在医学影像学中得到广泛应用。

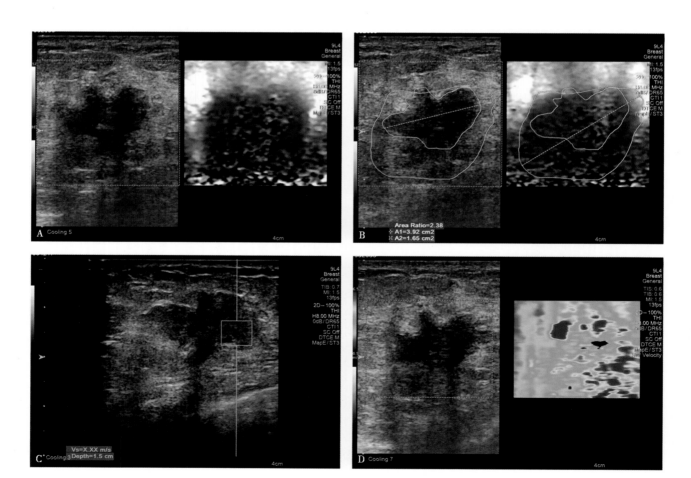

图 3-2-3　乳腺超声弹性成像
A. VTI 模式图像；B. VTI 面积比（病变 VTI 图像面积/病变二维图像面积）；C. VTQ 模式图像；D. VTIQ 模式图像。

（四）超声弹性成像的局限性

尽管超声弹性成像技术在提供组织弹性信息方面具有显著优势，但其也存在一些局限性。操作者的技术水平、病灶的大小、病灶的深度以及所选病灶的感兴趣区等因素均会影响超声弹性成像的诊断结果。此外，超声弹性成像依赖于组织之间的硬度差异，这可能引起误诊。对于乳腺超声弹性成像，目前尚无统一的诊断标准，而该检查方法对各种类型病灶的适用性仍需要更多的研究、验证。医生在操作中应谨慎考虑这些因素，以确保超声弹性成像技术在实际诊断中的符合率和信度。

（五）临床应用

1. 鉴别乳腺肿块良恶性 超声弹性成像在鉴别乳腺肿块良恶性上具有较高的灵敏度，恶性肿块的组织硬度较高，而良性肿块较软。You 等通过该方法对 373 例乳腺肿块进行良恶性预测，结果显示采用应变比（strain ratio，SR）在鉴别诊断中效果最佳，灵敏度为 96.0%，特异度为 98.5%，截断值为 2.42。Golatta 等的研究中发现联合应用 SWE 与应变弹性成像（strain elastography，SE）对被分类为 BI-RADS 4A 类的患者进行重新分组，可以减少不必要的活检。邓子慧等对 200 例乳腺肿块患者行常规超声检查加 ARFI 弹性成像 VTI 联合 VTQ 诊断乳腺恶性肿块的灵敏度、阴性预测值及曲线下面积（AUC）均高于单独使用 VTI、VTQ 或 BI-RADS 分类进行诊断。

2. 新辅助化疗（neoadjuvant chemotherapy，NAC）疗效评价 肿瘤组织在治疗中的变化复杂，细胞变性、坏死、液化，增殖速度减慢，组织纤维化，病灶组织硬度变软，NAC 后，肿块的硬度多降低 30%～90%，其弹性系数会发生相应的改变。研究证实，NAC 有效的患者，其病灶硬度会在治疗后发生明显的改变，而治疗无效的患者，其病灶变化不明显，故超声弹性成像评估 NAC 疗效的效能很高。Lee 等研究证实，超声检查联合 SWE 评估 NAC 疗效的诊断效能几乎与 MRI 相似（$P > 0.05$），NAC 后有残余肿瘤组织的弹性值最大可达（116 ± 74.1）kPa，远高于无残余肿瘤组织的弹性值（26.4 ± 21.0）kPa；当弹性值 > 30kPa 时，可以考虑诊断为 NAC 后仍有残余肿瘤组织。Huang 等对新辅助化疗后的 201 例乳腺癌患者的腋淋巴结状态进行预测，结果显示，相较于传统的二维超声检查，腋淋巴结的二维超声特征联合乳腺病变的 SWE 在预测淋巴结转移上具有较高的诊断效能，其 AUC 可达到 0.90，灵敏度为 87.50%，特异度为 82.61%，符合率为 85.00%。

3. 乳腺癌病理学特征鉴别 研究表明，乳腺病变的病理学特征可能与硬度相关。Li 等研究发现剪切波的波速与浸润性乳腺癌的病理参数相关，雄激素受体（androgen receptor，AR）阳性组患者中，病变的弹性模量标准差明显小于雄激素受体阴性组。李程等发现弹性模量平均值随乳腺癌分子亚型侵袭性增强而增高；各亚型中，HER-2 阳性乳腺癌肿块最硬，三阴性乳腺癌肿块次之，Luminal A 型乳腺癌肿块硬度最小。

在二维超声检查的基础上，超声弹性成像技术可以提供病灶的硬度信息，从而提高了诊断的符合率及诊断效率。将超声弹性成像与其他超声新技术联合应用于诊断，在乳腺癌的鉴别诊断、疗效检测及预后评估方面展现出较高的诊断价值。未来，超声弹性成像与人工智能的结合有望为临床精准诊断提供更多的辅助诊断信息，发挥更大的作用。

四、超声造影

超声造影（contrast-enhanced ultrasound，CEUS）是一种纯血池显像技术，其可以通过对比剂而实时、动态地显示脏器及病变组织的血流分布及微循环灌注等状态。超声造影在一定程度上可以弥补常规超声诊断的不足，其可以更好地显示病变的形态、轮廓等特征，提高微细血管的检出率及乳腺肿瘤诊断的符合率。CEUS 主要通过向外周静脉注射含有气泡的对比剂悬浮液，利用微泡的非线性声学效应，使对比剂气体微泡在声场中产生散射，从而提高组织与血管之间的对比度。目前，临床应用较为广泛的对比剂包括注射用六氟化硫微泡和注射用全氟丁烷微球，两种对比剂的成像原理相同，但在成分上存在一定的差别，因此在性能及应用范围上略有不同。近年来，CEUS 在乳腺疾病的诊断中应用较为广泛，其适应证主要包括：良恶性肿瘤的鉴别诊断、引导乳腺肿块穿刺活检、新辅助化疗疗效的评估、热消融治疗的评估、术后复发病灶与瘢痕组织的鉴别诊断、乳腺癌腋淋巴结转移的诊断等。

（一）CEUS 观察内容

通过 CEUS，医生可以从多个角度分析乳腺病灶，如：病灶内新生血管数量、结构、形态、造影后的形态学特征、造影前后病灶的大小变化、增强模式等。此外，在造影过程中，时间 - 信号强度曲线（time-signal intensity curve，TIC）可以被用于通过软件分析病灶增强程度随时间变化的趋势。定量分析达峰时间（time to peak，TTP）、峰值强度（peak intensity，PI）、上升支斜率、下降支斜率、曲线下面积（area under the curve，AUC）等参数对评估病灶的血流动态变化、组织的灌注情况具有较高的诊断价值。

1. **形态学特征**　血管生成在肿瘤生长、浸润和转移的过程中起着重要作用。血管生成是肿瘤发展的一个关键环节，其为肿瘤提供了营养和氧气，同时也为肿瘤的转移提供了途径。观察肿瘤的血管走行、形态和分布是鉴别乳腺良、恶性肿块的诊断依据之一。恶性肿瘤的血管造影模式可表现为血流束粗细不均、走行迂曲、不规则和类穿支样走向，病灶多呈整体性增强，边缘不规整，呈向心性增强，对比剂分布不均匀，局部可见充盈缺损。而良性肿瘤多表现为血流束相对细窄、走行平直、管径相似，这些血管多分布于肿瘤周围，病灶多呈点、线状增强，边缘清晰，呈离心性增强，对比剂分布均匀。

2. **造影前、后病灶的大小变化**　恶性肿瘤在早期可能会分泌血管内皮生长因子，从而促进大量新血管的形成。这些新血管的生成有助于肿瘤向周围组织浸润性地生长，恶性肿瘤边缘不仅存在大量增殖活跃的细胞，还可形成结构紊乱、微血管密度增高的异常毛细血管网。另外，恶性肿瘤周边常伴有乳腺增生及不同阶段的癌前病变。血管的形成通常会在肿瘤出现形态学改变之前发生，这为恶性肿瘤在超声造影后病变范围扩大的现象提供了重要的病理学基础。相较于二维超声检查，超声造影可以更加准确、清晰地显示肿瘤浸润的范围，而良性肿瘤多呈膨胀性生长，造影前、后肿瘤大小无明显变化。

值得注意的是，尽管增强后病灶范围的扩大常被视作恶性可能性的重要征象，但并非所有表现为增强后增大改变的病灶都一定是恶性的。炎性病灶由于具有丰富的血供，且炎症细胞可向周围组织不规则浸润，故其超声造影表现常与恶性肿瘤类似。结合临床症状、二维超声检查及其他影像学诊断技术综合考虑，可提高对于乳腺癌与炎性病变的鉴别能力，减少由误诊导致的过度治疗（图3-2-4）。

3. **时间-信号强度曲线**　在乳腺超声造影中，TIC作为一种有效的分析工具，通过记录超声信号强度随时间的变化，定量分析TTP、PI、上升支斜率、下降支斜率、AUC等参数，从而为病灶的血流灌注特征提供准确的量化评估数据。其中，TTP代表进入病灶的对比剂到达灌注最大值的时间；PI代表肿瘤血管床中的微泡数总量；上升支斜率表明单位时间内的对比剂灌注强度，其值越大，表明对比剂灌注速度越快；下降支斜率表明对比剂灌注强度达到峰值后开始消退的速度，其值越大，表明对比剂消退的速度越快；AUC是对于流速、流量和时间三者的综合评价，其反映了在一定时间段内感兴趣区内的总血容量。理论上，恶性肿瘤的新生血管管壁较薄，容易形成动静脉瘘。与良性肿瘤相比，恶性肿瘤内的新生血管更为丰富，因而血流量更大，血流速度加快，因此，其TIC通常呈速升型；但由于新生血管走行迂曲，易形成异常血管网络，加之缺乏淋巴管网，易发生静脉回流障碍，故其TIC下降支呈缓降型。董晓秋等研究发现乳腺恶性肿块的TTP、上升支斜率及下降支斜率均大于良性肿块，差

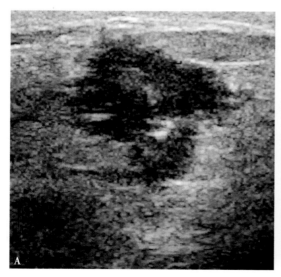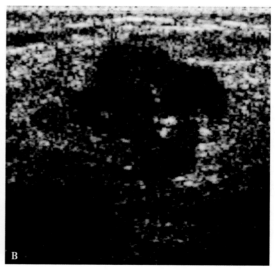

图3-2-4　乳腺超声造影图像

A. 超声二维图像显示病灶形态不规则，边界不清晰；B. 超声造影显示肿块呈不均匀低增强，边缘强化明显，增强后病灶范围增大。

异有统计学意义。对于 TIC 相关定量数据的比较而言，目前尚未达成完全一致的定论。各项研究结果存在一定的差异，这可能源于在进行定量分析时，涉及了多种因素的综合影响。这些因素包括使用的超声设备型号、造影参数的设置、超声对比剂的用量、分析软件的差异以及感兴趣区的选择等。

（二）临床应用

1. **CEUS 在鉴别乳腺良、恶性肿瘤中的应用** 多项研究表明，应用 CEUS 可以提高乳腺超声鉴别诊断乳腺肿块良恶性的符合率。尤厚成等对 65 例乳腺肿块进行超声造影检查，通过增强程度、增强模式、增强时病灶边界是否清晰、消退模式等指标，对肿块的良恶性进行判定。研究结果显示，CEUS 在乳腺肿块诊断方面表现出明显的优势，其灵敏度、符合率、阳性预测值及阴性预测值均明显高于普通超声检查。王小燕等对 108 例乳腺癌患者进行超声造影检查，结果显示，恶性组中，不均匀部分增强及整体性增强的表现相对较为普遍，并且以高增强为主，这些病例的 TIC 呈"速升缓降"型，CEUS 诊断乳腺癌的符合率为 98.1%。CEUS 可以提供病变的形态学特征、造影后病灶大小变化及 TIC 的多个定量指标，从多方面评估乳腺病变，为鉴别良、恶性病变提供诊断依据。

2. **引导乳腺肿块穿刺活检** 对于 BI-RADS 中4 类及 5 类的肿块，须临床干预、进行穿刺活检。超声引导下乳腺穿刺活检通过准确的定位和实时的可视化指导，从而提高了活检的成功率和安全性。但当肿块较大时，其常发生出血、液化坏死，在二维超声下难以区分实性坏死区域与非坏死区域，若在出血、坏死区域取材，则可能会导致假阴性病理结果的出现。CEUS 可显示肿块内部的活性区及坏死区，当出现出血、坏死区域时，这些区域多表现为局部无增强；活性区多表现为局部高增强。在 CEUS引导下对肿块的活性区域穿刺，可提高乳腺肿块穿刺活检的符合率。

3. **新辅助化疗疗效的评估** 新辅助化疗是局部晚期乳腺癌的常规治疗方案，NAC 可以缩小肿瘤体积、降低肿瘤分期、提高患者的保乳手术成功率，从而为患者提供更有效的选择。准确评估 NAC 疗效对进一步制订诊疗计划、改善预后具有积极作用。开展 NAC 后，肿瘤细胞被化疗药物破坏的同时，其微血管环境也发生了变化，如血管发生萎缩、闭塞。通常，血流灌注的变化常早于形态学的变化，特别是在肿瘤局部发生液化坏死时，相比于二维灰阶超

声，超声造影在评估肿块大小上具有更高的符合率。Wang 等研究证实，以达峰时间鉴别 NAC 治疗反应良好组与无反应组具有较高的特异度。CEUS 的相关参数在一定程度上可以体现治疗疗效，但由于选取的感兴趣区的不同，各指标可能会出现较大的差异，故暂不以此作为诊断的指标。磁共振检查费用高昂且耗时较长，而 CEUS 在评估 NAC 疗效方面已被初步认可，但仍需要较大样本研究以进一步证实其诊断效能。CEUS 在未来的发展中有望成为替代磁共振检查的方法之一。

4. **乳腺热消融治疗的评估** 超声引导下的热消融治疗已成为治疗乳腺良性病变的常用方法之一。CEUS 可以帮助医生对病变组织进行精准消融，在不同治疗阶段发挥重要作用。术前，CEUS 可以被用于评估肿块的大小和边界，为治疗计划的制订提供关键信息。术中，CEUS 被用于评估消融边界，医生可通过 CEUS 发现可能存在的残余肿瘤并进行必要的补充消融。术后，CEUS 被用于验证消融范围是否完整，以及确保病灶已被彻底消融。通过结合超声引导下的热消融与 CEUS 的应用，对于乳腺良性病变的治疗变得更加精准和有效。

5. **术后复发病灶与瘢痕组织的鉴别诊断** 超声检查是乳腺癌术后复查中最常用的检查方法之一。术后胸壁瘢痕组织与瘢痕处的复发病灶在二维超声检查中影像特征相似，因此，二者的鉴别存在一定难度。乳腺癌术后，术区成纤维细胞和血管内皮细胞增殖，可形成肉芽组织，进而转变为成熟的瘢痕组织；而复发病灶的病理基础与原发肿瘤类似，病变区肿瘤细胞增多，血管丰富且走行迂曲。借助 CEUS 可以更好地区分这两种情况，从而进一步提高诊断的符合率。注射对比剂后，瘢痕处复发病灶多表现为高增强，而瘢痕组织常表现为低增强或无增强，这为鉴别诊断提供了有力的依据。

6. **乳腺癌腋淋巴结转移的诊断** 腋淋巴结转移（axillary lymph node metastasis，ALNM）是影响乳腺癌患者预后的关键因素。腋淋巴结的状态决定了患者的临床分期和后续治疗计划。腋淋巴结清扫术（axillary lymph node dissection，ALND）和前哨淋巴结活检（sentinel lymph node biopsy，SLNB）后进行相应的病理检测是诊断 ALNM 的"金标准"，但 ALND 手术创伤大、可能导致淋巴水肿、神经损伤、手臂及肩部僵硬疼痛等问题。目前，临床上常用染料示踪法和 γ 核素示踪法来探查前哨淋巴结（sentinel lymph node，SLN）。然而，这两种方法各

自都存在一定的局限性。在手术前对前哨淋巴结进行准确评估可以有效地减少不必要的 SLN 活检，而 CEUS 在腋淋巴结的诊断以及前哨淋巴结的定位方面也展现出强大的潜力。Omoto 等基于伊文思蓝染料、γ 探针及 CEUS 对 20 例乳腺癌患者的 SLN 进行检测，结果发现 CEUS 与伊文思蓝染料对 SLN 的检出率相似，分别为 70% 和 75%，γ 探针对 SLN 的检出率可达到 100%。

超声造影作为一种非侵入性的成像技术，在乳腺疾病的诊断和评估中具有重要的临床意义。超声造影能够更清晰地显示血流动态和组织灌注情况，为医生提供了更准确的诊断依据。但超声造影也存在一定局限性，例如，对比剂的使用可能引发过敏反应，且对比剂的成本较高。此外，不同医生对于超声图像的解读可能存在主观性，因此，其在制定统一的诊断标准方面仍面临挑战。此外，超声造影在一些情况下可能无法提供足够的分辨率，导致某些病变的漏诊。

随着技术的不断发展和研究的深入，超声造影有望进一步拓展其在乳腺领域的应用范围。随着技术的进步和临床应用的不断深化，该方法有望在未来为患者提供更精准的诊断和治疗方案。

(于 韬)

第三节　乳腺磁共振成像

磁共振成像（magnetic resonance imaging，MRI）在乳腺影像学领域的应用主要起源于 20 世纪 80 年代后期，至今其已经成为乳腺病变筛查、诊断和评估的重要工具之一。随着技术的进步和研究的深入，MRI 在乳腺病变诊断中的作用越来越受到重视。

一、概述

（一）乳腺 MRI 设备

乳腺 MRI 检查对磁共振的场强要求是 1.5T 及以上。乳腺检查必须配备能够同时进行双侧乳房成像的专用乳腺线圈。双侧乳腺同时成像的意义在于以下几点：

1. 可以对双侧乳房进行比较，包括对乳腺背景实质强化（background parenchymal enhancement，BPE）的评估。

2. 对一侧乳房内有恶性肿瘤的患者，可以同时发现对侧乳房内的病灶。

3. 将单侧乳房成像时可能出现的折叠伪影减

小到最小。

一般情况下，乳腺 MRI 应该配备引导定位穿刺的装置，以便能够对仅可在 MRI 中发现的病变进行 MRI 引导下定位和活检。

（二）乳腺 MRI 检查的适应证及禁忌证

乳腺 MRI 是目前乳腺影像学检查中灵敏度最高的一种技术，其特异度与医生的经验有关，乳腺 MRI 的检查时间长、费用相对昂贵。

1. 适应证

（1）乳腺 X 线摄影和超声检查对病变检出困难或确诊困难者。

（2）乳腺癌术前分期及筛查对侧乳腺是否有肿瘤。

（3）评价新辅助化疗疗效。

（4）寻找腋淋巴结转移患者的原发灶。

（5）鉴别乳腺癌术后瘢痕与肿瘤复发。

（6）评估肿块切除术后切缘阳性患者的残留病灶。

（7）乳房假体植入术后评价。

（8）高危人群的乳腺癌筛查。

（9）引导乳腺病灶的定位及活检。

2. 禁忌证

（1）体内有心脏植入式电子设备，包括心脏起搏器、除颤器、心血管监测仪和循环记录仪等，此类患者严禁做 MRI 检查。几乎所有市面上的冠脉支架、人工心脏瓣膜和瓣膜成形环均可接受 3T 及以下场强的 MRI 检查。植入外周动脉支架者通常在手术 6～8 周后方可进行 MRI 检查。

（2）具有对任何钆螯合物过敏史者。

（3）幽闭恐惧症患者。

（4）妊娠期妇女。

（5）一般情况很差，不能耐受 MRI 检查者。

（三）最佳检查时间以及检查体位

由于乳腺背景实质强化受周期性激素变化的影响，故绝经前女性的最佳检查时间为月经周期的第 2 周。在临床实际操作中，乳腺 MRI 检查的最佳时间选择以不延误患者治疗为原则。

乳腺 MRI 检查的扫描体位为俯卧位，双侧乳房置入线圈内并保持自然下垂，乳头位于乳房正下方，并且应尽可能保持两侧对称。摆位时要注意避免产生皮肤皱褶，对于乳房过小者建议使用泡沫垫子，以防止检查中发生乳房震颤。事先对患者进行教育，避免其在扫描时因为不配合而产生运动伪影，从而影响图像质量。

二、检查序列及分析方法

乳腺 MRI 扫描中常规使用的序列至少包括定位序列、T_1 加权成像（T_1 weighted imaging，T_1WI）、T_2 加权成像（T_2 weighted imaging，T_2WI）、弥散加权成像（diffusion weighted imaging，DWI）、多期动态增强 MRI（dynamic contrast enhanced-MRI，DCE-MRI）。须强调的是，目前学界认为对乳腺癌的诊断和筛查而言，动态增强扫描是必不可少的序列，"先做乳腺 MRI 平扫，之后评估是否需要进一步增强扫描"的观点不适用于乳腺癌。对只需评估乳房植入物完整性的病例，可不行 DCE-MRI，考虑到一般情况下会同时评估植入物以外的乳腺实质内是否有病灶，常规情况下还是须进行增强检查的。

MRI 增强扫描中使用的对比剂为含钆（Gd）离子的螯合物，进行常规检查时，根据患者体重（kg），注射剂量为 0.1～0.2mmol/kg，通过高压注射器以 2～3ml/s 的速率注射，随后以相同速率注射生理盐水 20ml 以冲洗注射管，而后对乳腺行多期动态增强扫描并采集图像，横断面扫描时的相位编码应为"左右"，以避免出现心跳和呼吸所导致的运动伪影。采集矢状面图像时，相位编码方向为"头脚"。采集冠状面图像时，相位编码方向则采用"左右"。

（一）MRI 平扫

MRI 平扫在乳腺检查中价值有限，但部分病变的 MRI 平扫信号可以提供诊断参考。

1. T_1WI 平扫 T_1WI 一般采用非脂肪饱和序列，高信号脂肪的表现不同于纤维腺体组织、囊肿、淋巴结和乳腺内的良恶性病变等（图 3-3-1A），肿块型乳腺癌一般表现为等或稍低信号，非肿块型乳腺则很少表现出信号异常。利用此序列可以检测到活检后的定位金属标记物。T_1WI 的扫描层厚为 3～4mm，一般采用横断位扫描。

2. T_2WI T_2WI 常规使用脂肪饱和序列，其可被用于区分囊性病变和实性病变，最常使用短反转时间反转恢复序列（short inversion time inversion recovery sequence，STIR sequence）。设置反转时间（inversion time，TI）以达到最佳脂肪抑制效果。脂肪抑制效果良好时，图像上呈高信号的区域多为充满液体的囊性病变或血管（图 3-3-1B），正常的淋巴结也表现为明显高信号。肿块型和非肿块型乳腺癌一般表现为稍高信号，表现为非常高信号的病变不是典型的乳腺癌表现，要考虑良性病变的可能。T_2WI 的扫描层厚为 3～4mm，采用与 T_1WI 相同的定位参数。

3. 弥散加权成像 弥散加权成像是一种功能性成像技术，其与标准 DCE-MRI 方案结合可以提高乳腺 MRI 的诊断符合率。

弥散（diffusion）被用来描述水分子和其他小分子的随机热运动（布朗运动）。表观弥散系数（apparent diffusion coefficient，ADC）被用来描述水分子的净移动。弥散敏感度（又称 b 值）被用于控制运动敏感梯度的强度，从而决定弥散权重的程度。乳腺 DWI 中的最小 b 值可选 0s/mm^2 或 50s/mm^2，最大 b 值可选 850～1 000s/mm^2。

弥散加权成像产生两种图像，DWI 图和 ADC 图（图 3-3-2）。在 DWI 图中，乳腺癌组织中水分子的弥散自由度降低，信号强度高于正常组织。由 DWI 数据后处理获得的灰阶 ADC 图上，乳腺癌组织的 ADC 降低，较正常组织区域表现为灰暗区。对于鉴别乳腺良恶性肿瘤的 ADC 阈值还没有确定的共识，一般认为恶性肿瘤的 ADC 为 (0.95～1.02)×10^{-3}mm^2/s，良性肿瘤的 ADC 为 (1.35～1.66)×10^{-3}mm^2/s，正常组织的 ADC 为 (1.51～1.9)×10^{-3}mm^2/s。DWI 的定位参数尽量与平扫 T_1WI 和 T_2WI 相同，以便在多序列图像中观察病灶信号。

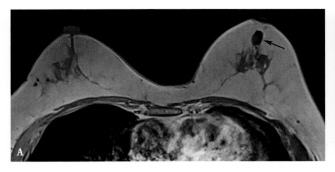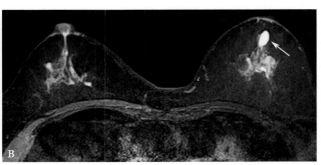

图 3-3-1 乳腺 MRI 平扫

A. 平扫非脂肪饱和 T_1WI，脂肪表现为高信号，纤维腺体和左乳囊肿（箭头）表现为低信号；B. 平扫 STIR 序列 T_2WI，脂肪表现为低信号，纤维腺体和左乳囊肿（箭头）显示清晰。

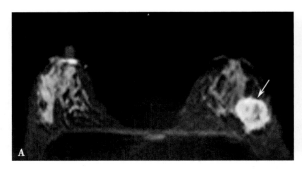
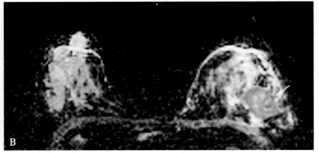

图 3-3-2　乳腺弥散加权成像

A. DWI 图（b 值 ＝ 1 000s/mm²），左乳肿块（箭头）表现为高信号；B. ADC 图，左乳肿块（箭头）的 ADC 较周围正常腺体组织减低。

（二）动态增强扫描

1. 扫描序列　乳腺 MRI 的动态增强扫描中一般使用 3D 梯度回波 T₁ 加权序列，由注射对比剂前的一次扫描和注射后的多个时间点的连续无间隔扫描构成，至少采集注射对比剂后 6min 内的强化图像。乳腺 MRI 要求扫描层厚为 3mm 或以下，实际应用中多采用 1mm 左右的层厚。平面内像素小于 1mm²，以达到各向同性。薄的层厚和具有各向同性的高空间分辨率利于清晰显示更小的病灶及其边缘、边界。乳腺恶性肿瘤的强化一般在注射对比剂后 60～120s 的区间内达到峰值，根据不同设备的特性选择成像参数，将增强后某一期相的最大对比权重设置在此峰值或峰值附近。此期图像对于病灶的形态分析是最重要的。

2. 后处理　动态增强的每一期相扫描完成后，程序内可进行图像的自动减影和最大密度投影（maximum intensity projection, MIP）重建，从而获得多期相减影图和 MIP 图。在减影图上，脂肪和无强化区呈完全暗区，病灶可以被显示得更加清晰（图 3-3-3A、B）。MIP 图像可以三维显示乳房内强化病灶的数量、位置关系以及肿瘤血管等情况（图 3-3-3C）。

制作强化病灶的时间 - 信号强度曲线（time-

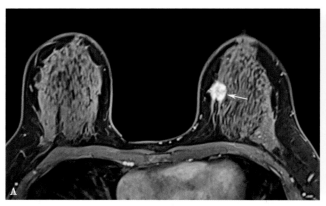
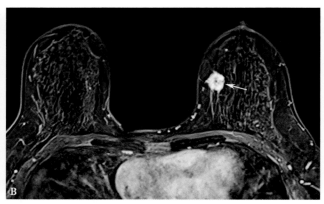
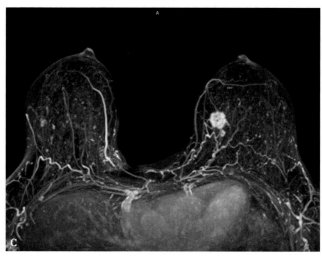

图 3-3-3　乳腺动态增强 MRI 检查

A. 增强 T₁WI，增强后第二期左乳肿块（箭头）明显强化；B. A 的同期减影图，无明显强化的纤维腺体呈低信号，肿块（箭头）显示更加清晰；C. MIP 图，可见肿块周围肿瘤血管增生。

signal intensity curve，TIC），须在多期动态增强扫描的非减影图上制作时间 - 信号强度曲线。选取目标病灶最大面积层面勾画感兴趣区（region of interest，ROI），确认每一期图像的 ROI 均在病灶的相同或相似位置后生成 TIC（图 3-3-4）。

3. **分析方法**　从形态上对病灶进行分析是最基本和最重要的步骤。要全面、仔细地观察各个序列以及增强扫描各个期相的图像。对于肿块的形态描述，应选择病变强化最明显的一期或肿块与乳腺背景实质强化对比度最强的一期进行，所选择的一般是增强后第一或第二期的减影图像，辅以多平面重建，由此，医生可从各个角度分析病变的形状特

征。非肿块强化病变的强化峰值可能出现在增强后较晚的期相，所以，对于增强后各个期相的仔细观察尤其重要，应从病灶的分布、内部增强特点方面进行综合分析。对于肿块和非肿块强化病灶，都要描述其与乳头及皮肤的距离，病灶是否侵犯胸肌，病变的最大范围，以及相关征象。

利用 MIP 图像可以快速检测到病变或异常的淋巴结，还可检测到其与周围血管的关系。在有多个病变的病例中，MIP 图像对于外科医生评估各个病变之间的关系很有价值。但须注意的是，在任何情况下都不能用 MIP 图像进行病灶范围或病灶与正常结构间距的测量。

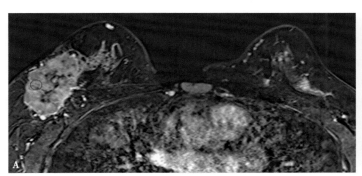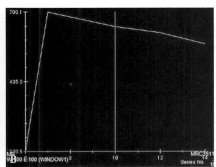

图 3-3-4　乳腺癌多期动态增强扫描 TIC 图
A. 增强 T_1WI，在右乳肿块的实性部分勾画 ROI（红圈）；B. 时间 - 信号强度曲线。

分析可疑病灶动态增强特征的方法，包括描述性分析、半定量分析和定量分析。

（1）描述性分析：描述感兴趣区的时间 - 信号强度曲线类型，是最简单和常用的分析方法。时间 - 信号强度曲线上，注射对比剂后约 2min 处为增强早期和中后期的交界点。在增强早期，曲线上升的速度分为缓慢型、中等型和快速型。综合早期和中后期的曲线走向，将曲线类型分为持续上升型、平台型和流出型（图 3-3-5）。

1）持续上升型：为渐进持续性强化的曲线，多见于良性病变。

2）平台型：早期明显强化，中后期维持平台水平的曲线，良、恶性病变均可表现为此型。

3）流出型：早期迅速明显强化后又迅速廓清的曲线，多见于恶性肿瘤。

（2）半定量分析：通过时间 - 信号强度曲线计算出多个参数，如早期增强曲线的斜率、达峰时间、最大强化率。

（3）定量分析：通过监测感兴趣区的时间 - 信号强度变化特点，结合适当的药代动力学模型，计

算出定量增强参数。常用参数包括容量转移常数（K_{trans}）、速率常数（K_{ep}）、血管外细胞外容积分数（V_e）等，这些参数可反映组织血流灌注情况和血管通透性，在提高恶性肿瘤诊断的特异度方面具有价值。但由于受模型和测量技术限制，该分析方法的临床使用还具有不确定性。

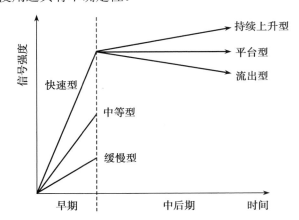

图 3-3-5　乳腺动态增强扫描时间 - 信号强度曲线
曲线上升的速度根据 2min 内强化程度而分为缓慢型（<50%）、中等型（50%～100%）、快速型（>100%）。综合早期和中后期的曲线走向，将曲线类型分为持续上升型（升高 >10%）、平台型（升高或降低≤10%）和流出型（下降超过 10%）。

（三）MR 波谱成像

MR 波谱成像（magnetic resonance spectroscopy，MRS）获得的光谱峰可以反映组织代谢产物的化学成分及其浓度，将其应用于乳腺有助于识别恶性肿瘤。不同于脑和前列腺等器官，乳腺波谱通常只有一个代谢高峰，即胆碱峰，大约在百万分之 3.23 处（图 3-3-6）。浸润性乳腺癌组织内的胆碱含量较正常乳腺组织升高，反映出肿瘤组织中细胞膜更新加速、细胞增殖速度加快。MRS 与 DCE-MRI 结合，可以提高浸润性乳腺癌的诊断灵敏度和符合率，还可在乳腺癌新辅助治疗早期监测药物疗效。在场强为 1.5T 和 3T 的磁共振设备上均可行 MRS 扫描。

乳腺 MRS 扫描可为单体素波谱（single voxel spectroscopy，SVS）扫描或多体素波谱扫描，前者应用广泛，扫描时间短，成功率高。SVS 使用 STEAM（激励回波采集模式，stimulated echo acquisition mode）或 PRESS（点分辨波谱成像，point resolved spectroscopy）脉冲序列，产生一个单一的谱线，代表所采集体素的平均化学信号。SVS 扫描中，体素的选择对于 MRS 检查能否成功非常重要，ROI 的大小要合理、稳定，要避开血管、空气、脂肪、金属、钙化

和坏死区，这是因为上述区域容易产生磁敏感伪影，降低分辨率和灵敏度，掩盖代谢物的检出。

乳腺 MRS 中通常使用液体抑制技术和脂肪抑制技术，以减小水峰和脂肪峰带来的基线变形。静磁场（B_0 场）不均匀可导致波谱信噪比（signal-to-noise ratio，SNR）和分辨率降低。大多数 MRI 设备可以自动匀场，但在乳腺中，由于采集的体素大多包括了病变、腺体和脂肪组织的混合物，水-脂交界面上的 B_0 场扭曲导致自动匀场后仍得不到较高的光谱分辨率，故往往须手动匀场以获得更好的 B_0 场均匀性。

乳腺 MRS 检查能否成功与多个因素相关，包括以下因素：

1. 患者能否配合制动。
2. 匀场效果。
3. 病变组织性质一致性的情况，对于有大量坏死、血液成分、钙化的病变较难获得好的 MRS 图像。
4. 病变附近的植入物，如手术夹等产生的伪影。

乳腺 MRI 扫描技术是非常复杂的，根据临床需求合理应用 MR 成像序列、获得高质量的 MRI 图像可以提高乳腺疾病的诊断符合率，积极开发并应用功能成像可以获得更多乳腺病变的生物学信息。

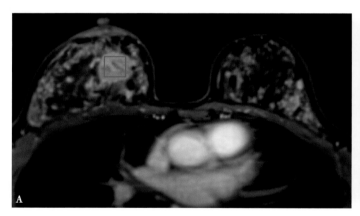
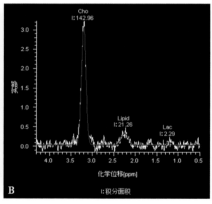

图 3-3-6　乳腺 MRS

A. 右乳病变单体素 MRS，感兴趣区（蓝色方框）置于强化的实性病灶内；B. 波谱图，在百万分之 3.23 处可见胆碱峰（红色最高峰）。

（张小玲　顾雅佳）

第四节　其他乳腺成像方法

一、乳腺专用 CT

临床上常用于乳腺检查的 CT 有两种，一是锥光束乳腺 CT，二是多层螺旋 CT。前者是专门用于乳腺检查的成像技术，而对于普通螺旋 CT，目前不

建议在乳腺专项检查中使用该方法。

锥光束乳腺 CT（cone-beam breast CT，CBBCT）是一种基于锥形束 X 射线和平板 X 射线探测器的乳腺专用 CT 成像技术。锥形束 X 射线 CT 是 21 世纪初发展起来、用于进行器官整体三维成像的新兴 CT 成像技术。以锥形 X 射线束照射器官整体，具有扫描速度快、整体辐射剂量低、伪影较少等优势；同时，使用锥形 X 射线束的检查产生的 CT 影像在

空间各个坐标方向上能够实现相同的分辨率,具有各向同性的特点。该影像特点使得从任意角度观察和准确测量成为可能,提高了影像解读自由度和测量准确性。

乳房的结构特点使其成为锥光束 CT 技术的应用对象。乳房在自然下垂时从胸壁自乳头形成一个独立于体外的悬垂个体,其形状可近似为半椭球体,其周边空间可允许锥形 X 射线束仅对乳房进行照射,而不给身体的其他部位带来辐射影响。

锥光束乳腺 CT 采用半锥形 X 射线束,在覆盖整个乳房的同时也避免了多余的射线对胸壁以上的其他非乳房部位产生不必要的照射。每次投照时,X 射线发射器发出的锥形束 X 射线在穿透整个乳房后形成乳房平面投影图,平面投影图被发射器对侧的平板探测器捕捉并保存到存储器。整个扫描过程中,发射器和探测器同步围绕乳房进行 360° 旋转,发射器以脉冲投照方式进行 300 次投照,探测器捕捉到 300 幅不同角度的乳房投影图序列。计算机利用 300 幅投影图序列进行三维重建处理,从而获得乳房的全三维 CT 影像,包括任意方向的 MPR 图(临床常用的是横位、矢状位、冠状位的图像)和任意方向的 MIP 图(图 3-4-1)。

乳腺 CBBCT 实现了真正的三维容积成像,可以进行任意方位重建,对于病变的形态特点、空间定位及其与周围结构关系的显示更加精准和直观,更有利于临床医生的认知和理解。CBBCT 具有很高的空间分辨率和密度分辨率,其各向同性的空间分辨率常规为 $0.273mm^3$,最小可达 $0.155mm^3$,该方法可以提高对于小的肿块型病变和钙化病变的显示能力,尤其是对于微小钙化病变,但目前仍然达不到 X 线摄影的显示能力。另外,CBBCT 还可以结合增强扫描,被用于进一步评价病变的血供情况,从而帮助医生进行更加全面、准确的诊断和评估;也可以在 CBBCT 导引下对乳腺病变进行精准定位,从而引导定位导丝的放置,穿刺活检,以及消融、旋切等各种介入治疗。

CBBCT 的不足是乳腺腺体剂量相对较高,目前,一次 CT 检查只能对单侧乳腺成像。

(一)CBBCT 检查的适应证与禁忌证

1. **适应证** CBBCT 目前不能被用于无症状人群体检和乳腺癌筛查。对于有症状患者(包括临床可触及的病变、乳头内陷或回缩、乳头溢液、皮肤增厚、单侧腋淋巴结肿大或双侧腋淋巴结肿大不伴系统性疾病等患者),可进行诊断性 CBBCT 检查,同时建议结合增强扫描。目前多项研究表明,CBBCT 平扫对于致密型乳腺的非钙化病变的检出率优于 DM,但不及磁共振平扫,CBBCT 增强扫描对于病变的检出率与磁共振增强扫描相似。

2. **禁忌证** CBBCT 检查的禁忌证与普通 CT 检查相同,包括以下几种:

(1)严重心、肝、肾功能不全者(行 CBBCT 平扫的患者除外)。

(2)孕妇及备孕妇女(射线对人体有一定伤害)。

(3)对于哺乳期妇女,也建议尽量避免做 CBBCT 检查,若确须做此项检查,则应当先吸净乳房内的乳汁再行检查;增强检查后 24h 内的乳汁应被弃掉。

(4)严重甲亢、哮喘的患者,对海带、海鲜、碘剂过敏患者(平扫患者除外)。

(5)无法配合的患者,如意识不清、躁动、癫痫发作、神经刺激症等患者。

(二)检查前准备和操作步骤

1. **检查时间** 无特殊要求,建议尽量避免在月经前一周进行检查,最佳检查时间为月经来潮后第 7~10 天。

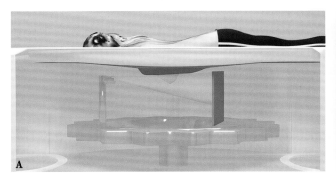
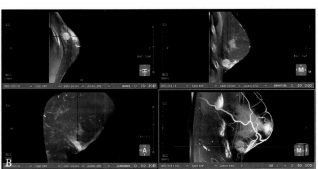

图 3-4-1 锥光束乳腺 CT 三维成像

A. 锥光束环绕乳房旋转 360° 完成扫描;B. 对锥光束乳腺 CT 扫描得到的图像进行三维重建得到的横位、矢状位、冠状位 MPR 图和 MIP 图。

2. 患者准备

（1）检查前除去上衣（包括头颈部的配饰），充分暴露乳房，尤其须清除乳房区域外敷的药物和黏附于皮肤上的污渍。

（2）技师向患者解释CBBCT的检查过程及注意事项：检查总过程的时长约10分钟，包括上、下检查床、定位、扫描等；患者将俯卧于检查床上，被扫描乳房穿过检查床中部开口、自然垂入扫描区；扫描前，患者须摘掉头颈部的饰物，脱下病号服，以免饰物、纽扣或其他异物进入扫描区域而影响成像；单侧扫描时长为10s；扫描过程中，患者可保持正常、平稳呼吸，无须屏气，但不可剧烈喘气和移动。

（3）摆位：①协助患者舒适俯卧于检查床，使其被扫描乳腺一侧的手臂平放，另一侧手臂弯曲、置于头部上方，患者肩部置于检查床开口挡板大凹槽中，以保证扫描范围最大限度地覆盖腋尾区域。②调整乳房位置，使乳房尽量置于扫描区域正中，可适当下拉乳房以保证较好的覆盖范围并使乳房位于正中位置。③确保没有其他组织垂入扫描区（腰腹部脂肪、肩部、对侧乳房等），如图3-4-2所示。

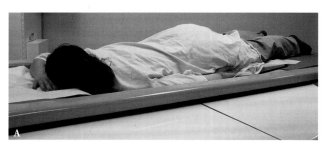
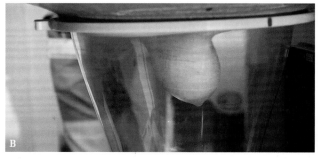

图3-4-2　锥光束乳腺CT扫描摆位
A. 患者采用俯卧位；B. 乳房自然下垂于扫描区域中心。

（4）连接高压注射器：如果须行增强扫描，则提前在前臂静脉埋入留置针，准备高压注射器，添加足量的对比剂及生理盐水，设置好注射剂量及对比剂流率等参数，通常以3.0ml/s的流率注射对比剂碘佛醇90ml，然后以相同流率注射生理盐水30ml冲管。

3. 设备准备

（1）了解CBBCT设备的性能、规格、特点和各部件的使用注意事项。

（2）确保机房环境条件（温度、湿度等）符合设备要求。

（3）严格遵守操作规则，正确、熟练地操作，以保证人机安全。

（4）机房内保持清洁。

（5）每日检查结束后关闭设备，将机架复位，确保安全、无误。

（6）定期对机器进行校准和保养，使用体模扫描检查图像质量是否达标（在后续质量控制中详细描述）。

4. 一般操作步骤

（1）开机。

（2）检查并调节机房的温度及湿度。

（3）使用CBBCT专用体模扫描对机器进行校准。

（4）常规非增强扫描：依次对患者的双侧乳房分别进行摆位、扫描，机器根据乳房的大小及密度自动调整管电流，操作员可根据具体情况在自动调整的基础上适当进行手动调整。

（5）增强扫描：先进行健侧乳房摆位、增强前扫描；然后进行患侧乳房摆位，连接高压注射器，于对比剂注射后延迟一定时间进行增强后扫描（目前，增强扫描延迟时间尚未形成统一共识，基本可从注射开始后60～120s的时间范围选择，可以获取病灶的较好增强效果），在增强扫描过程中，须密切观察患者的反应；患侧乳房增强扫描完成后，再次进行健侧乳房的摆位和增强后扫描。

也有研究对患侧乳房进行增强后早期和延迟期双期扫描，医生可以由此观察对比剂流入、流出状况，但这同时也增加了辐射剂量，须引起注意。

（6）对原始图像进行三维后处理。重建后的图像为具有各向同性的全三维影像。

（7）检查完成后，接受增强扫描的患者须在休息区接受30min医学观察，确认无碘对比剂不良反应后离开。

（三）CBBCT伪影

CBBCT的典型伪影包括以下几种：

1. 患者运动伪影　患者在扫描进行中因为剧烈呼吸、身体移动等原因，造成乳房在图像采集过程中产生较大位移，带来CBBCT影像中的虚影（图3-4-3）。

2. 暗条纹伪影　由于摆位不当等原因，腹部脂肪、肩部等非乳腺部位垂入扫描区域，造成靠近胸壁部位出现亮度显著变暗的区域（图 3-4-4）。对此，摆位时须注意无关部位不能垂入扫描区。

3. **金属伪影** 当患者乳房内有金属植入物或较大的致密钙化灶时，CBBCT 影像中会出现条纹状伴随黑影区域的金属伪影（图 3-4-5）。出现金属伪影时，操作员可手动调整三维重建参数，选择金属伪影矫正选项，可以减轻金属伪影的影响。

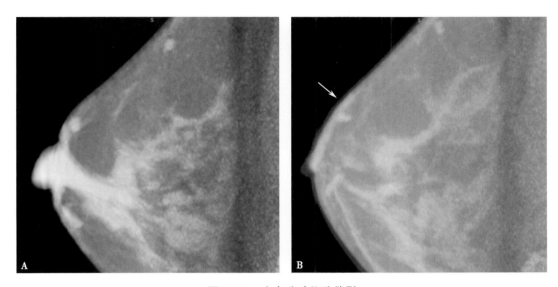

图 3-4-3 患者移动位移伪影
A. 图像整体模糊；B. 调整显示对比度后，可见皮肤边缘出现虚影，提示运动伪影。

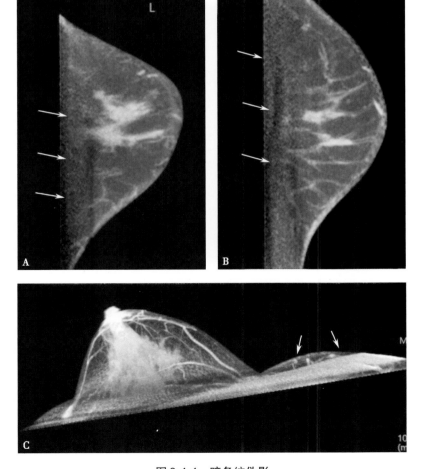

图 3-4-4 暗条纹伪影
A、B. 乳腺 CBBCT 横轴位图像（A 图，相当于头尾位）及矢状位图像（B 图），箭头所示腺体后部条带状低密度影为腹壁皮下脂肪；C. 箭头示腹壁皮下脂肪进入扫描野所致伪影。

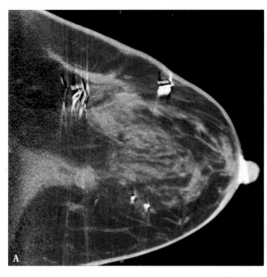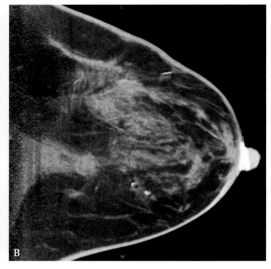

图 3-4-5　金属伪影

金属植入物或大钙化灶周围出现黑影和条纹状高密度影（A 图），矫正后（B 图）可在极大程度上消除金属伪影。

（四）CBBCT 设备质量控制（QC）

为保证持续获得最佳的图像质量，包括维持噪声标准、图像对比度、空间分辨率并尽可能减少伪影、辐射剂量，须定期对 CBBCT 设备进行质量控制，表 3-4-1 列举了 CBBCT 设备的常规 QC 项目、测试周期及执行标准。

表 3-4-1　CBBCT 设备的 QC

测试项目	测试周期	执行标准
设备预热	每日使用前	扫描过程正常，采集图像无明显伪影
低对比度分辨率	每日一次	≤6mm
空间分辨率	每日一次	≤290μm
CT 值准确性	每日 / 每月 *	（60±20）HU
CT 值均匀性	每日 / 每月 *	≤30HU
噪声值	每日 / 每月 *	≤50HU
对比度噪声比	每日 / 每月 *	≥0.7
质控人员每月 QC 检查	每月一次	按法规要求
检查床的垂直升降精度	每年一次	±2mm
扫描架的垂直升降精度	每年一次	±2mm
准直激光的定位精度	每年一次	<5mm
质控人员年度 QC 检查	每年一次	各项 QC 指标达标 air kerma @ 100mA = 2 850mR（25mGy）×（100%±20%）

* 可以每日做一次，至少每月做一次。

二、乳腺分子影像学

分子影像学（molecular imaging）是应用影像学方法对活体状态下的分子生物学过程进行定性和定量研究的学科，可以反映微观分子在体内的宏观分布及其随时间的动态变化，从而将细胞功能可视化。传统影像技术主要通过形态学改变来认识疾病，而分子影像技术可检出病变的基因或蛋白质水平的异常，这些异常的出现早于解剖形态学改变，且反映的是疾病过程的分子生物学信息，在肿瘤的早期诊断、精准诊治方面具有独特的优势。乳腺癌是高度异质性的肿瘤，基于分子分型的精准诊疗十分关键。乳腺分子影像学方法可利用分子探针可视化乳腺癌的生物学过程，可在早期诊断、分子分型、分期、治疗决策、疗效评估及预后预测等方面发挥重要作用。

目前，分子影像技术的主要成像方式包括放射性核素显像（radionuclide imaging, RI, 即核医学显像）、MRI、超声成像、光学成像（optical imaging, OI）等。放射性核素显像是应用最早、最广泛的分子影像技术，也是目前临床应用最成熟的分子影像技术，特别是正电子发射体层成像（positron emission tomography, PET）的应用，其为从分子及细胞水平的影像技术，使得无创、准确、早期诊断和评估乳腺癌成为可能。随着乳腺癌靶向分子影像探针的不断发展和丰富，分子影像技术已能针对代谢、受体、细胞增殖等方面进行特异性显像，部分已经被应用于临床，可指导临床精准诊疗。

（一）放射性核素显像

1. PET/CT 在乳腺癌的临床应用 PET/CT 将快速、高分辨率的 CT 与能准确显示疾病进程的 PET 进行图像融合，即功能成像技术和解剖成像技术相互结合，优势互补，大大提高了对疾病的诊断能力并有了更广阔的临床应用领域。^{18}F- 氟代脱氧葡萄糖（^{18}F-FDG）是目前临床应用最广泛、最成熟的 PET 显像剂，主要被用于显示细胞的葡萄糖代谢活性，在恶性肿瘤的早期诊断、分期、疗效评价、疗效预测、治疗后再分期等方面发挥着重要作用。大多数乳腺癌患者，其肿瘤原发病灶和转移灶的葡萄糖代谢异常增高，^{18}F-FDG PET/CT 可被用于其诊断和临床分期（图 3-4-6）。与传统影像学检查方法相比，PET/CT 对早期乳腺癌原发灶和腋淋巴结的评估不具优势，对在局部进展期乳腺癌病例中检出腋外淋巴结转移及远处未知转移灶具有优势，临床应用价值较高。

（1）乳腺癌诊断及分期

1）乳腺癌原发灶评估：传统乳腺影像学检查方法包括 X 线摄影、超声检查和 MRI，这些传统方法仍是乳腺病变检出和评估的主要手段。与传统乳腺影像学检查方法相比，^{18}F-FDG PET/CT 全身显像对乳腺原发病灶的诊断灵敏度较低，尤其是对直径小于 1.0cm 的病灶，CT 和 PET 的灵敏度均较低；一些特殊病理亚型的肿瘤如小叶癌的 ^{18}F-FDG 摄取低

于导管癌，此类病变在较大时也可能表现为 PET 假阴性，导致漏诊。在特异度方面，PET/CT 也不具优势，炎性病变、良性肿瘤、生理性改变（如哺乳期）等均可表现为 ^{18}F-FDG 高摄取（图 3-4-7），对此，在临床工作中应注意不要误诊为恶性病变。

^{18}F-FDG PET/CT 全身显像对乳腺病变检出和良恶性鉴别诊断的价值有限，不作为初诊乳腺病变的首选检查方法。但是须注意的是，PET/CT 全身检查偶然发现的乳腺高代谢肿物中，有 30%~40% 为恶性肿物，须进一步行乳腺影像评估，必要时活检。

2）区域淋巴结评估：目前，乳腺癌腋淋巴结的术前主要评价方法是超声检查及前哨淋巴结活检，PET/CT 对腋淋巴结的评估优势有限，与传统影像学方法相比，它的主要价值在于评价腋窝以外区域的淋巴结，包括锁骨上区、锁骨下区、内乳区等部位（图 3-4-8），这些部位的淋巴结较隐匿，采用常规检查方法时易漏诊。如果在 ^{18}F-FDG PET/CT 全身显像中发现了隐匿区域的淋巴结转移，则将影响其分期及治疗决策，改变手术或放疗的范围。

3）远处转移：常规评价方法包括胸部 CT、腹部超声、放射性核素骨扫描等方法。与常规影像学方法相比，^{18}F-FDG PET/CT 可以从功能和形态两方面进行评估，同时，其在一次成像中可显示全身部位，可在单次检查中发现未被发现的远处转移。^{18}F-FDG PET/CT 可以在临床早期检出异常信号，有

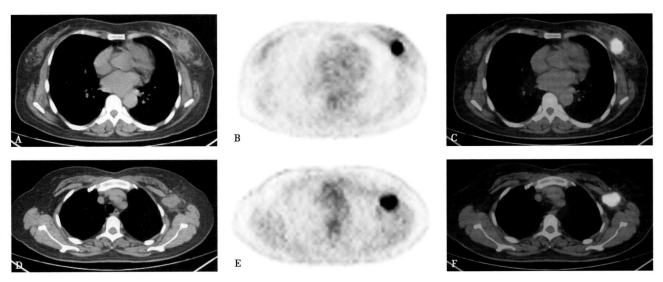

图 3-4-6 左乳乳腺癌伴左侧腋淋巴结、内乳淋巴结转移

女性患者，55 岁，发现左乳肿块而就诊。A~C. 乳腺层面横断面 CT 图像、^{18}F-FDG PET 图像、PET/CT 融合图像，乳腺层面 CT 显示左侧乳腺肿块，形态不规则、边缘不光整，PET 图像显示为 ^{18}F-FDG 高代谢，SUVmax 10.0；D~F. 腋窝层面横断面 CT 图像、^{18}F-FDG PET 图像、PET/CT 融合图像，腋窝层面 CT 显示左侧腋窝肿大淋巴结，PET 图像显示为 ^{18}F-FDG 高代谢，SUVmax 11.9，考虑转移。乳腺肿物穿刺病理为浸润性癌，非特殊型，3 级，ER（−）、PR（−）、HER-2（3+），左侧腋淋巴结穿刺提示有癌细胞。

较高的灵敏度和特异度，较常规检查能检出更多的远处转移灶，尤其是较 CT 能检出更多骨转移灶。

PET/CT 对早期乳腺癌原发灶和腋淋巴结的评估不具优势，对在局部进展期乳腺癌病例中检出腋外淋巴结及远处未知转移灶具有优势，临床应用价值较高。对临床 Ⅰ、Ⅱ期的低风险患者不常规推荐 PET/CT。

（2）疗效评估：MRI 是目前乳腺癌新辅助治疗（neoadjuvant therapy，NAT）疗效评价的主要方法，

^{18}F-FDG PET/CT 中最大 SUV 的早期变化与治疗反应相关，可被用于 NAT 疗效评估。对于转移病灶，常规 CT 和 MRI 主要通过其大小变化来评价疗效，^{18}F-FDG PET/CT 可通过其代谢变化来评价疗效，在骨转移疗效评价方面，SUV 变化可被用于早期预测骨转移疗效，优于 CT。

（3）远处转移和复发：乳腺癌治疗后，当临床症状、血生化、肿瘤标志物等检查显示肿瘤可能复发、转移时，须进一步行影像学检查。CT、MRI、骨扫

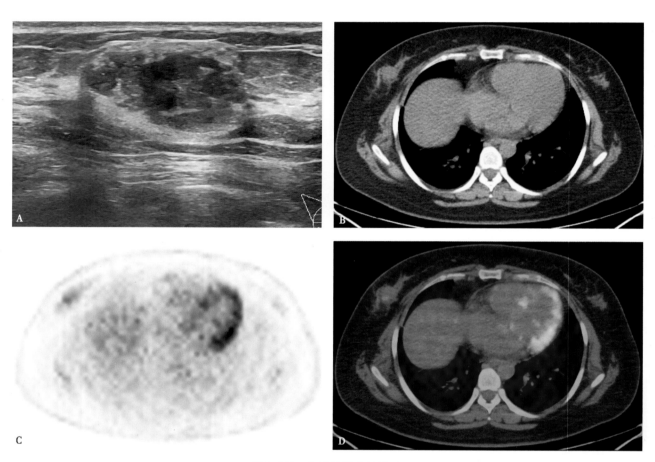

图 3-4-7　右侧乳腺良性肿瘤

女性患者，29 岁，因甲状腺癌就诊，超声发现右侧乳腺结节。A. 右侧乳腺超声，显示右侧乳腺外下象限不均匀低回声肿物，边界尚清晰；B～D. 乳腺层面横断面 CT 图像、^{18}F-FDG PET 图像、PET/CT 融合图像，乳腺层面 CT 显示右侧乳腺外下象限稍高密度结节，PET 显示轻度摄取，SUVmax 2.2。行右侧乳腺肿物切除，病理提示乳腺纤维腺瘤，伴导管上皮及间质细胞增生。

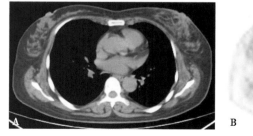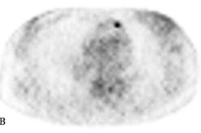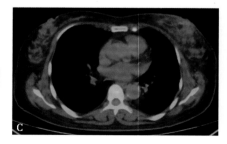

图 3-4-8　左侧乳腺癌伴左侧腋窝、内乳淋巴结转移

同图 3-4-6 患者。A～C. 乳腺层面横断面 CT 图像、^{18}F-FDG PET 图像、PET/CT 融合图像，CT 显示左侧内乳区小淋巴结，但 PET 图像显示为 ^{18}F-FDG 高代谢，SUVmax 4.7，考虑转移。化疗后内乳区淋巴结缩小。

描等仍是常用的评价方法。现有研究显示 ^{18}F-FDG PET/CT 在检出复发、转移灶方面优于增强 CT 及骨扫描（图 3-4-9）。

（4）组织病理学与分子亚型对 ^{18}F-FDG PET/CT 的影响：乳腺癌的 ^{18}F-FDG 摄取受其受体状态、组织学分级、类型的影响。研究显示雌激素受体（ER）阴性肿瘤较阳性者具有更高的 ^{18}F-FDG 摄取，高组织学分级（3 级）肿瘤较低分级者具有更高的 ^{18}F-FDG 摄取，但不同分子亚型乳腺癌的 PET 表现有很大重叠。组织学类型上，浸润性小叶癌的原发灶和转移灶的 ^{18}F-FDG 摄取均低于浸润性导管癌，导致对其的检测灵敏度降低，在 PET 上容易漏诊，在临床工作要对此予以注意。

2. 新型放射性显像剂 目前临床常规应用的 ^{18}F-FDG 显像剂主要被用于显示细胞的葡萄糖代谢活性，是非特异性显像剂。针对雌激素受体、孕激素受体和 HER-2 的新型靶向显像剂有助于精准、个体化指导临床治疗。

（1）雌激素受体显像剂：临床通常以肿瘤组织活检免疫组织化学检查结果评估 ER 的表达水平。近年来，研究证明 ^{18}F-氟雌二醇（fluoroestradiol，FES）PET 显像可被用于定量评估 ER 的表达水平，有助于观察其异质性，确定 ER 表达的部位和水平，还可被用于预测肿瘤对激素治疗的反应。研究表明，多达 30% 的患者在接受内分泌治疗后可能会失去 ER

表达，^{18}F-FES PET 有助于确定丧失 ER 表达或功能的部位，为临床内分泌治疗提供依据。

（2）HER-2 靶向显像剂：HER-2 阳性乳腺癌患者须接受特异性靶向 HER-2 的治疗（抗 HER-2 的人源化单克隆抗体）。^{89}Zr-曲妥珠单抗以高亲和力结合 HER-2 受体的细胞外结构。有研究显示，^{89}Zr-曲妥珠单抗可显示出良好的肿瘤摄取和 HER-2 阳性转移灶的可视化，从而精准指导临床治疗。

其他新型 PET 显像剂还包括反映细胞增殖的 ^{18}F-胸腺嘧啶核苷（fluorothymidine，FLT）显像剂、反映肿瘤乏氧的 ^{18}F-硝基咪唑（FMISO）显像剂以及用于反映肿瘤凋亡的 ^{18}F-膜联蛋白 V（annexin V）显像剂等。这些新型放射性示踪剂的应用可从分子水平可视化乳腺癌特征并改善治疗分层、疗效预测和评估，从而更精准地指导乳腺癌诊疗，对乳腺癌患者临床管理的应用范围将不断拓宽。

3. PET/MRI 在乳腺癌中的临床应用 与 CT 相比，MRI 具有更高的软组织对比度及空间分辨率，对中枢神经系统、头颈部、肝脏、盆腔、乳腺等软组织病变的检出明显优于 CT；MRI 在提供解剖信息的同时，还能提供一些功能信息，如灌注成像、弥散加权成像（diffusion weighted imaging，DWI）、磁共振波谱成像（MR spectroscopy，MRS）等。PET/MRI 可为临床提供更丰富的解剖及功能代谢等复合诊断信息。鉴于 MRI 在乳腺癌评估中的重要作用，

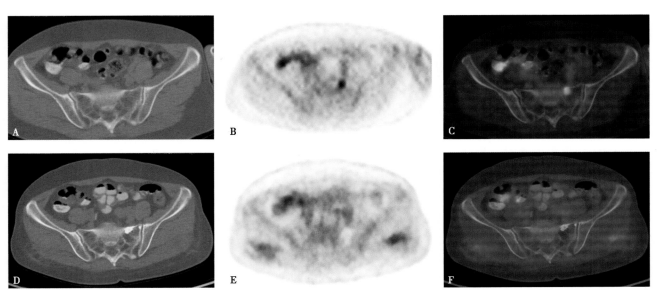

图 3-4-9 左乳乳腺癌术后远处转移

女性患者，50 岁，乳腺癌术后 3 年、放化疗后，浸润性癌，非特殊型，2 级，ER（+）、PR（+）、HER-2（2+），FISH 无扩增，行全身 PET/CT 检查。A~C. 骨盆层面横断面 CT 图像、^{18}F-FDG PET 图像、PET/CT 融合图像，显示骶骨左侧 ^{18}F-FDG 高代谢，同机 CT 局部未见骨质密度异常，患者同时有其他部位骨质代谢异常增高，考虑多发骨转移，行内科药物治疗；D~F. 骨转移治疗后骨盆层面横断面 CT 图像、^{18}F-FDG PET 图像、PET/CT 融合图像，2 年后复查，CT 显示局部骨质密度增高，呈成骨性改变，PET 未见代谢增高，提示治疗后改善。

PET/MRI 作为一种融合成像工具，为进一步改善乳腺癌患者的临床管理开辟了新的研究途径。PET/MRI 在乳腺癌原发灶诊断以及肝转移、骨转移、脑转移的检出等方面均较 PET/CT 具有更高灵敏度。^{18}F-FDG 仍是目前临床实践中最成熟、最常用的放射性示踪剂。结合针对不同肿瘤生物特性的新型靶向示踪剂的持续开发和应用，PET/MRI 有望成为全面描述乳腺癌发展分子过程的最佳成像技术。用于乳腺癌评估的 PET/MRI 检查通常由两种不同的检查组成。

（1）对比增强专用乳房 PET/MRI：患者先注射放射性示踪剂，而后根据示踪剂在体内分布的时间来确定扫描时间。患者取俯卧位，双乳放置在专用乳腺线圈内。乳房 PET/MRI 中，应先获得常规 MRI 序列，一般包括 T$_2$ 加权像（加或不加脂肪抑制）、DWI、DCE-MRI，所有序列的扫描通常均在横断面上完成。增强晚期冠状面脂肪抑制 T$_1$ 加权序列，也被推荐用于评估腋窝区域。整个检查是多参数扫描的，包括从 MRI 和 PET 图像融合中获取混合图像。

（2）全身 PET/MRI 采集：除专门的乳房成像外，当须对乳腺癌进行分期和治疗评估时，PET/MRI 还可以被用于进行全身成像。全身成像时，患者取仰卧位，首选冠状面扫描，进行脂肪抑制 T$_2$ 加权成像以及梯度回波成像、脂肪抑制 T$_1$ 加权成像（利用乳腺检查时注射对比剂所产生的对比）。DWI 通常采用横断面扫描。患者取仰卧位，采用头颅和体部线圈，伴随 PET 数据采集 4~5 个床位，组合在一起而得到最终的全身图像。

较 PET/CT 而言，PET/MRI 可以显著减小辐射剂量，这对年轻患者或辐射易感患者非常有益，但 MRI 需要较长的检查时间，目前尚需进一步探索以缩短乳房 PET/MRI 所需时间，特别是在采用全身 PET/MRI 的采集方案时。虽然现有证据表明 PET/MRI 在评估乳腺癌方面的效度和潜力令人鼓舞，但其高昂的采购和维护费用，使其临床应用受到限制。

4. 分子乳腺影像和乳腺专用 PET 分子乳腺成像（molecular breast imaging，MBI）是一种辅助乳腺成像方式，可被用于乳腺癌筛查、分期、治疗反应评估等方面，有研究显示乳腺癌在其上的表现与 MRI 相似。^{99m}Tc- 甲氧基异丁基异腈（^{99m}Tc-sestamibi）是目前被批准用于 MBI 的放射性药物。MBI 对致密型乳腺的筛查有一定帮助，但尚需进一步与乳腺常规影像学检查方法进行对比研究。MBI 已被美国 FDA 批准应用，但仍未被广泛应用于临床，未来还须在研发新型示踪剂、进一步降低剂量、研发 MBI 引导活检等方面进一步开展研究。

乳腺专用 PET 在乳腺癌原发灶检测方面比全身 PET 具有更高的灵敏度。其在乳腺癌局部分期、新辅助治疗反应评估以及乳腺局部病变复发检测等方面有潜在应用价值。

（二）MR 分子影像

MR 分子成像具有高软组织分辨力且具有可在任意方位扫描等优点，可以对组织进行精细定位和定量分析；但是检查时间相对较长、费用高，体内有金属植入物者禁止检测。MR 分子成像技术主要包括磁共振灌注成像、DWI 及相关技术、MRS 等，这些技术在乳腺病变的诊断及鉴别诊断、乳腺癌新辅助治疗疗效的评估及预测等方面均发挥重要作用。

（王翠艳 李 静 顾雅佳）

参 考 文 献

[1] 周纯武. 中华影像医学：乳腺卷 [M]. 3 版. 北京：人民卫生出版社，2019：44-45.

[2] 董凤林. 超声造影诊断乳腺疾病的临床应用现状及展望 [J]. 中华医学超声杂志（电子版），2020，17（12）：1151-1154.

[3] 张永学，兰晓莉. 分子核医学与多模态影像 [M]. 北京：人民卫生出版社，2019.

[4] 中国临床肿瘤学会指南工作委员会. 中国临床肿瘤学会（CSCO）乳腺癌诊疗指南 2023[M]. 北京：人民卫生出版社，2023.

[5] 杨忠毅，许晓平，王明伟，等. 乳腺癌 ^{18}F-FES 雌激素受体 PET 技术和应用标准 [J]. 中国癌症杂志，2023，33（8）：801-808.

[6] American College of Radiology. Digital breast tomosynthesis（DBT）guidance（a supplement to ACR BI-RADS mammography 2013）[EB/OL].（2019）[2024-08-22]. BI-RADS-Digital-Breast-Tomosynthesis-Supplement.pdf（acr.org）.

[7] TIRADA N, LI G, DREIZIN D, et al. Digital breast tomosynthesis: physics, artifacts, and quality control considerations[J]. Radiographics, 2019, 39（2）：413-426.

[8] American College of Radiology. Contrast enhanced mammography（CEM）（a supplement to ACR BI-RADS mammography 2013）[EB/OL].（2022）[2024-08-22]. acr.org/-/media/ACR/Files/RADS/BI-RADS/BIRADS_CEM_2022.pdf.

[9] NORI J, GILL M K, VIGNOLI C, et al. Artefacts in contrast enhanced digital mammography: how can they affect diagnostic image quality and confuse clinical diagnosis?[J]. Insights Imaging, 2020, 11（1）：16.

［10］CHUNG H L，BEVERS T B，LEGHA R S，et al. Nipple discharge imaging evaluation with mammography，ultrasound，galactography，and MRI[J]. Acad Radiol，2023，30（5）：783-797.

［11］PANZIRONI G，PEDICONI F，SARDANELLI F. Nipple discharge：the state of the art[J]. BJR Open，2019，1（1）：20180016.

［12］MOSCHETTA M，De RUVO V，DRAGO A，et al. DBT-galactography：a promising tool for improving the diagnostic workup of nipple discharge[J]. Eur Radiol Exp，2020，4（1）：40.

［13］TAO J，LIAO H，LIU Y，et al. Evaluation of breast galactography using digital breast tomosynthesis：a clinical exploratory study[J]. Diagnostics（Basel），2021，11（11）：2060.

［14］CHOI W J，KIM H H. Mammography-Guided Interventional Procedure[J]. J Korean Soc Radiol，2023，84（2）：320-331.

［15］BAHL M，MAUNGLAY M，D'ALESSANDRO H A，et al. Comparison of upright digital breast tomosynthesis-guided versus prone stereotactic vacuum-assisted breast biopsy[J]. Radiology，2019，290（2）：298-304.

［16］ROCHAT C J，BAIRD G L，LOURENCO A P. Digital mammography stereotactic biopsy versus digital breast tomosynthesis-guided biopsy：differences in biopsy targets，pathologic results，and discordance rates[J]. Radiology，2020，294（3）：518-527.

［17］GOLATTA M，PFOB A，BÜSCH C，et al. The potential of combined shear wave and strain elastography to reduce unnecessary biopsies in breast cancer diagnostics - an international，multicentre trial[J]. Eur J Cancer，2022，161：1-9.

［18］HUANG J X，LIN S Y，OU Y，et al. Combining conventional ultrasound and sonoelastography to predict axillary status after neoadjuvant chemotherapy for breast cancer[J]. Eur Radiol，2022，32（9）：5986-5996.

［19］LI J，SUN B，LI Y，et al. Correlation analysis between shear-wave elastography and pathological profiles in breast cancer[J]. Breast Cancer Res Treat，2023，197（2）：269-276.

［20］WANG B，JIANG T，HUANG M，et al. Evaluation of the response of breast cancer patients to neoadjuvant chemotherapy by combined contrast-enhanced ultrasonography and ultrasound elastography[J]. Exp Ther Med，2019，17（5）：3655-3663.

［21］ZHANG W，JIN Z Q，BAIKPOUR M，et al. Clinical application of ultrasound-guided percutaneous microwave ablation for benign breast lesions：a prospective study[J]. BMC Cancer，2019，19（1）：345.

［22］American College of Radiology. ACR BI-RADS® magnetic resonance imaging. In：ACR BI-RADS® atlas，breast imaging reporting and data system[J]. [EB/OL]. （2013）[2024-08-22]. MRI-Reporting.pdf（acr.org）.

［23］SCHUNEMANN H J，LERDA D，QUINN C，et al. Breast cancer screening and diagnosis：a synopsis of the European breast guidelines[J]. Ann Intern Med，2020，172（1）：46-56.

［24］MANN R M，CHO N，MOY L. Breast MRI：state of the art[J]. Radiology，2019，292（3）：520-536.

［25］AMINOLOLAMA-SHAKERI S，ABBEY C K，LOPEZ J E，et al. Conspicuity of suspicious breast lesions on contrast enhanced breast CT compared to digital breast tomosynthesis and mammography[J]. Br J Radiol，2019，92（1097）：20181034.

［26］UHLIG J，UHLIG A，BIGGEMANN L，et al. Diagnostic accuracy of cone-beam breast computed tomography：a systematic review and diagnostic meta-analysis[J]. Eur Radiol，2019，29（3）：1194-1202.

［27］MA J，HE N，YOON J H，et al. Distinguishing benign and malignant lesions on contrast-enhanced breast cone-beam CT with deep learning neural architecture search[J]. Eur J Radiol，2021，142：109878.

［28］ZHU Y，O'CONNELL A M，MA Y，et al. Dedicated breast CT：state of the art-Part Ⅰ. Historical evolution and technical aspects[J]. Eur Radiol，2022，32（3）：1579-1589.

［29］ULANER G A. PET/CT for patients with breast cancer：where is the clinical impact?[J]. AJR Am J Roentgenol，2019，213（2）：254-265.

［30］SARIKAYA I. Breast cancer and PET imaging[J]. Nucl Med Rev Cent East Eur，2021，24（1）：16-26.

［31］FOWLER A M，STRIGEL R M. Clinical advances in PET-MRI for breast cancer[J]. Lancet Oncol，2022，23（1）：e32-e43.

［32］ROMEO V，HELBICH T H，PINKER K. Breast PET/MRI hybrid imaging and targeted tracers[J]. J Magn Reson Imaging，2023，57（2）：370-386.

［33］PUJARA A C，KIM E，AXELROD D，et al. PET/MRI in breast cancer[J]. J Magn Reson Imaging，2019，49（2）：328-342.

［34］DIBBLE E H，HUNT K N，EHMAN E C，et al. Molecular breast imaging in clinical practice[J]. AJR Am J Roentgenol，2020，215（2）：277-284.

第四章 乳腺影像学征象及良恶性鉴别分析

第一节 乳腺肿块

一、肿块的定义与分析方法

乳腺影像学中的"肿块(mass)"是乳腺组织内的具有一定外凸轮廓的三维占位性病变,是一种影像学征象,可以由良性肿瘤、恶性肿瘤、囊肿、感染及其他一些原因所致。根据国际惯例,无论其直径是否超过3cm都将其称作乳腺肿块,而通常不用"结节"这一名词。这一概念与患者所自述的肿块(作为一种临床症状)或临床触诊所说的肿块(作为一种临床征象)可能有所差异。首先,乳腺影像学检查所发现的肿块,其中一部分可能不能被触及。其次,临床症状或临床征象所谓的"肿块"包含了两种情况:真性肿块(mass)和乳腺组织增厚(lump)。乳腺组织增厚可能在影像学上表现为非肿块样影像征象。本节分析的是临床可触及或不能触及的影像学检查中所见到的乳腺真性肿块。观察乳腺肿块的影像学征象非常重要,这涉及对肿块的定位、定性诊断。根据BI-RADS术语辞典,在所有的影像学方法(模态)中,肿块都可以用它们的位置、形状、大小和质地来描述。模态不同,对肿块的分析方法亦各有特点。

(一)乳腺影像学肿块一般观察要点

1. 位置

(1)侧别:即左乳或右乳。

(2)方位:有几种表达,首先是象限,即外上象限、内上象限、外下象限、内下象限。其次也可使用钟面标示(须同时标注左侧或右侧乳腺)。如肿块在两个象限相邻区,则可以将其方位描述为乳腺正上、正下、正内、正外侧区域或直接采用1～12点钟面定位。此外,乳头正后方至胸肌之间的区域不能用象限或钟面描述,可以将其称作乳腺中央区。紧邻乳头、乳晕的区域可被称作乳晕后区。位于乳腺外上邻近腋窝之处且与乳腺实质相连的组织区域可被称作腋尾区;对于该区域,如其与固有乳腺实质不相连则可称作腋前区,腋前区常可见副乳房及淋巴结。

(3)深度:即乳腺的前、中或后三分之一。

(4)到乳头的距离:即测量肿块前缘至乳头基底的距离。也可视情况测量肿块边缘至最近皮肤或最近胸肌的距离。

2. 大小 测量肿块的三维最大径线,对于单位,可以使用毫米(mm)。

3. 形状

(1)圆形。

(2)椭圆形。

(3)不规则形,即非圆形也非椭圆形。对于此类肿块,通常怀疑为恶性肿瘤。

(4)分叶形。

(二)乳腺X线摄影中肿块的定义与分析方法

乳腺肿块必须至少在两个不同的乳腺X线摄影投影上可见。它必须显示出部分或完全外凸的边界。当其比较致密时,病灶中心应比周围更致密。

乳腺的构成分类可以影响乳腺肿块的显示,致密型乳腺可以使得乳腺肿块不易被乳腺X线摄影发现。不均致密类(c类)和极度致密类(d类)乳腺中,肿块可能被乳腺纤维腺体组织遮掩,尤其是d类乳腺中,可能完全不能发现肿块,或者仅仅显示肿块的部分边缘,肿块也有可能表现为局灶性非对称致密。值得注意的是,对于在d类构成的乳腺中的肿块,即使是采用数字乳腺体层合成(DBT)所获得的X线断层图像也可能不予以显示。这是因为,DBT的断层图像可以避免X射线投射路径上肿块前、后致密组织因叠加组织效应而产生的遮掩,但是不能去除与肿块位于同平面的相邻致密组织形成的、由轮廓模糊效应所致的密度对比缺失。因此,对于d类乳腺,应在诊断报告结论中写明此种类型乳腺的

X射线诊断灵敏度下降，须结合临床及超声检查、MRI检查。

乳腺某些部位的肿块也可能较难在X线摄影上显示。完全脂肪类（a类）乳腺和散在纤维腺体类（b类）乳腺中，通常能较好地显示肿块，但在某些特定区域的肿块即使没有邻近组织遮掩也可能难以被显示，如肿块位于乳腺极端上侧、极端外侧、极端内侧以及腋尾区，则在常规头尾位摄影图像中肿块就可能因未被包全而不能显示。在这种情况下，须补充拍摄足头位、向外或向内扩展头尾位、乳沟位或腋尾位图像方能显示肿块。

注意，某些皮肤赘生物投影于乳腺X线摄影图像中时，会被误以为是乳腺内部肿块，对此，须结合临床表现鉴别。投照技师可在投照时对皮肤赘生物加以标记，或加拍皮肤赘生物切线位摄影。

因此，如果有临床发现，或在X线摄影中有可疑发现，则均应在诊断报告结论中建议进一步检查超声或磁共振成像（MRI），将BI-RADS分类归为0类。

对肿块行进一步的X线摄影时，对于影像的描述除位置、大小、形态之外，还应包括以下几点。

1. **边缘**　以恶性概率递增的顺序排列如下：

（1）边界可勾画（circumscribed）：肿块75%以上的边缘清晰。我国对这一术语习惯采用"边界清楚"这样的描述。

（2）边缘遮蔽（obscured）：肿块25%以上的边缘被相邻或重叠的纤维腺体组织所隐藏。由于部分边缘未被遮掩，故尚能看出肿块的部分轮廓。借助点压放大乳腺摄影或DBT，甚至超声检查、MRI，可以确认肿块存在，其真实的边界可能是比较清楚的，但也可能是模糊的。

（3）边缘模糊（indistinct）：肿块周缘均较模糊，显示出较毛糙的外观，但可以分辨肿块轮廓，此类肿块通常可疑恶性，或为炎性。

（4）微分叶边缘（microlobulated）：肿块有小波浪状边缘，通常边缘也是模糊的，此类肿块可疑恶性。

（5）多刺边缘（spiculated）：肿块周缘有明显的辐射状线影，通常边缘也是模糊的，此类肿块可疑恶性。

2. **密度**　X线摄影中，肿块中除脂肪组织为低密度、钙化为高密度外，其他组织，包括所含的水，均为中等密度。在采用低千伏摄影、光电效应比重较大的情况下，软组织的中等密度中，可以分出更多的密度差异。通常以相对正常的纤维腺体组织的密度作为参照，来描述乳腺肿块的密度（以恶性肿瘤的可能性增大为序排列乳腺肿块密度如下）。

（1）含脂肪，此类肿块几乎都是良性的。

（2）密度减低。

（3）等密度。

（4）密度增高。

3. **伴随征象**　透明晕圈、恶性冠冕征、结构扭曲、钙化、乳头回缩、皮肤凹陷、皮肤增厚、小梁增厚、浅筋膜浅层（或深层）增厚、淋巴结肿大。对于肿块的良恶性判断，除结合临床信息外，还须考虑肿块的X线摄影综合信息。肿块边缘模糊，则可能是恶性或炎症性病变，但是，肿块边缘比较清楚，却不是判断其为良性而非恶性的必然条件。此外，从X射线密度上尚难区分肿块是实性的（如纤维腺瘤）还是液性的（如囊肿或实性肿块伴坏死、液化）。出现的伴随征象有助于区分肿块良恶性，如肿块边缘伴有透明晕圈或环状钙化、肿块内伴有低密度的脂肪成分或粗斑点状钙化，具有这些伴随征象的肿块几乎都为良性的。动态观察也是判断肿块良恶性的重要方法。很多时候，对于肿块良恶性的判断不能仅仅使用单一的X线摄影，还须采用其他影像学检查帮助确定，甚至最终进行病理组织学活检。因此，通过乳腺X线摄影诊断肿块时，可能根据不同情况将其归类于BI-RADS 2～6类或0类。

（三）超声（US）检查中肿块的定义与分析方法

在二维超声检查中（如B超检查、彩色多普勒超声检查），肿块必须在两个互交的平面上被观察到，在三维超声检查中（如自动乳腺容积超声检查）肿块必须在三个互交的平面上被观察到。除肿块的位置、大小、形态外，可能的其他超声描述包括以下内容。

1. **朝向**　在超声横断面上肿块长轴相对于皮肤排列的方向分为以下情况：

（1）并行的，指在横断面上肿块长轴与皮肤平行，肿块左右径（横径）大于前后径（纵径）。

（2）不并行的，同义词还有比宽高的、垂直的、圆的等，指横断面上肿块长轴与皮肤不平行，肿块前后径（纵径）大于左右径（横径）。

超声检查中，临床常用纵横比来表达肿块的朝向，纵横比小者常为良性肿块，纵横比大则预示其可能为恶性肿块。实际临床工作中，认为纵横比 > 0.7或 > 0.8，可能就不是良性的表现，这是因为大多数良性肿瘤的纵横比实际上是比0.7、0.8还要小的。

2. **边缘**

（1）边界可勾画或边界清晰。

（2）边界模糊

1）成角的边缘，即某些边缘形成锐利尖角。

2）微分叶缘，即有小波浪样的边缘。

3）边缘模糊，即所有边界均毛糙，不清晰。

4）毛刺状边缘，即肿块边缘具有明显的辐射状线影。

3. 回声类型

（1）无回声，即无内部回声。

（2）低回声，即低水平的内部回声，回声强度低于皮下脂肪。

（3）等回声，即与皮下脂肪相比回声强度相等。

（4）高回声，即回声强度高于脂肪或等于纤维腺体组织。

（5）异质回声，即固体肿块内的回声强度呈混合状态。

（6）复杂液性和实性，即无回声和有回声成分掺杂存在。

4. 后方回声特点

（1）无后方回声，即肿块后方深处无声影变化。

（2）后方回声增强，说明肿块内透声性好，致其后方组织产生回声。

（3）后方回声阴影，说明肿块内成分声阻抗较高，阻挡了超声向其后方投射。

（4）后方回声呈混合模式。

5. 伴随征象

（1）肿块内钙化（可以观察到比较粗大的钙化，微细钙化难以显示）。

（2）血管结构扭曲。

（3）血管血流：缺失、肿块内部血管血流、边缘血管血流。

（4）弹性超声评估：软性、中级、硬性，对于微小肿块难以进行此项评估。

（5）乳腺导管改变。

（6）皮肤改变：皮肤增厚、皮肤回缩。

（7）水肿。

（8）腋淋巴结、锁骨上淋巴结肿大。

超声是利用组织的声阻抗存在差异，对超声的反射不同而形成回声图像的，与X线摄影的成像原理完全不同，所以，X线摄影中所见乳腺致密构成类型对肿块的影响在超声成像中反而可能不存在。

然而，超声背景回声质地（background echo texture）并非完全不影响对肿块的观察。与X线摄影不同的是超声背景回声质地分成a～c三类，其中，c类为非均匀背景回声质地，体现了脂肪和纤维

腺体混杂的状况，特征是多个小区域的回声增强和减低。乳腺肿块可能发生在脂肪组织和腺体实质的界面。这种模式是否以及如何影响超声检查的灵敏度值得研究。临床经验表明，医生在检测小而细微的肿块病变时可能会受到非均匀背景回声的干扰，可能漏诊，也可能将一些"腺体岛"误以为是小的肿块而造成假阳性，后者有时会导致不必要的活检。提高技术操作水平可能有助于解决解释上的难题，B超结合彩色多普勒超声检查观察有助于确定病变的存在与否，甚至帮助判断良恶性。

正因为超声具有独有的成像原理，故其能够非常容易地区分肿块是实性的还是液性的，或者在囊状结构中观察到囊壁上的肿块。

尽管临床采用了加大超声频率的方法，但是，超声成像在空间分辨力上还存在不足，所以，对于肿块伴发的钙化，尤其是微细钙化，还是应该结合乳腺X线摄影诊断。

肿块边缘的超声征象对病变良恶性常常具有鉴别诊断价值。以微小分叶、边缘成角、毛刺诊断乳腺癌的特异度较高（93.9%～95.6%），此三者多为乳腺癌特有征象。观察肿块和周围组织的过渡区域是有意义的，边界锐利，一般被认为是良性的特征。边缘有高回声晕，则肿块具备恶性特征，其病理基础是癌组织直接向周围脂肪组织浸润，局部出现脂肪组织、癌组织和纤维间质混杂，或癌组织浸润引起周围纤维结缔组织反应性增生，构成不规则界面。

用超声判断肿瘤性质时，要结合形状、纵横比、边界、大小、内部回声、血流、后方回声特点以及弹性等，综合判断。譬如，纵横比只提示了肿块的排列形态，对超声诊断有一定的指导作用，但不是绝对的，体位改变也有可能使得纵横比改变。彩色多普勒超声检查所示的血流改变必须在血管管径达到一定的大小时才会有所表现，但其不能完全反映肿块内的毛细血管级别的血流灌注，因此须结合超声造影或者对比增强乳腺X线摄影（CEM）、MRI动态增强扫描等。

（四）磁共振成像（MRI）中肿块的分析方法

MRI中所见的肿块必须是具有三维空间轮廓、边缘外凸的占位性病变。对于乳腺肿块，MRI检查包含三部分内容。首先是MRI常规平扫序列，其次是动态增强扫描，再次是其他特殊的MRI技术，这里重点介绍弥散加权成像技术。

MRI常规平扫序列即不使用对比剂，进行非脂肪抑制T_1WI、脂肪抑制T_2WI序列扫描，这是两个

基本序列，以横断面为基础，可增加矢状面和/或冠状面图像。在增强扫描开始之前进行的"蒙片"扫描也是平扫，其所使用的是脂肪抑制 T_1WI 序列。此三个序列可以被用于分辨肿块中的大致成分，如含有脂肪、纤维、水或水液结构、出血等。

弥散加权成像（diffusion weighted imaging，DWI）主要反映和测量乳腺肿块中水分子的弥散特性。弥散为水分子的随机布朗运动，当梯度磁场存在时，水分子的弥散引起横向磁化矢量的失相位，引起 MR 信号减低，而弥散受限的区域（如恶性肿瘤）呈高信号。信号减低的程度与多种因素有关，如细胞密度、细胞膜的完整性、组织的结构和物理状态、生理微环境等。为增加此序列对水分子弥散的检测灵敏度，须施加弥散敏感梯度场，弥散敏感梯度场可与多种脉冲序列融合，常用的是自旋回波序列。弥散梯度包括两个极性相反的弥散敏感梯度场。DWI 的成像参数——弥散敏感度（b 值）正是与弥散敏感梯度场强、持续时间和间隔有关的。DWI 的常规序列为单次激发平面回波成像（single shot echo planar imaging，SS-EPI）序列。b 值的选择对 DWI 非常重要，采用较小的 b 值时得到的图像信噪比比较高，但因受到血流灌注等因素的影响而对水分子弥散运动的检测不灵敏；b 值越高则检测对水分子的弥散运动越灵敏，但图像信噪比越低。生物体内的水分子弥散包括以下两部分：慢速弥散的水分子，即那些结合大分子的水分子和被细胞膜限制在细胞内的水分子；快速弥散的水分子，多数位于细胞外。高 b 值磁共振可提供更多的慢速弥散水分子的信息。但是，高 b 值也会带来一些问题，如信噪比低、对周围神经的刺激等。对于常规临床使用的 DWI，在场强 1.5T 的设备上，建议采用两个 b 值，$b_1 = 0s/mm^2$，$b_2 = 800s/mm^2$ 或 $1\,000s/mm^2$；在场强 3.0T 的设备上，建议取 b 值 $b_1 = 0s/mm^2$ 及 $b_2 = 1\,000s/mm^2$ 或 $1\,500s/mm^2$。对于 DWI 上信号强度的解读，须结合表观弥散系数（apparent diffusion coefficient，ADC）图。DWI 上的信号强度受组织的弥散特性和 T_2 值的影响，比如一个囊肿在低 b 值的 DWI 上就可以呈高信号，这是其长 T_2 值所致的，即 T_2 穿透效应，在高 b 值的 DWI 上，T_2 穿透效应会减弱；定量 ADC 图能克服 T_2 穿透效应的影响，比如部分良性病变虽然在 DWI 上呈高信号，但在 ADC 图上信号不低，提示 DWI 上的高信号不是由弥散受限所致的，而是 T_2 穿透效应所致的。多数恶性肿瘤在 DWI 上呈高信号，而在 ADC 图上信号减低。

恶性肿瘤较良性病变更容易出现水分子弥散受限，ADC 减低。文献一致认为 DWI 有较动态增强扫描更高的特异度[（75%～84%）∶（67%～72%）]，可以辅助动态增强扫描序列，提高乳腺 MRI 的诊断特异度。多项研究显示，在乳腺癌新辅助化疗的评价中，DWI 参数的变化要早于病变大小的变化，因此，DWI 是早期评价新辅助化疗疗效的有潜力的技术。

动态增强扫描（dynamic contrast enhanced scan，DCE scan）即注射对比剂之后，建议在双侧乳腺横断面上进行扫描成像，以便观察双乳强化程度及方式的对称性，采用脂肪抑制 T_1WI。除注射对比剂之前进行的蒙片外，还须在注射对比剂后进行 5～8 个时相的连续的 6～7min 的增强扫描（不能少于 5min）。单个时相扫描时间为 30～60s，DCE 数据经后处理可获得时间 - 信号强度曲线（time-signal intensity curve，TIC）等半定量参数。高压注射器静脉注射对比剂，0.1～0.2mmol/kg 体重团注，速率 1～2ml/s，10ml 生理盐水冲管。

除肿块的位置、大小、形态外，可能的其他 MRI 描述包括以下内容：

1. 平扫肿块信号 以相对正常的纤维腺体组织密度作为参照，来描述乳腺肿块的信号，但最终诊断还须结合肿块的形状、边缘、伴随征象，以及 DWI、ADC、DCE、TIC 等参数。

（1）信号高低变化

1）很高信号。

2）稍高信号。

3）等信号。

4）稍低信号。

5）很低信号。

6）高低混杂信号。

（2）不同序列信号组合，对于混杂信号肿块，重点对比观察肿块内同一区域的信号（再次强调须结合肿块的形状、边缘、伴随征象，以及 DWI、ADC、DCE 和 TIC 等来进行判断）。

1）非脂肪抑制 T_1WI 等信号，脂肪抑制 T_1WI 等信号，脂肪抑制 T_2WI 等信号。即平扫时几乎无特殊异常信号呈现。

2）非脂肪抑制 T_1WI 低信号，脂肪抑制 T_1WI 低信号，脂肪抑制 T_2WI 低信号。可能为成熟的纤维组织及钙化。

3）非脂肪抑制 T_1WI 稍高信号，脂肪抑制 T_1WI 稍高信号，脂肪抑制 T_2WI 稍高信号。可能有出血或含有大分子物质，如黏液。

4）非脂肪抑制 T_1WI 稍低或等信号，脂肪抑制 T_1WI 稍低或等信号，脂肪抑制 T_2WI 稍高信号。多数具有活性的实体瘤，包括乳腺癌，可有此种信号表现。

5）非脂肪抑制 T_1WI 稍低信号，脂肪抑制 T_1WI 稍低信号，脂肪抑制 T_2WI 等信号。部分乳腺癌肿块可呈如此的信号改变。

6）非脂肪抑制 T_1WI 高信号，脂肪抑制 T_1WI 低信号，脂肪抑制 T_2WI 低信号。可能含有脂肪结构。

2. 边缘

（1）边界可勾画，即边界比较清楚。

（2）边界模糊、不规则。

（3）边界模糊、有毛刺。

3. 内部强化特点

（1）均匀强化。

（2）不均匀强化。

（3）边缘强化。

（4）不强化暗分隔。

（5）肿块不强化。

4. 时间-信号强度曲线 乳腺病灶的动态增强特征可分为早期强化及延迟强化特征。早期强化是指注射对比剂后 2min 内或曲线开始变化前的模样，根据强化增加幅度，早期强化分为三种类型：缓慢（最初 2min 内信号强度增加 <50%）、中等（最初 2min 内信号强度增加 50%～100%）及快速（最初 2min 内信号强度增加 >100%）。延迟强化指注射对比剂后 2min 后或曲线开始变化后的强化类型，根据信号变化幅度，延迟强化分为三种类型：上升型（亦称流入型，信号强度随时间增加 >10%）、平台型（信号强度随时间增高后保持不变，曲线呈水平形）及廓清型（亦称流出型，信号强度到达顶点后总体下降 >10%）。综合两个时间段的强化特点，时间-信号强度曲线可见以下类型：

（1）持续上升型（Ⅰ型）。

（2）速升平台型（Ⅱ型）。

（3）速升流出型（Ⅲ型）。

（4）低平不强化。

据文献报道，具有持续上升型曲线的肿块的恶性概率为 6%～17%，速升平台型约为 64%，速升流出型约为 87%。

5. 肿块水分子弥散特点

（1）DWI 信号未见增高。

（2）DWI 信号增高，ADC 图信号减低。

1）ADC 降低提示弥散受限明显。

2）ADC 较高提示弥散受限不明显。

何为弥散受限显著或不显著？目前尚未见到其确切定义。建议：ADC 以 0.001 2mm²/s 为阈值，低于或等于该值者视作弥散受限显著，高于该值者视作弥散受限不显著。

6. 伴随征象

（1）乳头回缩。

（2）乳头受侵。

（3）皮肤回缩。

（4）皮肤增厚。

（5）皮肤受侵：①直接受侵；②炎性乳腺癌侵犯。

（6）腋淋巴结肿大。

（7）胸大肌受侵。

（8）胸壁受侵。

（9）结构扭曲。

（何之彦）

二、边缘清楚肿块

【定义】

边缘清楚（circumscribed margin）即肿块超过 75% 的边缘清晰，与邻近的乳腺纤维腺体组织之间有比较明确的分界线。

【病理基础】

肿块呈膨胀性生长，无明显侵袭性表现，因此边界清晰。

【征象描述】

1. **乳腺 X 线摄影** 见图 4-1-1。

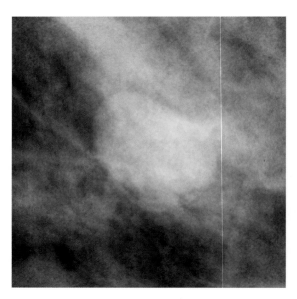

图 4-1-1 边缘清晰的肿块

大于 75% 范围的边界清晰锐利，少部分边界考虑为邻近纤维腺体组织遮蔽而显示欠清晰。

（1）肿块边缘锐利清晰。在两个投照位均能显示。

（2）当肿块有75%以上范围的边缘符合上述表现时才可以定义为边缘清楚，可以有25%及以下范围的边缘遮蔽。

（3）若有任何区域边缘出现模糊、微小分叶或毛刺等表现，则不能定义为边缘清楚。

（4）提示良性可能性更大。

2. **乳腺超声检查** 病变边缘锐利清晰，与周围纤维腺体组织分界截然。超声图像上，肿块必须是全部边界均清晰锐利的才可以用此描述。大部分边界清晰的病变呈圆形或卵圆形。肿块为实体或含有大片钙化时可出现后方回声阴影，肿块为囊肿或肿块内坏死、液化时可出现后方回声增强。

3. **乳腺MRI** T_1WI 和 T_2WI 上肿块边缘能够明确显示，不会被遮蔽。如肿块边缘为光整清晰的，则多提示良性征象。大部分情况下，在动态增强早期时相，病变边缘显示得更为清晰，周边的纤维腺体组织在增强后期逐渐强化、信号增高，容易掩盖病变。对肿块的良恶性鉴别还须结合其内部信号、血流动力学表现等特征综合判断。

【相关疾病】

边缘清晰更常见于良性病变，但也可见于一部分恶性病变。主要鉴别诊断包括以下病变：

1. **良性病变及结构** 囊肿、复杂性囊肿、积油囊肿、纤维腺瘤、乳腺叶状肿瘤、乳头状瘤、乳内淋巴结等。

2. **恶性病变** 高级别浸润性导管癌、髓样癌、黏液癌、包裹性乳头状癌、淋巴瘤、转移瘤、肉瘤等。

【分析思路】

在乳腺X线摄影中评价边缘清晰时务必谨慎，因纤维腺体组织重叠对肿块边界评价干扰较大，故须在两个投照体位上均有大于75%的边界清晰，才可以用此描述。有不确定表现时，都建议针对最可疑的边缘特征进行描述。DBT能够明显降低邻近的纤维腺体组织干扰的假象，对此表现的评价更为准确。

肿块的边缘清晰说明其呈膨胀性生长，对周围组织无侵犯，此征象最常见于良性病变。但一些侵袭性比较低的恶性肿瘤或有囊壁环绕的恶性肿块也会表现为对周围结构无侵犯。所以，对于在乳腺X线摄影中被判断为边界清晰的肿块，仍建议结合患者年龄、体检触感、超声内部回声等其他检查，综合评价其内部成分及性质。此类病变诊断流程及鉴别诊断参见图4-1-2。

【疾病鉴别】

判断乳腺X线摄影上肿块的边界是否清晰时，要区分边缘清晰与边缘遮蔽，即使认为其边界应该是完整且锐利光滑的，但若有≥25%范围的边缘受邻近的纤维腺体组织掩盖而无法确认，则也不能主观根据其余边界表现而臆定其为全部清晰的。这种谨慎判断是为了尽可能减少对一些仅局部侵袭或侵袭性不高的恶性病变的误判。

对于在乳腺X线摄影中被判断为边界清晰的肿块，且为首次检查发现者，仍建议结合患者年龄、体检触感、超声内部回声等其他检查，综合评价其内部成分及性质。若内部为明确的脂肪或均匀水液成分，则将其分类为BI-RADS 2类。若内部为均匀实性成分，则可以视患者年龄、病灶是否多发等给予分类BI-RADS 3类或4类。若内部为不均匀实性或混杂成分，则建议将其至少分类为BI-RADS 4类。

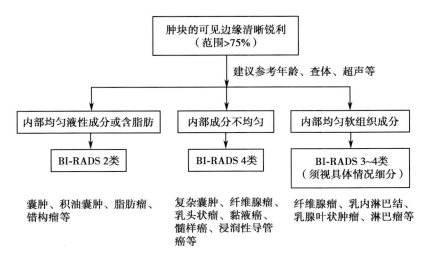

图4-1-2　边缘清晰肿块诊断流程及鉴别诊断图

（曹　崑）

三、边缘模糊肿块

【定义】

边缘模糊（indistinct margin）是指肿块的全部或大部分边缘与邻近的乳腺组织之间只有模糊的界限，尚可观察到肿块轮廓。须注意"模糊"和"不清"两个词汇的语义差异，对于此征象描述不要使用"边缘不清"这样的描述。这是因为，边缘不清、不能勾画肿块轮廓就不应使用肿块这一术语了。只可以说肿块局部边界不清。

【病理基础】

肿瘤、炎症浸润至周边组织，或肿块周围纤维结缔组织的增生反应，造成肿块边界模糊。

【征象描述】

1. **乳腺X线摄影** 见图4-1-3。

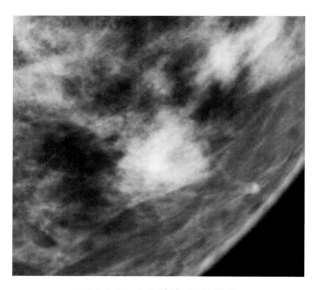

图4-1-3 左乳肿块，边缘模糊

（1）肿块轮廓模糊。

（2）须与边缘遮蔽鉴别，可行点压乳腺摄影或数字乳腺体层合成以鉴别是邻近的纤维腺体组织重叠或是肿块边界模糊。

2. **乳腺超声检查** 肿块与周围组织的界限较模糊。可能有一部分边缘显示不清，也可能存在边缘回声。

3. **乳腺MRI** 通常显示为动态增强扫描的延迟时相的肿瘤边缘模糊，增强早期可以显示为边缘锐利。须结合平扫信号、内部增强方式、血流动力学表现等特征综合判断。

【相关疾病】

绝大多数恶性病变会表现为边缘模糊、微小分叶或毛刺等；也有很多良性病变本身或伴随的其他异常可能造成边缘模糊的表现。因此，边缘模糊的鉴别诊断谱非常广，主要鉴别诊断包括但不限于以下范围：

1. **恶性病变** 浸润性导管癌、浸润性小叶癌、乳腺导管原位癌、髓样癌、黏液癌、转移瘤等。

2. **良性病变** 纤维腺瘤、乳腺硬化性腺病、脓肿、乳头状瘤、囊肿破裂、脂肪坏死等。

3. **高危病变** 小叶原位癌、不典型乳头状瘤等。

【分析思路】

在乳腺X线摄影上，对边缘是否模糊进行判断时，须从CC位及MLO位上仔细观察肿块与周围脂肪及纤维腺体组织的交界面。可能出现的情况包括：肿块本身向周围组织浸润生长，等密度肿块与邻近的纤维腺体组织确实无法良好区分边界，肿块推移周围重叠的纤维腺体组织造成边缘遮蔽等。

若有其他更为可疑的边缘特征，比如毛刺，则须根据最可疑的边缘特征进行处理。

对于边缘模糊与边缘遮蔽要注意在乳腺X线摄影上区分。边缘遮蔽表现为肿块的部分边缘不清，难以辨识，是由邻近的纤维腺体组织结构重叠所致的，其肿块自身边界可能清晰，也可能模糊。而边缘模糊则是肿块本身的真实边缘状态，与是否有邻近结构重叠遮掩无关，即使邻近没有纤维腺体组织重叠，其边缘也是模糊的。边缘模糊与边缘遮蔽时均能看出肿块总体轮廓，否则就可能是局灶性非对称致密了。一般说来，边缘遮蔽可使肿块局部轮廓显示不清，可以通过局部点压放大乳腺摄影、DBT，或进一步采用其他成像方法如超声、MRI，从而观察被遮掩部分的肿块边缘。

当判断为边缘模糊时，须给予该肿块BI-RADS 4类的分类并对其进行活检处理。或综合其他征象，例如有无伴随恶性钙化、淋巴结肿大、乳晕增厚等，可能对肿块予以更高分类（例如BI-RADS 5类）。

【疾病鉴别】

对于乳腺X线摄影上的边缘模糊肿块，常须诊断为BI-RADS 4类，并须进行活检。边缘模糊的肿块在两个投照体位上均可显示，若仅单一体位显示，则须考虑为非对称致密或部位特殊而未能包全图像。

一些良性病变，比如外伤、炎症等，因其周围的纤维组织反应性增生或炎性水肿，故也可造成肿块边缘模糊。须结合症状、体征进行鉴别。

1. **诊断流程** 见图4-1-4。

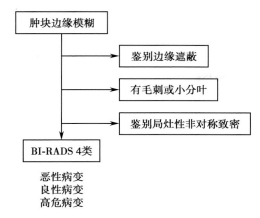

图 4-1-4　边缘模糊肿块诊断流程及鉴别诊断图

2. 鉴别诊断

（1）边缘遮蔽：常见于纤维腺体组织较为致密的女性，须进一步评估，分类为 BI-RADS 0 类。对于被遮蔽的边缘，可通过点压乳腺摄影、DBT、超声检查以及 MRI 等检查完全显示，诊断依据取决于最为可疑的边缘特征，同时须结合其他影像学表现及临床特征进行鉴别诊断。

（2）边缘毛刺：为恶性病变的典型特征，偶尔也见于纤维成分含量较多的良性病变。至少应评估为 BI-RADS 4 类。

（3）边缘清楚：多见于良性病变，也可见于一些特殊的恶性病变。须结合多种影像学方法鉴别诊断。视具体情况评估为 BI-RADS 0～4 类。

（曹　崑）

四、微小分叶边缘肿块

【定义】

微小分叶边缘（microlobulated margin）肿块是指边缘呈小的短周径的弧形起伏的肿块。X 线摄影上，此描述通常意味着可疑恶性。

【病理基础】

病变起源于终末导管小叶单位，累及多个腺泡，每个终末导管小叶单位范围的病变都可形成一个外凸的微小分叶。

【征象描述】

1. 乳腺 X 线摄影　见图 4-1-5。

（1）肿块边缘呈小的波浪状或微分叶状。

（2）如果有超过 3 个大分叶，则应定义为"不规则"形态，而非微小分叶边缘。

（3）微小分叶的边缘可显示清晰或模糊，通常均为模糊，一般属于可疑征象。

（4）点压乳腺摄影或 DBT 可以更好地显示肿块边缘特征。

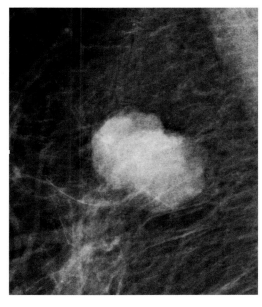

图 4-1-5　X 线摄影显示右乳肿块呈微小分叶边缘

2. 乳腺超声　肿块表面呈微小波浪状或微分叶状。常呈等或低回声，为可疑表现。高回声微小分叶肿块少见，可见于血管瘤。

3. 乳腺 MRI　强化的肿块边缘呈微小波浪状或微分叶状，边缘常较模糊，为可疑征象。须结合 T_1WI、T_2WI 以及内部强化方式等综合判断。

【相关疾病】

微小分叶边缘可见于恶性病变及良性病变，须结合其他征象进行评估。主要鉴别诊断包括以下病变：

1. 恶性病变　浸润性导管癌、乳腺导管原位癌、恶性乳腺叶状肿瘤等。

2. 良性病变　纤维腺瘤、乳腺硬化性腺病、乳头状瘤、乳腺叶状肿瘤等。

【分析思路】

微小分叶边缘是由于终末导管小叶单位膨胀性生长而产生的。因此，其可见于良性病变，也可见于以终末导管小叶单位内生长为主的恶性病变。

相对其微小分叶形态，边界是否模糊是帮助评价肿块良恶性的更好辅助证据。

只有在通过超声检查或 MRI 确认其内部为成簇小囊性结构（纤维囊性改变或大汗腺化生）时，才可以将病变定为 BI-RADS 2 类（或者诊断信心不足时的 BI-RADS 3 类）。对于其他情况，有实性成分或部分实性成分存在，尤其为首次检查发现时，应予以 BI-RADS 4 类的分类，虽然部分纤维腺瘤病例可有微小分叶边缘，但仅依靠 X 射线表现不足以除外其他恶性可能。

【疾病鉴别】

乳腺 X 线摄影上的微小分叶边缘为可疑征象，在无其他检查明确为良性病变时，常须诊断 BI-RADS 4 类，建议进行活检。

超声检查和 MRI 能够提供比 X 线摄影更多的鉴别诊断信息。

1. 诊断流程 见图 4-1-6。

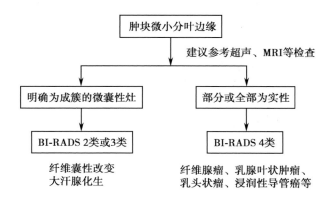

图 4-1-6 微小分叶边缘肿块诊断流程及鉴别诊断图

2. 鉴别诊断

（1）不规则形：微小分叶边缘的弧形呈小波浪状。而描述肿块形态的不规则形指分叶偏大，多于 3 个大分叶即为不规则形，而 2～3 个大分叶也可出现在卵圆形肿块中。边缘与形态是两种不同的定义。

（2）边缘毛刺：病变边缘为索条而非弧形，为恶性病变的典型特征，也偶见于纤维成分含量较多的良性疾病。至少应评估为 BI-RADS 4 类。

（曹 崑）

五、毛刺状边缘肿块

【定义】

毛刺状边缘（spiculated margin）肿块是指边缘呈放射性线状向外延伸的肿块。X 线摄影上，此描述通常意味着可疑恶性。

【病理基础】

肿块周围结缔组的显著的织促纤维增生反应。

【征象描述】

1. 乳腺 X 线摄影 见图 4-1-7。

（1）肿块边缘为尖锐的放射状延伸的线条。

（2）中央有较高密度肿块，偶尔为低密度肿块。若无中央肿块，则将病变定义为单纯的结构扭曲。

（3）经常伴随内部钙化、皮肤增厚、皮肤凹陷、乳头回缩等征象。

（4）DBT 可以提高毛刺状边缘的检出率并帮助鉴别。

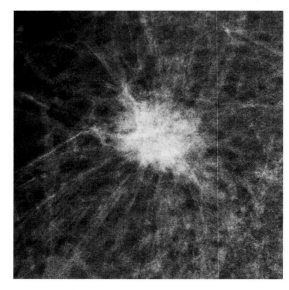

图 4-1-7 X 线摄影显示毛刺状边缘的肿块

2. 乳腺超声检查 肿块边缘呈放射状，回声多种多样，也可因周围组织成分不同而显示不同回声。常有伴随征象。

3. 乳腺 MRI 肿块边缘呈放射状毛刺，且长短不等。MRI 有助于判断肿块或毛刺中心的成分，包括脂肪、出血、坏死、软组织肿块等，可以辅助鉴别诊断。

【相关疾病】

毛刺状边缘是阳性预测值非常高的征象，在没有明确的外伤、术后瘢痕、血肿等病史的情况下，可以直接将此类病变作为恶性评估。主要鉴别诊断包括以下病变：

1. 恶性病变 浸润性导管癌、浸润性小叶癌、乳腺导管原位癌等。

2. 良性病变 脂肪坏死、乳腺放射状瘢痕 / 复杂硬化性病变、术后瘢痕，其他如肉芽肿性小叶性乳腺炎、颗粒细胞瘤等。

【分析思路】

毛刺状边缘是由于病变内及周围的显著促纤维结缔组织增生而产生的，在乳腺恶性病变中很常见。因此，对于毛刺状边缘，首先要将其作为恶性病变的征象考虑。

有毛刺状边缘的恶性病变通常侵袭性偏高，在 X 线摄影上常有一些伴随征象，发现这些征象有利于增强恶性病变诊断的信心，比如微钙化、皮肤增厚或凹陷、乳头回缩等。阅片时应注意寻找。

一些常见的良性病变在反应性增生及修复过程中，也造成结缔组织反应及纤维化，形成类似毛刺的表现，造成鉴别诊断困难。所以，医生在看见毛刺状边缘时应首先询问病史,先排除一些明确的外伤、手术等局部损伤病史,有利于鉴别。

乳腺 MRI 是辅助判断的良好手段。这是因为辨别毛刺状边缘病变的中心成分可帮助决定其性质,若病变的中心成分为 T_1WI 高信号的脂肪,则须考虑脂肪坏死;若中心为血肿/积液成分,则符合术后表现。

一些特殊的良性病变,例如乳腺放射状瘢痕/复杂硬化性病变、颗粒细胞瘤等,经常没有特殊的征象提示,很容易与恶性病变相似,所以不宜作为优先考虑的诊断,应先除外恶性可能。

【疾病鉴别】

乳腺 X 线摄影上的毛刺状边缘为高度可疑恶性征象。在无明确的外伤、手术等局部病史时,须给予 BI-RADS 4 类或 5 类的分类,进行活检。

1. 诊断流程 见图 4-1-8。

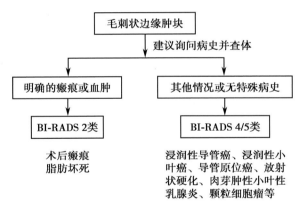

图 4-1-8 毛刺状边缘肿块诊断流程及鉴别诊断图

2. 鉴别诊断

(1)结构扭曲:结构扭曲也是纤维腺体组织或单纯乳腺间质形态的纠集或扭曲表现,常有乳腺实质回缩以及乳房悬韧带固定,一般无中央肿块存在,有时也在毛刺状边缘肿块存在时作为伴随征象出现。其产生原因多种,一般不被直接作为恶性病变的特征性表现。

(2)微小分叶边缘:也是描述肿块边缘的特征,指肿块表面呈微小的波浪状或分叶状,为弧形而非线条状。因此,微小分叶边缘可见于良性病变及恶性病变,恶性倾向性远低于毛刺状边缘。

(曹 崐)

六、密度增高肿块

【定义】

密度增高(high density)肿块是指密度高于同体积的正常乳腺纤维腺体组织密度的肿块。

【病理基础】

病变在镜下显示为细胞密度增高,或伴周围组织反应性水肿、纤维化等表现。

【征象描述】

1. 乳腺 X 线摄影 见图 4-1-9。

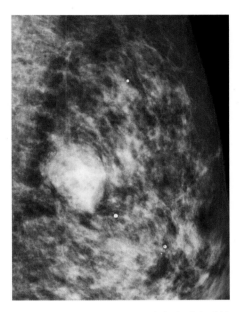

图 4-1-9 X 线摄影显示左乳密度增高肿块

(1)肿块在两个摄片体位的图像上均可见,其密度高于纤维腺体组织密度,而非周围相邻组织密度(例如,肿块有可能位于脂肪间隙内)。

(2)对于肿块内钙化,不作为密度增高评估,仅评估其内的软组织成分。

(3)纤维腺体组织致密时会掩盖内部病变,尤其是在两者密度相仿时。虽然阅片者可能认为肿块存在且可能细胞密度较高,但因"密度增高"定义为相对密度,故此时评价肿块为等密度肿块,不宜用高密度描述。

(4)密度增高肿块可为恶性、可为良性,须结合伴随征象或其他信息等评估。

2. 乳腺超声 此类肿块无固定的特征性回声特点。例如,实性的恶性肿瘤在 X 线摄影上表现为密度增高,在超声图像上可能为不均质回声病变;囊肿在 X 线摄影上亦表现为密度增高,而在超声图像上是典型的低回声或无回声伴后方回声增强影。

3. 乳腺 MRI 与超声检查所见同理,此类肿块在 MRI 上无固定特征信号表现。X 射线检查与 MRI 检查成像原理不同,X 线摄影上显示为密度增高的肿块,在 MRI 上可以表现为软组织、水、黏液等的不同信号表现。

【相关疾病】

密度增高是病变内部细胞密度增加的表现。相对于正常纤维腺体组织的疏松结构，多数肿块内部实性成分的细胞密度较高，容易表现为密度增高。所以此表现可见于恶性病变，亦可见于良性病变。鉴别诊断包括但不限于以下病变：

1. **恶性病变**　浸润性导管癌、黏液癌等特殊类型的肿瘤、浸润性小叶癌、乳腺导管原位癌、包裹性乳头状癌、淋巴瘤、转移瘤等。

2. **良性病变**　囊肿、血肿、脓肿、乳腺叶状肿瘤、纤维腺瘤等。

3. **高危病变**　小叶原位癌、不典型乳头状瘤等。

【分析思路】

密度增高是影像学中的相对征象，一般指病变相对于周围正常组织而言密度更高。在乳腺 X 线摄影中比较特殊，其相对的正常组织指纤维腺体组织，而非病变周围组织。在 X 线摄影中，只有相对密度增高或减低的病变比较容易被识别、检出，等密度病变受周围组织干扰而经常难以辨识。乳腺 X 线摄影亦如此，但因个体差异较大，故其相对的同体积纤维腺体组织密度差异较大，这可能导致相同病理类型和细胞密度的病灶在不同个体中检出率不同。

正常乳腺组织，其密度为纤维腺体组织与脂肪组织交织的混杂密度，比较疏松。相对而言，多数肿块内部实性成分的细胞密度较高，所以容易表现为密度增高。故此表现并非良性病变或恶性病变的特征性表现，须结合形态、边缘、伴随征象等其他表现对病变进行定性。

【疾病鉴别】

对于乳腺 X 线摄影上的密度增高肿块，不能仅凭相对密度进行评价，其鉴别诊断谱广泛，须结合其他所见征象进行综合分析。

（曹　崑）

七、含脂肪成分肿块

【定义】

含脂肪成分（fat-containing）肿块是指所有含有脂肪成分的肿块，包括积油囊肿、脂肪瘤、后期积乳囊肿以及混杂密度肿块例如错构瘤。含脂肪成分肿块基本为良性病变。

【病理基础】

肿块内部含有不同比例的脂肪成分（部分或全部）。

【征象描述】

1. **乳腺 X 线摄影**　见图 4-1-10。

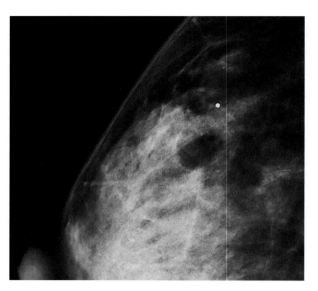

图 4-1-10　X 线摄影显示右乳卵圆形脂肪密度肿块
为全脂肪密度的脂肪瘤。

（1）肿块部分或全部呈透亮区。

（2）肿块通常边界清晰，边缘可有钙化。内部可伴有粗大钙化，可有脂 - 水平面，可有不同形态的软组织密度成分。

（3）乳内淋巴结或腋淋巴结，因正常淋巴结门有脂肪包绕淋巴蒂结构，故也可表现为中心或偏心的含脂密度影。

（4）通过 X 线摄影，对含脂肪肿块比较容易诊断，此类肿块基本为良性病变。

2. **乳腺超声检查**　相对于皮下脂肪，肿块内的脂肪回声可多样，呈略低、等或略高回声均有可能。

3. **乳腺 MRI**　肿块内有特征性的脂肪信号，无强化。

【相关疾病】

含有脂肪成分的乳腺肿块基本为良性病变。鉴别诊断包括以下病变：

1. **良性病变**　脂肪瘤、错构瘤、脂肪坏死、积乳囊肿 / 积油囊肿、乳内淋巴结或腋淋巴结。

2. **恶性病变**　脂肪肉瘤、错构瘤恶变（均罕见）。

【分析思路】

脂肪组织在 X 线摄影上呈低密度。对于乳腺，因正常乳腺组织即不同程度地含有脂肪，密度相对不同，故在此背景之下若能分辨出更低的脂肪密度影，则说明其脂肪成分非常明确。而含有脂肪的乳腺肿块基本为良性病变。所以，对于含脂肪成分肿块，通常可以给予 BI-RADS 2 类的分类。

错构瘤或脂肪坏死等，都可以出现钙化，以粗大钙化、粗糙不均质/弧形钙化较为常见，也可因钙化的投照方位或形成期不同，而存在线状或多形性等钙化。钙化在此情况下不是提示恶性的征象。

当含脂肪病变有偏心的明确可疑软组织形态，或有明确增大的病史，须考虑少见的恶性情况。

【疾病鉴别】

对于乳腺 X 线摄影上的含脂肪密度肿块，通常采用 X 线摄影常规体位即可确诊，评估为 BI-RADS 2 类，不需要进一步的检查。

诊断流程及鉴别诊断见图 4-1-11。

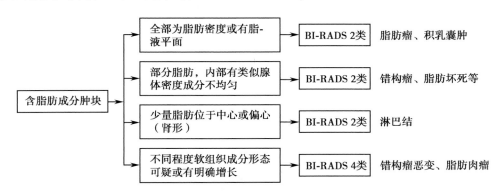

图 4-1-11　含脂肪成分肿块诊断流程及鉴别诊断图

（曹　崑）

八、腋淋巴结和乳内淋巴结

（一）腋淋巴结

【定义】

腋淋巴结（axillary lymph node）是指胸肌间的和沿腋动、静脉及其属支分布的淋巴结，位于胸部外上、上臂内侧和肩关节下方的锥形空间中。乳腺淋巴引流的第一站淋巴结被称为前哨淋巴结，位置不一，通常为腋淋巴结的前群。

【解剖基础】

传统解剖学将腋淋巴结分成五群：前群、外侧群、后群、中央群和尖群（后者也称作锁骨下群），中央群收纳前群、外侧群和后群的淋巴液，向尖群引流，最后汇入胸导管或右淋巴导管。约 75% 乳腺淋巴向腋淋巴结引流，其中，前群尤为重要。Berg 根据乳腺癌淋巴引流的顺序并以胸小肌为参照，将腋淋巴结所处位置分成三个等级（水平）：Ⅰ级（下组）位于胸小肌外缘以外；Ⅱ级（中组）位于胸小肌后方，胸小肌内、外侧缘之间，胸肌之间的淋巴结也可归入此组；Ⅲ级（上组）位于胸小肌内侧缘以内，因位于锁骨中外侧段下方，故也称锁骨下淋巴结。目前，乳腺外科临床更常使用 Berg 腋淋巴结分级标准。

【征象描述】

1. 乳腺 X 线摄影

（1）由于乳腺 X 线摄影检查对于腋窝只能包括腋前部分，不能完整显示腋窝及锁骨下区域，故其不作为评估腋淋巴结的常规方法。

（2）在乳腺 X 线摄影图像中，正常的淋巴结边界清晰，呈椭圆形或肾形，因为投影的关系而常可显示淋巴结肾形影凹面侧或椭圆形影中央的透亮影（这是因为淋巴结门富含脂肪组织），其大小可变。

（3）异常淋巴结：致密，形态呈圆形或形态不规则，淋巴结门的脂肪消失，淋巴结实质增厚。

2. 乳腺超声检查

（1）乳腺超声检查是评估淋巴结的重要影像学检查方法。评估临床不可触及的淋巴结时，其灵敏度及特异度分别约为 26%～87%、88%～98%。

（2）在超声图像上，正常淋巴结呈椭圆形、肾形或豆形，边界清晰、淋巴结实质较薄，呈 C 形低回声影（厚度小于等于 3mm），同时可见高回声的脂肪回声淋巴结门。

（3）异常淋巴结：纵横比失调，淋巴结实质表现为低回声，淋巴结实质增厚 2.5～3.0mm 或更多，局灶性淋巴结实质分叶，含脂肪的淋巴结门丢失、移位，外周血流异常。

3. 乳腺 MRI

（1）MRI 显示腋淋巴结的图像非常清晰，但是，检查摆位时应注意乳腺线圈的放置，对于扫描野，也应适当注意使其包全腋淋巴结区域。

（2）MRI 图像中，正常淋巴结常呈肾形，淋巴结门表现为脂肪信号；T_2WI 中，淋巴结实质表现为高信号，淋巴结门血管可见。

（3）异常淋巴结：淋巴结门的脂肪缺失，淋巴结实质增厚，淋巴结短径测量值增大；DWI 中，淋巴结实质信号增高，增强后实质强化，测量 ADC 和时间 - 信号强度曲线有利于鉴别淋巴结病变的良恶性。

【相关疾病】

1. **单侧淋巴结肿大**　肿瘤转移性病变（乳腺癌、黑色素瘤、肺癌等），反应性病变（感染）。

2. **双侧淋巴结肿大**　HIV、炎症反应性病变（包括结核）、淋巴瘤、白血病、结缔组织病、结节病等。

【分析思路】

腋淋巴结肿大是临床常见征象之一。很多疾病均可引起腋淋巴结肿大，最常见的病因有淋巴结炎性感染及乳腺癌转移。被用于评估淋巴结的影像学检查方式包括乳腺 X 线摄影、超声检查及磁共振检查。测量淋巴结大小时主要测量其短径。在淋巴结性质鉴别中，形态学标准比大小标准更为重要。异常淋巴结表现为淋巴结实质增厚，均匀增厚者倾向于反应性肿大，而偏心性增厚者往往为肿瘤转移所致。淋巴结门脂肪结构的缺乏和移位常提示淋巴结异常。近年来，随着人工智能的发展，其有望为淋巴结的定性提供帮助。临床中触及肿大淋巴结时，须同时结合影像学表现及临床病史而做出进一步鉴别诊断。腋淋巴结肿大的表现见图 4-1-12。

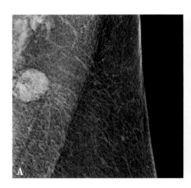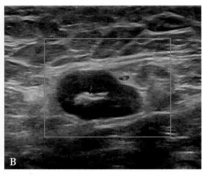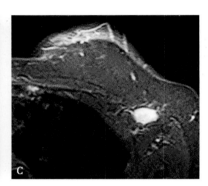

图 4-1-12　腋淋巴结肿大的乳腺 X 线摄影、超声检查及 MRI 表现

A. 乳腺 X 线摄影上可见左乳、腋下肿大淋巴结，实质不均匀增厚；B. US 上可见淋巴结肿大，实质明显增厚，淋巴结门脂肪结构缩小、移位；C. MRI 显示左腋下肿大淋巴结，实质增厚，淋巴结门脂肪结构消失。

【诊断流程】

流程见图 4-1-13。

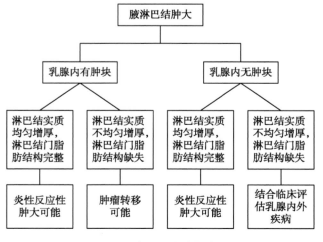

图 4-1-13　腋淋巴结肿大诊断流程

（彭卫军）

（二）乳内淋巴结

【定义】

乳内淋巴结（intramammary lymph node）是指存在于乳腺组织内的淋巴结，其临床发生率约为 0.7%～48%，可见于乳腺各个部位，最多见于外上象限。

【征象描述】

1. **正常表现**

（1）乳腺 X 线摄影：短径小于 1cm，边界清晰，呈椭圆形或肾形，有脂肪密度淋巴结门，通常位于周边位置，可与静脉毗邻。

（2）乳腺超声：边界清晰，呈卵圆形，淋巴结门呈高回声，淋巴结实质呈低回声。除形态学特征外，对于正常的乳内淋巴结，还可显示淋巴结门的脂肪回声中有血管声像。

（3）乳腺 MRI：边界清晰的肾形小肿块，非脂肪抑制 T_1WI 中可见高信号淋巴结门，淋巴结实质在非脂肪抑制 T_2WI 中呈高信号，增强后均匀强化，部分淋巴结实质也可出现流出型强化。

2. **异常表现**　淋巴结的淋巴结门缩小或消失，淋巴结实质增厚，边缘不清晰，大小增加或内部可见间隔改变。在伴有乳腺癌病史的患者中，淋巴结实质偏心性 / 弥漫性增厚大于等于 3mm 时，将其视为可疑转移乳内淋巴结，而在没有确切乳腺癌病史的患者中，淋巴结实质偏心性/弥漫性增厚大于等于5mm或淋巴结门消失即达到活检指征。转移乳内淋巴结易与乳腺内的良性肿块混淆，须着重关注其位置及邻近血管情况。

【相关疾病】

淋巴结炎、乳腺癌淋巴结转移、硅胶植入物破裂导致的淋巴结病、卡斯尔曼病（Castleman disease）、HIV相关淋巴结病、结核病和弓形虫淋巴结炎。

【分析思路】

乳内淋巴结是乳腺X线摄影中的常见征象，良性疾病和恶性疾病均可导致乳内淋巴结异常征象的发生。对于异常淋巴结，可通过超声检查及MRI检查对淋巴结进行综合评估，同时须特别关注患者的临床病史，从而对淋巴结的性质做出准确判断。注意，通常乳内淋巴结较腋淋巴结要小，其淋巴结门不一定能够被显示，因此，有无淋巴结门显示并非判断其是否为乳内淋巴结的必要条件。乳内淋巴结的表现见图4-1-14。

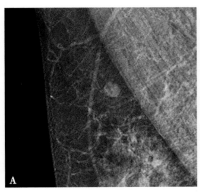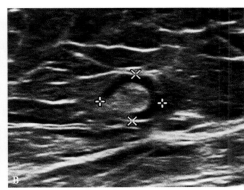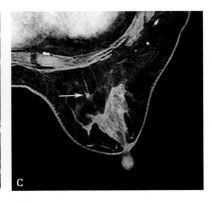

图4-1-14　乳内淋巴结的乳腺X线摄影、超声检查及MRI表现

A. 乳腺X线摄影上可见右乳外上象限小淋巴结样影，边界清晰，呈卵圆形，其上侧可见低密度的淋巴结门；B. US上可见淋巴结实质呈低回声，淋巴结门呈高回声；C. 增强MRI脂肪抑制T_1WI显示乳腺内小肿块样影（箭头），均匀强化。

（彭卫军）

九、肿块强化特征分析

（一）均匀强化肿块

【定义】

均匀强化肿块（homogeneous enhancement mass）是指强化后肿块内部强化均匀、一致的病变。

【病理基础】

肿块实质内部成分单一，没有坏死、囊变、出血、玻璃样变性或黏液样变。

【征象描述】

1. 对比增强乳腺X线摄影（contrast enhanced mammography，CEM）

（1）诊断标准：肿块内部强化均匀，对比剂于不同投照体位均分布均匀，没有夹杂未强化的乳腺实质或其他组织。

（2）适用于低能图上可见且减影图上有强化的肿块，或仅于减影图上有强化的肿块，而不适用于仅于低能图上可见但减影图上无强化的肿块。

2. 乳腺超声检查

（1）诊断标准：病灶内的所有区域均发生较均匀的弥漫增强，强化程度基本一致。

（2）超声造影中病灶内部对比剂分布特征：可分为均匀性增强和不均匀性增强。均匀性增强多见于乳腺良性病变，这是因为良性病变的血管分布一般较规则，静脉回流系统正常，不易出现超声对比剂的淤滞及分布不均。

（3）病灶内部对比剂分布的特征须结合超声造影的其他特征：须结合时相（增强早期/增强晚期）、增强水平（高/等/低/无增强）、对比剂灌注增强方式（向心性/离心性/弥漫性）、增强后病灶边界情况（清晰/不清晰）、增强后病灶形态特征（规则/不规则）、增强后病灶周边血管穿入支的显示情况（有穿入支/无穿入支）、对比剂在排出过程中有无滞留（有/无）、造影增强前/后病灶范围（大小）的变化，从而综合判断良恶性。

3. 乳腺动态增强 MRI（DCE-MRI）

（1）诊断标准：肿块内部融合、均匀一致强化。

（2）该诊断标准适用于各个增强时相，对比剂在各个时相均于强化肿块内部分布均匀一致。

（3）均匀增强多提示良性病变；然而，由于空间分辨率的限制，一些小的恶性肿瘤也可表现为均匀强化。

【相关疾病】

所有肿块均可表现为内部均匀强化，该征象无特异性，常见的病变类型包括以下几种：

1. **良性病变** 纤维腺瘤、乳腺腺病、纤维囊性乳腺病、导管内乳头状瘤、乳腺叶状肿瘤、炎症等。

2. **恶性病变** 非特殊型浸润性导管癌、乳腺导管原位癌、浸润性小叶癌、淋巴瘤、转移瘤等。

【分析思路】

均匀强化肿块为对比增强乳腺 X 线摄影（CEM）及 DCE-MRI 中的术语，是指对比剂在强化肿块的内部均匀分布，且在 CEM 各个投照体位上显示一致或在 DCE-MRI 不同增强时相均显示一致（图 4-1-15）。若对比剂在不同投照体位或不同增强时相显示不一致，例如在任意一个体位或任一时相呈现不均匀分布或呈环形分布，则应判定为不均匀强化或环形强化。肿块内部均匀强化高度提示病灶内部组织成分均一，血管分布均匀，没有坏死、囊变或动静脉瘘，该征象主要见于良性病变，但亦可见于部分恶性肿瘤。

【疾病鉴别】

应先区分内部均匀强化肿块与内部不均匀强化肿块，这两种征象在 CEM 或 DCE-MRI 上均表现为肿块样强化，由于实质背景强化、病灶范围较小或空间分辨率的干扰，一些内部不均匀强化的肿块会被误判为内部均匀强化肿块。若强化肿块在第一个时相显示内部强化均匀，而在其他时相显示内部不均匀强化或环形强化，则应判读为内部不均匀强化或环形强化。内部强化均匀与内部强化不均匀的最主要鉴别点是强化区域是否夹杂未强化的正常乳腺实质或脂肪分隔。

内部强化均匀的肿块可见于乳腺良性病变，如纤维腺瘤、纤维囊性乳腺病、乳腺腺病、导管内乳头状瘤、良性叶状肿瘤、炎症等；其亦可见于恶性病变，如非特殊型浸润性癌、乳腺导管原位癌、浸润性小叶癌等。

对比增强乳腺 X 线摄影中，对于均匀强化肿块的良恶性鉴别，须同时结合低能图中的肿块形态、边缘以及减影图中的肿块样强化形态、边缘及强化程度。良性病变表现为均匀强化肿块时，其在低能图上主要表现为单纯肿块、圆形 / 椭圆形、边缘清晰 / 遮蔽，在减影图上通常表现为形态规则、边缘清晰（图 4-1-16），强化程度多样，以轻度或中度强化多见，部分病灶的强化程度随时间延长有增高的趋势。恶性病变表现为均匀强化肿块时，通常肿块长径小于 2cm，其在低能图上可表现为单纯肿块或肿块伴

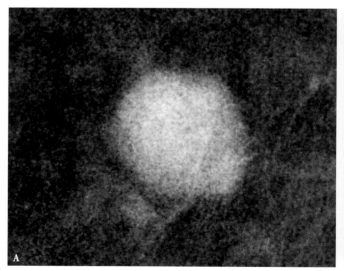
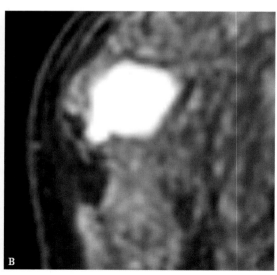

图 4-1-15 均匀强化肿块的 CEM 及 DCE-MRI 表现

A. CEM 减影图上可见肿块呈明显、均匀强化，边缘光整；活检后病理结果为导管内乳头状瘤；B. DCE-MRI 中可见肿块呈明显、均匀强化，边缘光整；活检后病理结果为纤维腺瘤。

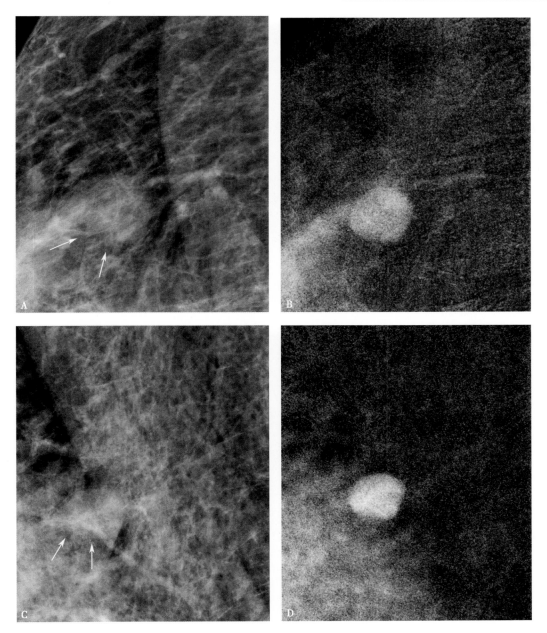

图 4-1-16　均匀强化良性肿块的 CEM 表现
A. CEM 低能图 CC 位上可见肿块（箭头）形态规则，边缘遮蔽，内未见钙化；B. CEM 减影图 CC 位上可见同一肿块呈中度均匀强化，边缘清晰、光整；C. CEM 低能图 MLO 位上，该肿块（箭头）亦表现为形态规则，边缘遮蔽，内未见钙化；D. CEM 减影图 MLO 位上，该肿块呈明显、均匀强化，边缘清晰、光整。活检病理结果为纤维腺瘤。

钙化，肿块形态多呈不规则形，边缘模糊或毛刺状（毛刺状边缘所占比例更大）；其在减影图上的形态同样以不规则形为主，边缘模糊（图 4-1-17），通常表现为明显强化，部分病灶的强化程度随时间延长有降低的趋势。因此，依据肿块在低能图、减影图中的形态与边缘的特征更有助于鉴别肿块的良恶性。

以下几种情况为临床常见的：①内部强化均匀的肿块，当其在低能图上表现为单纯肿块、在低能图及减影图上形态规则、在低能图上边缘清晰/遮蔽、在减影图上边缘清晰时，若其在减影图上呈轻度或中度强化则分类为 BI-RADS 2 类或 3 类（图 4-1-18），若其在减影图上呈明显强化则分类为 BI-RADS 4 类，此时仍考虑良性病变可能性大（图 4-1-19）。②内部强化均匀的肿块，当其在低能图上表现为肿块伴钙化、在低能图及减影图上形态不规则时，若其在低能图及减影图上边缘模糊且在减影图上呈明显强化，则分类为 BI-RADS 4C 类或 5 类（图 4-1-20）；若其在低能图/减影图上边缘呈毛刺状且在减影图上呈明显强化,则分类为BI-RADS 5类(图4-1-21)。内部强化均匀的良性肿块中,不同病理类型之间的鉴别存在一定困难,但纤维腺瘤的肿块形态规则更常见、良性叶状肿瘤的病灶长径更大、导管内乳头状瘤的发病年龄更年长。内部强化均匀的恶性肿块中,浸润性癌肿块边缘呈毛刺状的比例高于乳腺导管原位癌,而乳腺导管原位癌边缘模糊的比例更高。

在动态增强MRI中,良性肿块主要表现为肿块形态规则,边缘清晰、光整,轻度或中度强化,时间-信号强度曲线为I型,早期强化率较低(图4-1-22)。恶性肿块主要表现为形态不规则,边缘欠光整,明显强化,时间-信号强度曲线多为Ⅲ型,早期强化率高(图4-1-23)。对于内部强化均匀的肿块,须同时结合肿块的其他影像学表现及临床特征进行良恶性鉴别诊断。

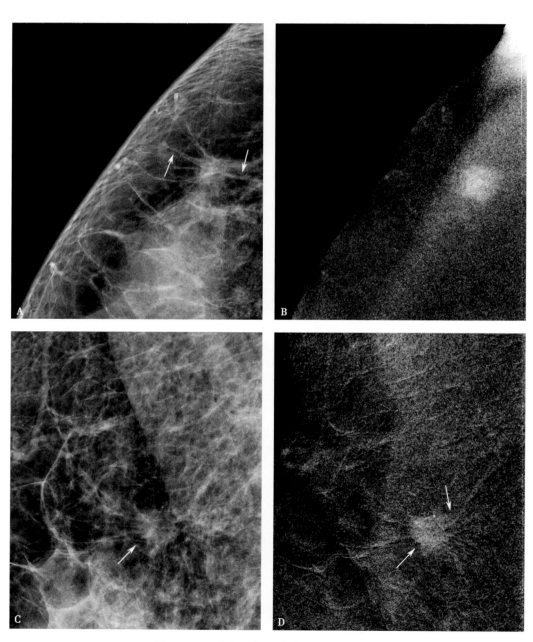

图4-1-17 均匀强化恶性肿块的CEM表现

A. CEM低能图CC位上可见肿块(箭头)形态不规则,边缘呈毛刺状,内未见钙化;B. CEM减影图CC位上可见同一肿块呈明显、均匀强化,边缘模糊;C. CEM低能图MLO位上,该肿块(箭头)亦表现为形态不规则,边缘毛刺,内未见钙化;D. CEM减影图MLO位上,该肿块(箭头)呈中度均匀强化,边缘毛刺。病理结果为非特殊型浸润性癌2级。

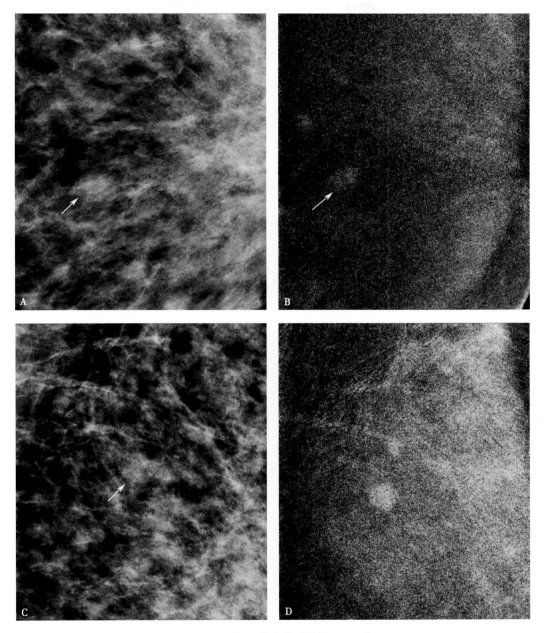

图4-1-18 均匀强化良性肿块的CEM表现

A. CEM低能图CC位上可见肿块（箭头）形态规则，边缘清晰，内未见钙化；B. CEM减影图CC位上可见同一肿块（箭头）呈轻度均匀强化，边缘清晰；C. CEM低能图MLO位上，该肿块（箭头）亦表现为形态规则，边缘清晰，内未见钙化；D. CEM减影图MLO位上，该肿块呈中度均匀强化，边缘清晰，CEM减影图上肿块强化程度呈增高趋势，综合判定为BI-RADS 3类；活检病理结果为纤维腺瘤伴硬化性腺病。

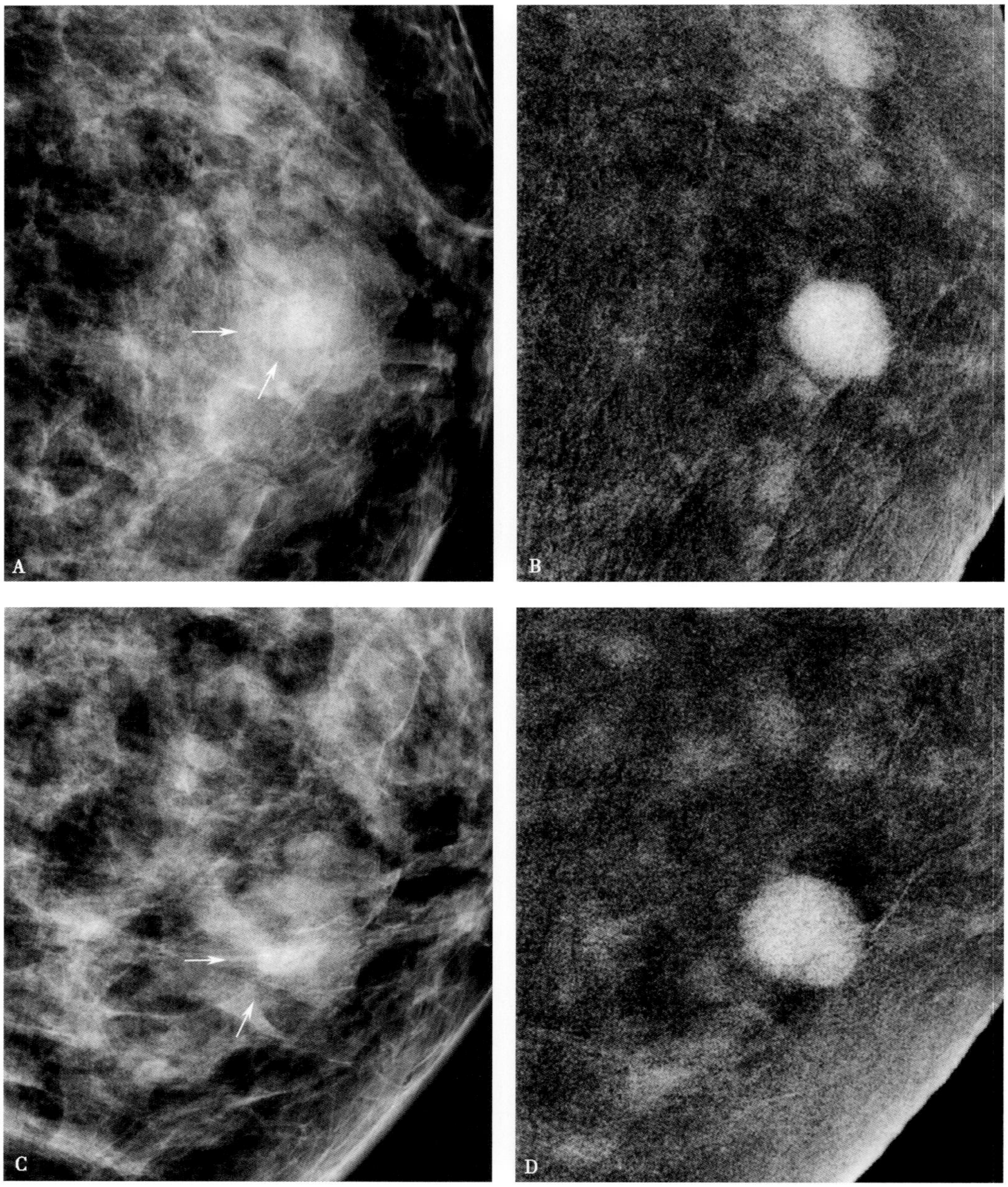

图 4-1-19 均匀强化良性肿块(BI-RADS 4 类)的 CEM 表现
A. CEM 低能图 CC 位上可见肿块（箭头）形态呈椭圆形，边缘遮蔽，内未见钙化；B. CEM 减影图 CC 位上可见同一肿块呈明显均匀强化，边缘清晰；C. CEM 低能图 MLO 位上，该肿块（箭头）亦表现为椭圆形，边缘遮蔽，内未见钙化；D. CEM 减影图 MLO 位上，该肿块呈明显均匀强化，边缘清晰。通过 CEM 低能图及减影图综合判定为 BI-RADS 4 类；活检病理结果为导管内乳头状瘤。

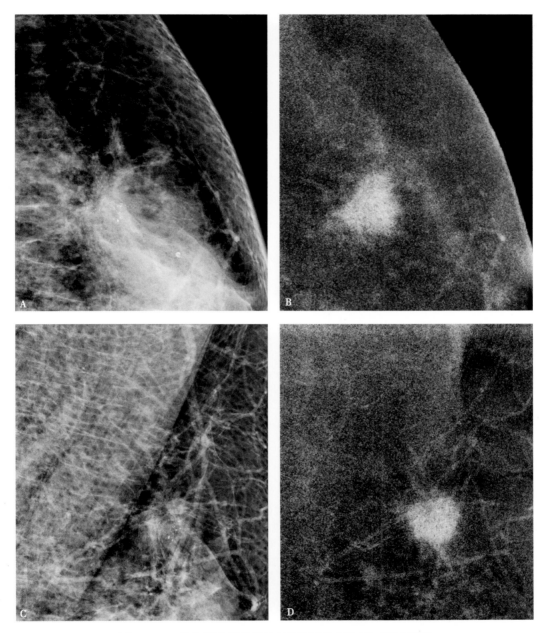

图 4-1-20　均匀强化恶性肿块(BI-RADS 5 类)的 CEM 表现

A. CEM 低能图 CC 位上可见肿块形态不规则,边缘大部分模糊、小部分呈毛刺状,肿块内及周围见细点状、不定形及细线状钙化;B. CEM 减影图 CC 位上可见同一肿块呈明显均匀强化,边缘模糊;C. CEM 低能图 MLO 位上,该肿块亦表现为形态不规则,边缘大部分模糊、小部分呈毛刺状,肿块内及周围见细点状、不定形及细线状钙化;D. CEM 减影图 MLO 位上,该肿块呈明显均匀强化,边缘模糊。通过 CEM 低能图及减影图判定为 BI-RADS 5 类。病理为非特殊型浸润性癌 2 级,伴中级别乳腺导管原位癌。

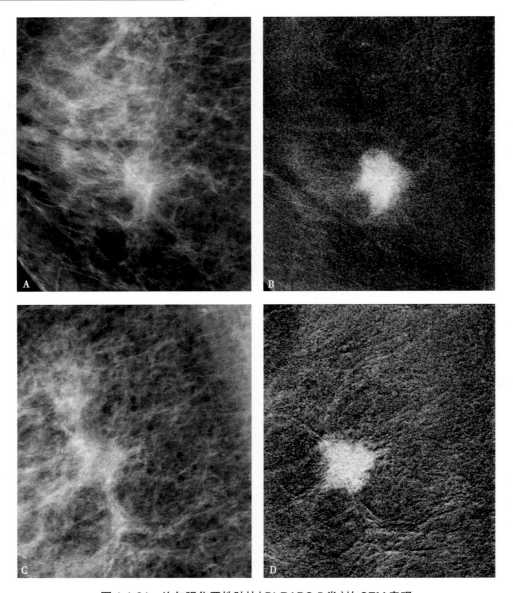

图 4-1-21　均匀强化恶性肿块(BI-RADS 5 类)的 CEM 表现
A. CEM 低能图 CC 位上可见肿块形态不规则，边缘呈毛刺状，肿块内及周围见细点状及不定形钙化；B. CEM 减影图 CC 位上可见同一肿块呈明显均匀强化，边缘模糊；C. CEM 低能图 MLO 位上，该肿块亦表现为形态不规则，边缘呈毛刺状，肿块内及周围见细点状及不定形钙化；D. CEM 减影图 MLO 位上，该肿块呈明显均匀强化，边缘呈毛刺状。通过 CEM 低能图及减影图判定为 BI-RADS 5 类。活检病理结果为浸润性癌（非特殊类型）2 级。

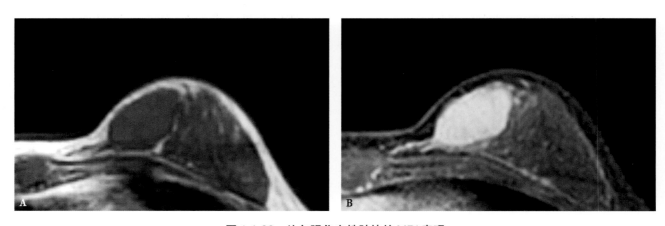

图 4-1-22　均匀强化良性肿块的 MRI 表现
A. MRI T_1WI 图中，肿块呈等信号，形态规则，边缘清晰、光整；B. 动态增强图中，同一肿块呈明显均匀强化，边缘清晰、光整；活检病理结果为纤维腺瘤。

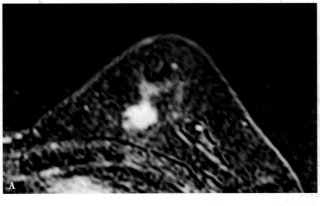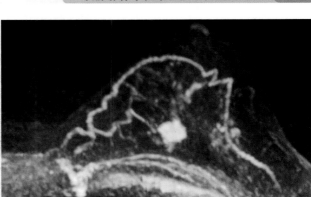

图 4-1-23　均匀强化恶性肿块的 MRI 表现

A. 增强 MRI 图中，肿块形态规则，明显均匀强化，边缘欠光整；B. MIP 图中，同一肿块呈明显均匀强化，边缘欠光整，可见穿入大血管影；活检病理结果为非特殊型浸润性癌 2 级，伴中级别乳腺导管原位癌。

1. 诊断流程　强化肿块的诊断流程详见图 4-1-24。

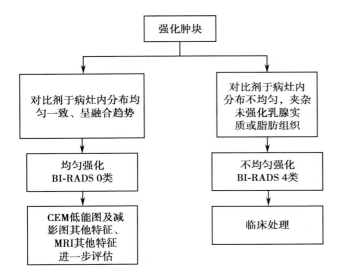

图 4-1-24　强化肿块诊断流程

2. 鉴别诊断

（1）内部不均匀强化肿块：多见于恶性病变，如非特殊型浸润性癌、浸润性小叶癌、乳腺导管原位癌等，可合并其他的恶性征象；一些良性病变如良性叶状肿瘤、乳腺腺病、导管内乳头状瘤、囊肿破裂、脂肪坏死、脓肿等也可表现为不均匀强化，CEM上的其他征象、超声检查或 MRI 可有助于鉴别诊断；对于此类病变应评估为 BI-RADS 4 类。

（2）环形强化：为病变外周血管形成或其中央出现坏死、纤维化、缺血、血肿所致，故肿块周围强化较其余部分强化更早或更强。该征象多见于恶性病变，如非特殊型浸润性癌、黏液癌、浸润性小叶癌、乳腺化生性癌、转移瘤等；但也可见于良性病变，如囊肿伴感染、肉芽肿性小叶性乳腺炎、脂肪坏

死或血肿等。对于环形强化的病变一般应评估为BI-RADS 4 类；须结合多种影像学方法鉴别诊断。

（陈卫国）

（二）不均匀强化肿块

【定义】

不均匀强化（heterogeneous enhancement，HE）肿块指增强后显示为内部强化程度不一致、高低不等的肿块，不均匀强化是乳腺肿块内部强化特征之一。

【病理基础】

恶性肿块内部血管分布往往不均匀，血管通透性增高，这些因素导致肿块内部血供存在差异；血供丰富区域内的肿瘤细胞生长快，血供差的区域则容易坏死。良性肿块不均匀强化则往往是因为内部纤维间质的成分不同而出现的，另外，出现玻璃样变性或黏液样变性亦可导致强化程度不一致。

【征象描述】

1. 对比增强乳腺 X 线摄影（CEM）

（1）诊断标准：观察 CEM 减影图，当任意投照体位的减影图像中肿块强化程度不均匀一致时，可用此术语描述。

（2）此术语在明确病灶呈肿块样强化时才适用。肿块只在低能图上显示时，此术语不适用。

（3）不均匀强化在鉴别肿块良恶性方面，特异度不显著，须结合肿块形态、边缘以及伴随征象等，必要时结合超声检查或磁共振成像，发现任何可疑征象时均应进一步进行临床干预。

2. 乳腺超声检查　适合开展乳腺超声造影。超声造影所显示的内部强化特征为增强均匀性，依据病灶内对比剂分布，其强化特征可分为均匀强化与不均匀强化。而增强后充盈缺损为不均匀强化的

一种特殊形式。恶性肿块多表现为不均匀强化，甚至出现充盈缺损，但纤维或脂肪区域血管缺乏也会表现为增强不明显或充盈缺损，因此，良恶性鉴别不能仅依靠此征象，应结合其他征象综合考虑，如增强时相、强度，增强顺序，增强后肿块的形态、边缘、范围，其他一些异常血管征以及时间-信号强度曲线等。必要时结合数字化乳腺摄影，尤其是伴有可疑钙化时。

3. 乳腺动态增强 MRI（DCE-MRI）

（1）诊断标准：具有三维占位效应的肿块病变，在 DCE-MRI 上出现肿块内部强化程度不一致的改变。

（2）在 DCE-MRI 中对于不均匀强化的判断，相对于在 CEM 减影图中更容易一些，其判读内容主要包括形态学特征和血流动力学指标。形态不规则、边缘模糊/呈毛刺状、DWI 高信号、低 ADC、Ⅲ型时间-信号强度曲线等代表病变为恶性肿块的可能性大，如浸润性导管癌、乳腺导管原位癌等；形态规则、边缘清晰、具有Ⅰ型或Ⅱ型时间-信号强度曲线者可倾向于良性，如纤维腺瘤、导管内乳头状瘤等。

（3）乳腺肿块内纤维、脂肪组织成分有差异，存在液化、坏死、出血区，或者出现黏液样变时，均可表现为不均匀强化。纤维组织常表现为 T_1WI、T_2WI 低信号；脂肪组织常表现为 T_1WI、T_2WI 高信号，在脂肪抑制序列图像上信号大幅度降低；液化、坏死区表现为 T_1WI 低信号、T_2WI 高信号；存在出血时，信号随时间变化而有所不同，出血在亚急性期常表现为 T_1WI 高信号；黏液成分在 T_2WI 和脂肪抑制序列中均呈高信号。因此，乳腺肿块出现不均匀强化时，不能凭单一征象诊断，须密切结合形态、边缘、

周围结构改变、内部强化特征、时间-信号强度曲线、多参数、多序列征象进行综合评估。

【相关疾病】

不均匀强化在恶性肿块中较多见，但其在鉴别乳腺肿块良恶性方面并非特征性改变。常见病变类型包括以下几种：

1. 良性病变 纤维腺瘤、良性乳腺叶状肿瘤、导管内乳头状瘤等。

2. 恶性病变 非特殊型浸润性导管癌、乳腺导管原位癌、小叶原位癌、黏液癌、淋巴瘤、转移瘤等。

【分析思路】

不均匀强化作为描述乳腺肿块内部强化特征的术语，不宜单一使用。无论是在 CEM、超声造影中还是在 MRI 中，对肿块进行整体评估时均须对以下征象综合分析：①临床体征；②CEM 低能图中的形态、边缘、减影图中的强化特征；③超声造影中的增强时相、强度，增强顺序，增强后肿块的形态、边缘、范围；④DCE-MRI T_1WI、T_2WI、DWI 信号，ADC，肿块形态、边缘，时间-信号强度曲线。CEM 低能图特征包括肿块的形态、密度、边缘、伴随征象，减影图特征包括病灶显著性、强化范围。若在低能图及超声检查中表现为形态规则、边缘清晰的肿块，无伴随可疑恶性钙化、周围结构扭曲等可疑恶性征象，则考虑良性，可评估为 BI-RADS 2～3 类，定期复查（图 4-1-25）；若 X 线摄影中可见肿块伴随可疑恶性征象，比如可疑恶性钙化、边缘模糊/呈毛刺状，或者其超声表现为混合性回声肿块、形态不规则、纵向生长、边缘不清等，则应适当提高 BI-RADS 分类（4 类以上），建议临床干预（图 4-1-26）。当一些良性病变比如炎性病变、不典型纤维腺瘤、乳腺

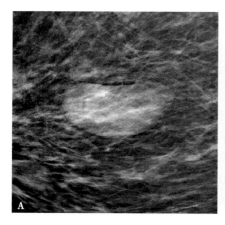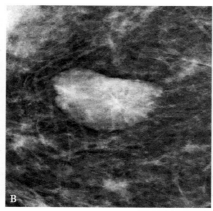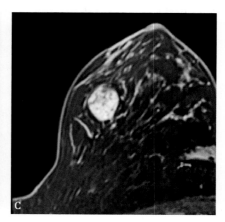

图 4-1-25 边缘清晰不均匀强化肿块乳腺 X 线摄影及 MRI 表现

A、B. X 线摄影显示椭圆形、边缘清晰肿块；C. 病变在 DCE-MRI 中呈肿块样强化，内部强化不均匀，BI-RADS 3 类；病理为纤维腺瘤伴玻璃样变性。

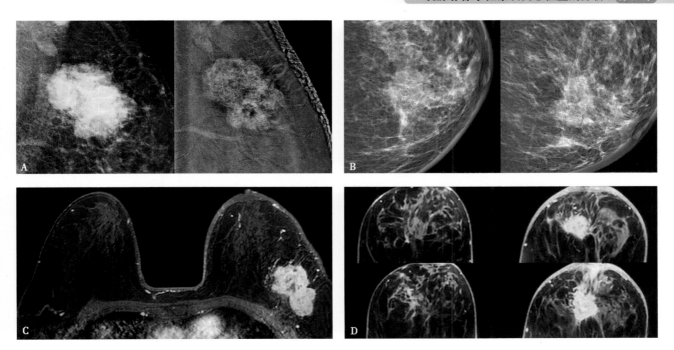

图 4-1-26 不均匀强化肿块 MRI 表现
A、B. 不规则高密度、边缘模糊肿块，在 CEM 减影中呈肿块样不均匀强化（A）；病变在 DCE-MRI 中呈肿块样强化，内部强化不均匀（B）；病理结果为非特殊型浸润性导管癌；C、D. 不规则高密度、边缘模糊肿块，伴细小多形性、细线样微钙化（C）；病变在 DCE-MRI 中呈肿块样不均匀强化（D）；病理结果为非特殊型浸润性导管癌。

叶状肿瘤，通过 X 线表现、超声表现难明确诊断时，应进行 MRI 检查，通过多序列、多参数定性、定量分析，进一步明确肿块良恶性。这种情况下，在 X 线摄影或超声检查中一般不要轻易将肿块评估为 BI-RADS 2 类或 3 类，BI-RADS 0 类或 BI-RADS 4 类及以上更为符合临床实践。

【疾病鉴别】

须先判断病灶是否呈肿块样强化，然后进一步去鉴别不均匀强化肿块与均匀强化肿块、边缘强化、内部分隔征等。边缘强化、内部分隔征这两种征象表现得相对较有特征，鉴别起来并不困难，因此，不均匀强化肿块主要须与均匀强化肿块区分。

乳腺肿块的强化方式在一定程度上能够体现肿瘤异质性，不均匀强化肿块代表肿瘤分化程度有差异，其内成分也相对复杂，在 CEM、超声造影、MRI 增强模式下表现为肿块内部强化程度不一致。肿块样强化内部均匀或不均匀，有时比较难以分辨，尤其是在 CEM 上。这是因为 CEM 仍基于乳腺 X 线摄影的检查原理，未能消除乳腺背景实质强化的干扰，对于部分不均匀强化肿块，判断起来比较主观（图 4-1-27）。良、恶性肿块内部均可表现为不均匀强化，鉴别起来有一定难度，须充分结合临床病史、CEM 低能图特征或其他检查手段综合评估。相比

之下，通过 MRI 应更为容易判别良、恶性肿块，对于表现为 I 型或 II 型时间 - 信号强度曲线的不均匀强化肿块，且形态规则、边缘清晰，不伴有可疑恶性钙化，多考虑为良性肿块（图 4-1-28），病变类型可见于纤维腺瘤、良性叶状肿瘤、导管内乳头状瘤等。反之，不均匀强化肿块伴随形态不规则、边缘模糊 / 呈毛刺状（图 4-1-29）、III 型时间 - 信号强度曲线等，其恶性可能性则大为增加，常见于非特殊型浸润性导管癌，亦可见于乳腺导管原位癌、小叶原位癌、黏液癌等，对此类患者应建议临床干预。

1. **诊断流程** 见图 4-1-30。

2. **鉴别诊断**

（1）均匀强化：肿块内部强化均匀一致。多见于良性病变，小的恶性病灶也可表现为均匀强化，须结合肿块形态、边缘评估。

（2）环形强化：肿块边缘强化而中央部分不强化或仅轻度强化，与血管生成、纤维化分布及程度、血管内皮生长因子趋化作用等有关。对此征象的判断并不困难，但其在良、恶性病变中均可出现。

（3）内部分隔征：肿块内不强化的低信号线条分隔；如果肿块形态、边缘以及血流动力学改变支持良性病变的诊断，则此征象可提示纤维腺瘤。

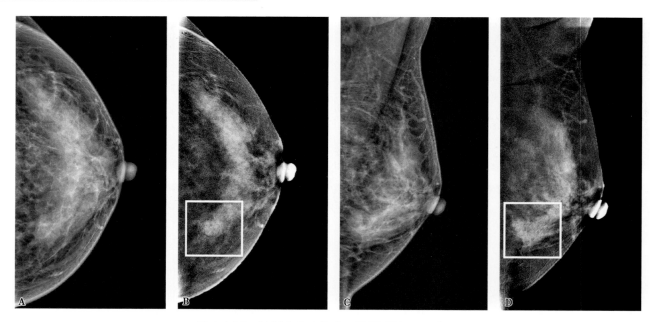

图 4-1-27　导管内乳头状瘤 X 线摄影及 CEM 表现

A、C. CC 位及 MLO 位低能图示左乳内下象限椭圆形肿块（方框），边缘遮蔽；B、D. CEM 减影图示左乳背景实质呈中度至明显强化，左乳内下象限肿块（方框）可见强化，部分强化区域与背景强化重叠，观察受到干扰。

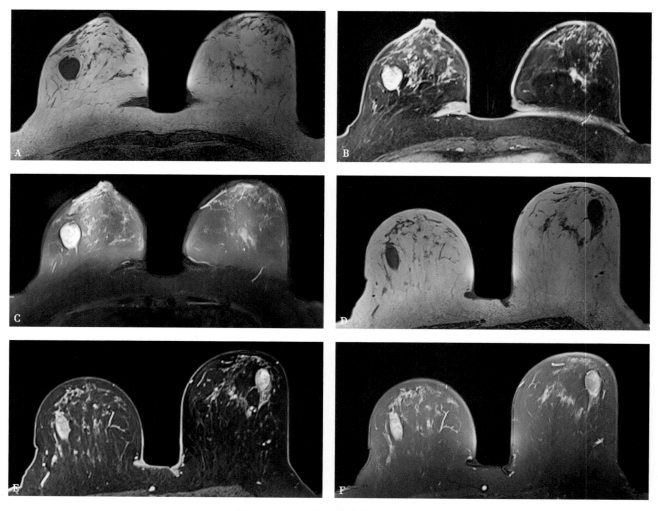

图 4-1-28　双乳纤维腺瘤 MRI 表现

A~F. MRI 示双乳椭圆形肿块，边缘清晰，T$_1$WI 低信号（A、D）、T$_2$WI 不均匀高信号（B、E），增强后呈肿块样强化，内部强化不均匀（C、E）。

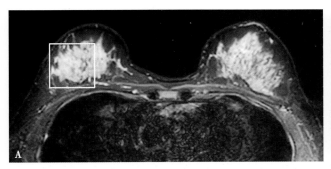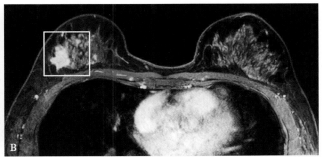

图 4-1-29　非特殊型浸润性导管癌伴中级别乳腺导管原位癌 MRI 表现

A. MRI 示右乳肿块，形态不规则，边缘模糊、局部呈毛刺状，T_2WI 稍高信号；B. 增强后图像示病灶呈肿块样明显强化，内部强化不均匀。

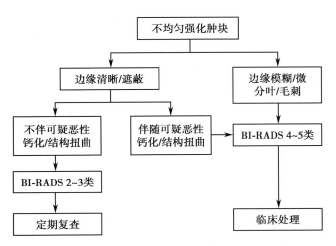

图 4-1-30　不均匀强化肿块诊断流程

（陈卫国）

（三）边缘强化肿块

【定义】

边缘强化又称环形强化（rim enhancement），为肿块样强化灶的内部强化特征之一，指肿块边缘强化而中央部分不强化或仅轻度强化。

【病理基础】

边缘强化与血管生成、纤维化分布及程度、血管内皮生长因子趋化作用等有关，是多种组织学特征综合作用的结果。恶性病变中，强化的"环"为肿瘤组织，病灶边缘新生血管丰富，中央缺乏血供或出现液化坏死、细胞减少。在良性病变中，边缘强化的病理基础主要有：①炎性病变，如炎性囊肿／脓肿壁伴周围炎症细胞浸润、新生血管增多，而中央为液化坏死的无强化区；②乳腺导管相关病变，乳腺导管周围血管增多，增强后导管壁强化可呈"环形"；③其他病理改变，如病灶内部纤维化、黏液样变等。

【征象描述】

1. 对比增强乳腺 X 线摄影（CEM）

（1）诊断标准：适用于肿块样强化的病灶，任何一个投照位减影图像上病灶边缘强化而中央无强化或仅轻度强化即可诊断。

（2）部分边缘强化肿块的早期强化程度极其轻微，与乳腺背景实质强化不易区分，应仔细观察不同摄影体位上肿块相应部位，避免遗漏。

（3）须结合低能图和减影图综合评估，低能图主要被用于评估形态、密度、边缘及伴随征象，减影图主要被用于评估强化范围、程度、环壁厚薄及是否均匀、内壁是否光整、内部实性成分等。薄壁、均匀、内壁光整的边缘强化肿块倾向于良性，不规则厚壁、内壁不光整者倾向于恶性。但也有小部分病变不典型，如黏液癌可表现为薄壁环形强化、炎性病变可表现为不规则厚壁环形强化，因此，须结合临床病史、超声检查或磁共振成像以进一步评估，发现任何可疑恶性征象时均应建议活检。

2. 乳腺超声造影
乳腺超声造影可提供病灶内部血流灌注和微血管系统的信息。超声造影时，病灶内部的增强形式可表现为均匀强化、不均匀强化甚至增强后充盈缺损。良、恶性病变的超声造影特征存在交叉，应结合多个形态学特征和强化特征进行分析。当怀疑存在钙化时，应结合乳腺 X 线摄影进一步评估。

3. 乳腺 MRI

（1）诊断标准：适用于具有三维立体结构的病变，DCE-MRI 上出现病灶边缘强化而中央无强化或仅轻度强化时可诊断。

（2）DCE-MRI 中环形强化病变的判读内容主要包括其形态学特征和血流动力学指标。不规则形、边缘不清晰、MIP 图示病灶周围异常增多或增粗血管可在良、恶性病变中出现，如炎性病变和乳腺癌；环壁厚度、内部分隔、内部实性成分、时间 - 信号强度曲线类型对良恶性鉴别有一定意义。薄壁、规则、均匀、缓慢持续强化的病变倾向于良性，不规则厚壁、早期强化、表现为廓清型曲线者倾向于恶性。

（3）常规 MRI 序列有助于区分病变内部成分、反映病变的病理学特征。液化坏死区表现为长 T_1、长 T_2 信号，纤维成分表现为长 T_1、短 T_2 信号；脂肪成分呈短 T_1、长 T_2 信号，在 STIR 序列中呈低信号；内部出血时的信号随出血时期变化而有所不同，其在亚急性期表现为短 T_1 信号；黏液成分在 T_2WI 和 STIR 序列中呈高信号。对于边缘强化肿块的良恶性鉴别，应充分结合形态学特征、内部信号、血流动力学指标进行评估。

【相关疾病】

良、恶性病变均可出现边缘强化。常见的病变包括以下类型：

1. **良性病变** 乳腺炎性病变（急 / 慢性化脓性炎、肉芽肿性小叶性乳腺炎、浆细胞性乳腺炎）、乳腺导管相关病变（导管内乳头状瘤、乳腺导管扩张、导管上皮增生等）、炎性囊肿、血肿、脂肪坏死等。

2. **恶性病变** 非特殊型浸润性导管癌、黏液癌、髓样癌、乳腺导管原位癌、浸润性小叶癌、乳头状癌、乳腺化生性癌等。

【分析思路】

边缘强化被用于描述肿块样强化灶的内部强化特征，对于此类病变的分析评估应充分结合临床病史、CEM 低能图形态学特征、减影图强化特征或 MRI 中的其他特征。病变的 CEM 低能图形态学特征包括形态、密度、边缘、伴随征象，其减影图特征包括强化程度、环壁厚薄及是否均匀、内壁是否光整、内部实性成分的多少等。病变在 MRI 中的其他特征，除常规序列特征外，尤其要结合时间 - 信号强度曲线的早期强化速率、达峰时间及类型等特征。对于薄壁均匀、内壁光整、缓慢持续强化的边缘强化肿块，若无其他伴随的可疑恶性征象，则评估为 BI-RADS 2～3 类，定期随访即可；若伴随可疑恶性征象（如可疑恶性钙化），则应评估为 BI-RADS 4 类，建议临床处理（图 4-1-31）。不规则厚壁、内壁不光整、环壁多发结节状的肿块倾向于恶性，建议活检。但须注意的是，乳腺炎合并脓肿形成时亦可表现为不规则厚壁强化、边缘模糊，此时应结合临床病史、超声检查和 / 或 MRI 中的其他量化特征进一步评估，若仍旧无法明确乳腺炎的诊断，则应将病变评估为 BI-RADS 4 类以上，建议临床处理（图 4-1-32）。

【疾病鉴别】

应先区分边缘强化与不均匀强化，不均匀强化为内部强化程度高低不等，边缘强化为增强在肿块周边更为明显，两者的鉴别不难。

边缘强化病变的强化特征复杂多样，不同病变的影像特征存在交叉，疾病谱较广，良恶性鉴别有一定困难。对于薄壁、均匀、内壁光整、缓慢持续增强的边缘强化病变，若无其他可疑征象（如可疑恶性钙化），则考虑为良性，此征象可见于炎性囊肿、脓肿、血肿 / 血清肿、脂肪坏死，对于此类型病变，联合病史、超声检查、CEM 和 / 或 MRI，大部分情况下可做出诊断（图 4-1-33）。边缘呈毛刺状、不规则厚壁、内壁不光整呈结节状、早期强化和表现为廓清型曲线是较为可靠的恶性征象，应建议临床活检。

良、恶性病变中均可以存在壁结节（图 4-1-34），但分析其形态及强化特点仍然有助于鉴别诊断。例如，良性病变中的壁结节常单发、形态规则，常见于中央型导管内乳头状瘤；恶性者常多发、形态不规则，多见于浸润性导管癌。

良性边缘强化病变中，乳腺炎性病变所占比例较高，部分乳腺炎表现出不规则、边缘模糊的厚壁边缘强化特征，与浸润性癌鉴别困难。炎性病变的脓腔坏死较为彻底，内壁较光整；而乳腺癌的边缘强化与肿瘤生长速度过快、内部缺血缺氧而坏死有关，其内部仍可残留肿瘤组织，故其内壁毛糙、可见多发壁结节形成，这一区别可作为两者的鉴别点。此外，环内部分的 ADC 也有助于鉴别诊断，炎性病变中央区多为脓液，弥散受限，而乳腺癌内部多为液化坏死，水分子弥散运动不受限制（图 4-1-35）。

1. **边缘强化肿块诊断流程** 见图 4-1-36。

2. **鉴别诊断**

（1）均匀强化：肿块内部强化均匀一致。多见于良性病变，恶性病灶较小时（直径多 <1cm）亦可表现为均匀强化，须结合肿块形态和边缘评估。

（2）不均匀强化：肿块内部强化程度不一，与肿块大小、病灶内部新生血管分布不均、坏死、液化、纤维化程度不一等多种因素有关。良、恶性病变中均可出现该征象。

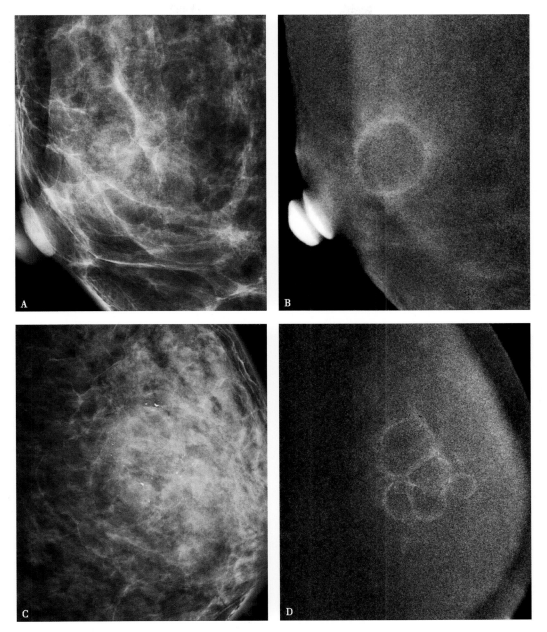

图 4-1-31　边缘强化病变 CEM 表现

A、B. CEM 示圆形等密度、边缘模糊肿块，CEM 减影图示薄壁、均匀、中度边缘强化，内壁光整，评估为 BI-RADS 2 类，病理为囊肿伴慢性炎症；C、D. 不规则形等密度肿块，CEM 减影图示多发边缘强化，薄壁、均匀，伴随多发细小多形性、细点状钙化，评估为 BI-RADS 4 类，病理为高级别导管内癌。

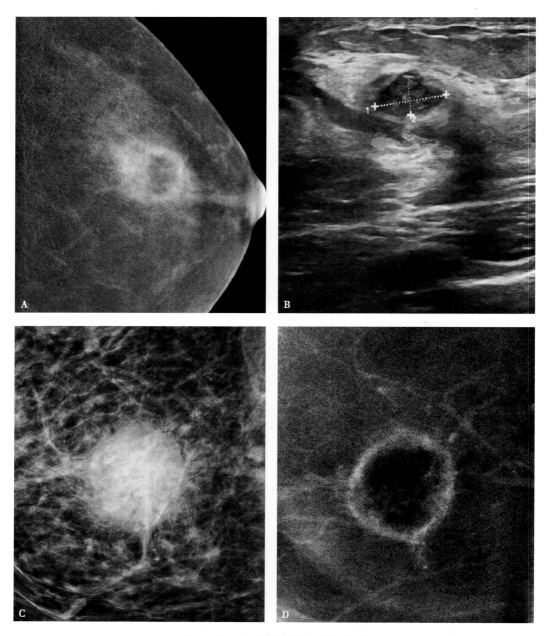

图 4-1-32　边缘强化病变 CEM 表现

A. CEM 示不规则厚壁、环形明显强化，内壁欠光整、边缘模糊，肿块前方呈导管样强化；B. 超声检查示实性低回声团，无彩色血流信号，周边探及扩张乳腺导管，考虑乳腺癌与乳腺炎鉴别，评估为 BI-RADS 4 类，病理为特发性肉芽肿性小叶性乳腺炎；C、D. 圆形高密度肿块，边缘模糊，CEM 减影图示不均匀厚壁、边缘强化，内壁不光整，评估为 BI-RADS 4 类，病理为浸润性导管癌。

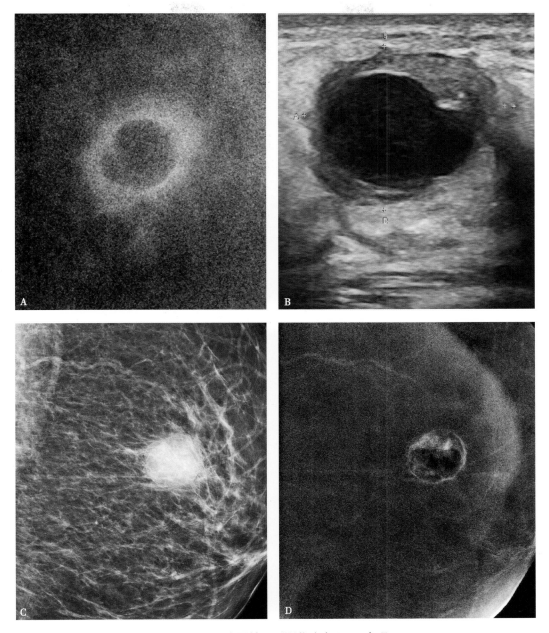

图 4-1-33　良恶性环形强化病变 CEM 表现

A. CEM 示厚壁、明显环形强化病变,边缘模糊,但内壁光整;B. 病变的超声表现为囊性为主的混合回声团块,边界不清晰,结合其局部皮肤发红、发热的病史,考虑为囊肿伴感染,病理结果为囊肿合并周围炎;C、D. 圆形高密度肿块,边缘清晰,在 CEM 减影图中呈环形明显强化,内部见多发结节状不均匀强化灶,提示恶性,病理为实性乳头状癌伴局灶微浸润,浸润直径＜1mm。

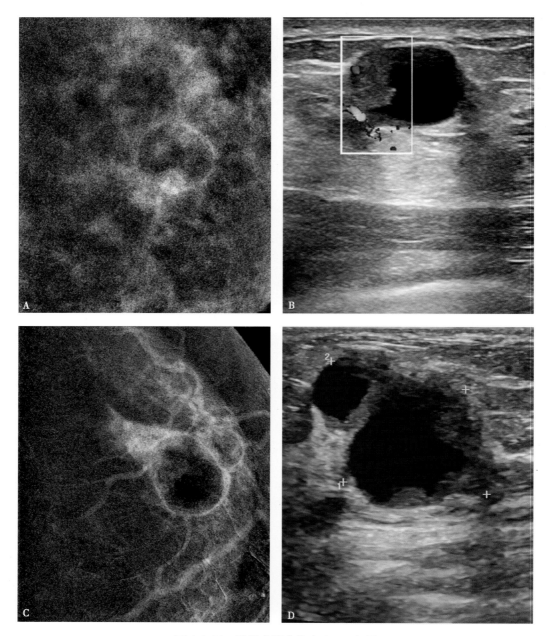

图 4-1-34　壁结节强化特点 CEM 表现

A. CEM 示薄壁、均匀、轻度边缘强化病变，内壁光整，可见壁结节，壁结节呈椭圆形、中度均匀强化；
B. 病变的超声表现为混合回声团块（白方框），病理结果为导管内乳头状瘤；C. CEM 示不均匀厚壁、
环壁内不规则壁结节，强化不均匀；D. 病变的超声表现为混合回声团块（黄色十字符号所示范围），
病理为包裹性乳头状癌。

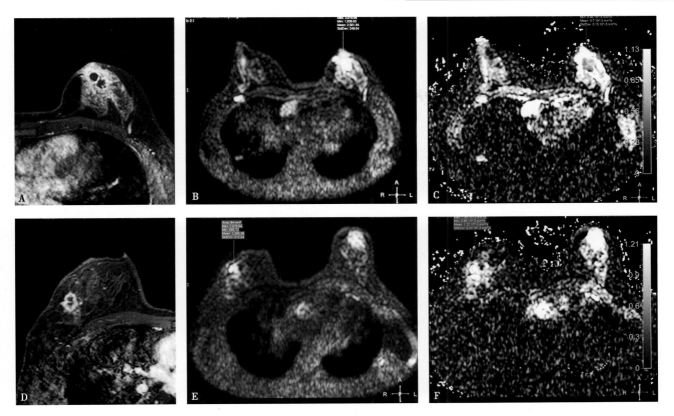

图4-1-35 炎性病变与乳腺癌MRI特点

A～C. 明显边缘强化病变，内部可见分隔，中央无强化区在DWI中表现为高信号，在ADC图中呈低信号，ADC为（0.7～0.74）×10⁻³mm²/s，病理为肉芽肿性小叶性乳腺炎，局部脓肿形成；D～F. 不规则形厚壁边缘强化病变，在DWI中呈稍高信号，ADC为（1.02～1.32）×10⁻³mm²/s，病理为浸润性导管癌。

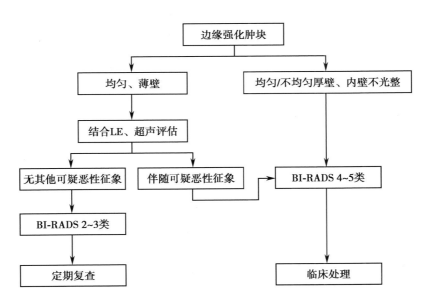

图4-1-36 边缘强化肿块诊断流程

LE：乳腺对比增强摄影低能图。

（陈卫国）

（四）肿块的血流动力学特征

【定义】

乳腺病变的时间 - 信号强度曲线（time-signal intensity curve，TIC）是乳腺 MRI 动态增强后的血流动力学评价参数之一，其描述的是动态增强 MRI 检查中，注射对比剂后一段时间内，乳腺组织中对比剂摄取和消退的变化情况，它是一个半定量分析方法。

【病理基础】

Folkman 于 1971 年首次提出肿瘤生长依赖于血管形成的学说，通常，当肿瘤的大小超过 $2mm^3$ 时，它的进一步生长就依赖于新生血管的形成，肿瘤血管生成在实体瘤发生、发展、浸润及转移的各阶段都起着重要作用。磁共振顺磁性对比剂 Gd-DTPA 的应用是乳腺 MRI 检出病变时的高灵敏度的基础，肿瘤血管形成学说对于影像学上通过观察注入 Gd-DTPA 后病变的增强速度、程度及模式表现判断其良恶性提供了部分依据，即多数乳腺恶性病变具有较高密度、高血管通透性、相对血液流速较快、伴有高度微观异质性等特点，因此，其在增强后的信号强度趋向于快速明显增高且容易消减，而良性病变则表现为延缓强化。但 Gd-DTPA 对乳腺肿瘤本身并无生物学特异性，该对比剂在机体内摄取和消退的情况取决于血容积、毛细血管渗透性、组织灌注、对比剂分布容积以及其他局部解剖生理学方面的因素，同时也与对比剂浓度、对比剂剂量、心输出量以及设备参数等有关，因此，乳腺良、恶性病变的 TIC 类型有所重叠。

【征象描述】

通常，对时间 - 信号强度曲线的分析包括两个阶段。第一阶段为早期时相（通常指注射对比剂后 2min 内或达到峰值、曲线开始变化前），其信号强度增高变化情况可分为缓慢（信号强度增加小于 50%）、中等（信号强度增加 50%～100%）、快速（信号强度增加大于 100%）。第二阶段为延迟时相（通常指注射对比剂 2min 后），其变化决定了曲线形态，通常分为三型。①持续上升型（wash-in）：在整个动态观察时间内，信号强度始终表现为缓慢持续增加（信号强度增加大于 10%）；②平台型（plateau）：注药后，信号强度于动态增强早期时相达到最高峰，在延迟时相，信号强度无明显变化（信号强度增加或减低不大于 10%）；③流出型（wash-out）：病变的信号强度于动态增强早期时相达到最高峰，其后逐渐减低（信号强度减低大于 10%）。

【相关疾病】

1. 乳腺良性病变　通常，TIC 呈持续上升型多提示良性病变（可能性为 83%～94%），如常见的乳腺增生性改变、纤维腺瘤等（图 4-1-37）。

2. 乳腺恶性病变　通常，TIC 呈流出型多提示恶性病变（可能性约为 87%），最常见的为乳腺癌（图 4-1-38）。

3. 平台型曲线　可为恶性病变也可为良性病变，但恶性可能性较大（恶性可能性约为 64%），因此，通常将平台型曲线作为提示恶性病变的参数之一（图 4-1-39）。

须强调的是，乳腺良、恶性病变的 TIC 类型有所重叠，TIC 类型只是乳腺 MRI 动态增强后的血流动力学评价参数之一，必须结合病变的形态学和 DWI 上 ADC 等参数而综合判断病变的良恶性，对于诊断极为困难的病例，尚需结合乳腺 X 线摄影、超声检查及临床信息进行诊断和鉴别诊断。

【分析思路】

在动态增强 MRI 中，应先判断有无异常强化表现，如有异常强化，则应进一步分析其形态学和血流动力学特征。对于乳腺 MRI 动态增强后血流动力学评价参数之一的 TIC 类型的分析思路见图 4-1-40。再次强调，乳腺良、恶性病变的 TIC 类型只是乳腺 MRI 动态增强后的血流动力学评价参数之一，应结合病变的多参数表现情况综合判读。另外，对于 MRI 上表现为肿块的病变和非肿块病变而言，TIC 在病变良恶性判读中所占的权重亦不相同，从某种意义上讲，通过 MRI 鉴别乳腺肿块型病变的良恶性时，分析 TIC 类型和强化方式等功能性表现比分析病变的形态学表现更重要，尤其对较小病变的定性诊断更是如此；而对于非肿块型病变的良恶性判断，特别是对 DCIS 而言，由于其发生部位掺杂有相对正常的组织、血供少以及多发生钙化等特点，故对其的分析中所占权重最大者为强化分布等形态学特点，如呈沿导管走行方向分布的线或段样强化，即使 TIC 类型不呈流出型或平台型，亦应考虑恶性可能。

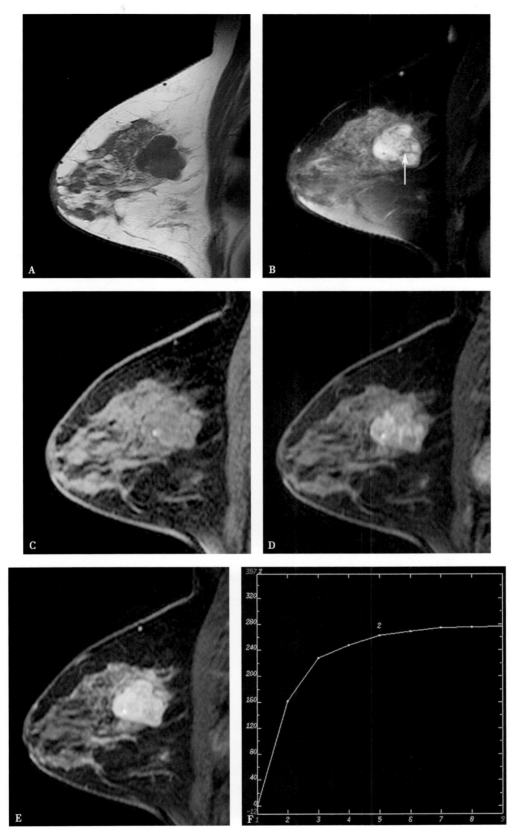

图4-1-37　TIC呈持续上升型的乳腺纤维腺瘤

A. 左乳MRI平扫矢状面T₁WI，显示左乳外上方分叶状肿物，内部信号不均匀，在T₁WI中呈较低信号且其内可见小灶性高信号区；B. 左乳MRI平扫矢状面脂肪抑制T₂WI，肿物呈混杂高及较高信号且其内可见低信号分隔（箭头），边界清楚；C～E. 分别为左乳矢状面MRI动态增强前和增强后1min、8min的图像，显示肿物呈渐进性强化，内部强化在延迟时相较为均匀；F. 病变区TIC图，TIC呈持续上升型。

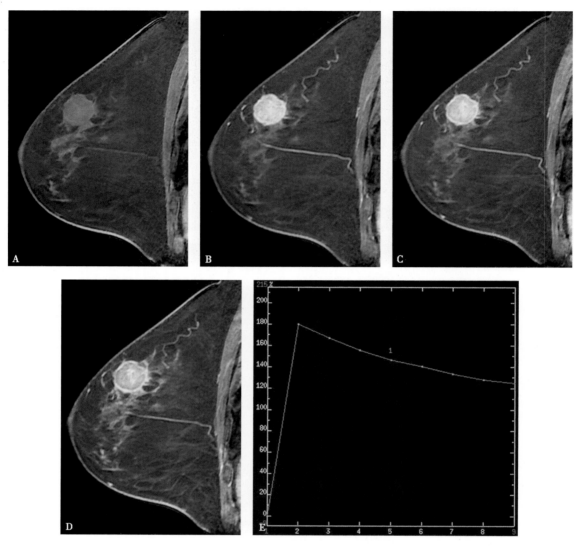

图 4-1-38　TIC 呈流出型的乳腺癌

A～D. 分别为右乳矢状面 MRI 动态增强前和增强后 1min、2min、8min 的图像，显示右乳中上方类圆形肿物，
边界清楚，边缘不光滑，动态增强后，肿物呈明显强化；E. 右乳肿物 TIC 图，TIC 呈流出型。

【疾病鉴别】

1. TIC 表现为流出型的良性病变　如部分纤维上皮性肿瘤（纤维腺瘤、乳腺叶状肿瘤，如图 4-1-41 所示）、乳腺导管乳头状瘤（图 4-1-42）以及不典型良性病变等。

通常，纤维腺瘤在形态学表现上具备良性肿瘤的特征，即形态呈圆形、卵圆形，边缘光滑、清晰，部分纤维腺瘤内可有胶原纤维形成的分隔，在 T_2WI 上表现为低或中等信号强度。动态增强 MRI 检查中，纤维腺瘤的表现亦可各异，但大多数表现为缓慢渐进性的均匀强化或由中心向外围弥散的离心样强化，少数如黏液样纤维腺瘤或腺性纤维腺瘤亦可表现为快速显著强化，其时间 - 信号强度曲线呈流出型，但早期强化率通常高于乳腺癌。在 DWI 上，纤维腺瘤的 ADC 通常较高。因此，对病变的最后诊断须依据多参数（如时间 - 信号强度曲线类型、早期强化程度、病变形态学表现、DWI 等）进行综合判断。

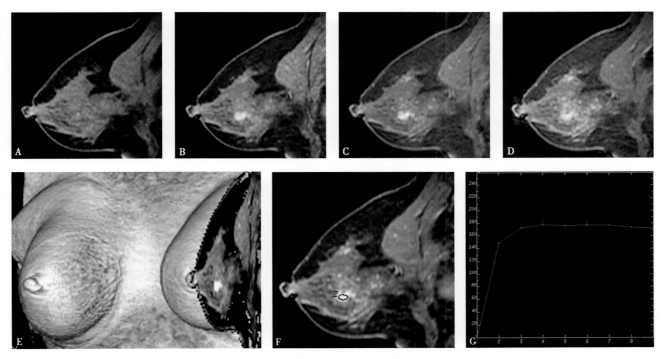

图 4-1-39　TIC 呈平台型乳腺导管原位癌伴灶性早期浸润

A～D. 分别为左乳矢状面 MRI 动态增强前和增强后 1min、2min、8min 的图像，显示左乳头后方距乳头约 3.7cm 处（对应于 X 线片上成簇钙化部位）局限性异常强化病变；E. VR 图；F. 动态增强后的病变 ROI 选取图；G. 病变 TIC 图，TIC 呈平台型。

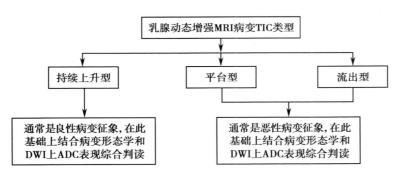

图 4-1-40　TIC 分析诊断思路

通常，乳腺导管乳头状瘤在形态学上大多具有良性肿瘤的特征，但肿瘤边缘可表现为欠光滑或不光滑。此类病变于 MRI 平扫 T_1WI 中多呈低或中等信号，在 T_2WI 中呈等或较高信号。动态增强 MRI 检查中，乳腺导管乳头状瘤的时间 - 信号强度曲线多呈流出型，在 DWI 上多呈较高信号，ADC 较低，与乳腺癌表现具有相似之处，但乳腺导管乳头状瘤在早期强化率和病变内部强化方式的动态变化方面具有一定特征性，例如，乳腺导管乳头状瘤的早期强化率相对低于乳腺癌，病变的强化方式趋向于由动态增强早期的均匀或欠均匀强化到延迟期呈"环形"表现（图 4-1-42），这些特征有别于乳腺癌，对乳腺导管乳头状瘤的诊断和鉴别诊断具有一定的参考价值。

2. TIC 表现为持续上升型的恶性病变　如少数非特殊型浸润性导管癌、黏液癌（图 4-1-43）等恶性病变，这些病变的 TIC 可呈持续上升型，须结合病变的形态学和 DWI 上的 ADC 等参数综合判断，对于诊断极为困难的病例，尚需结合乳腺 X 线摄影、超声检查及临床信息进行诊断和鉴别诊断。

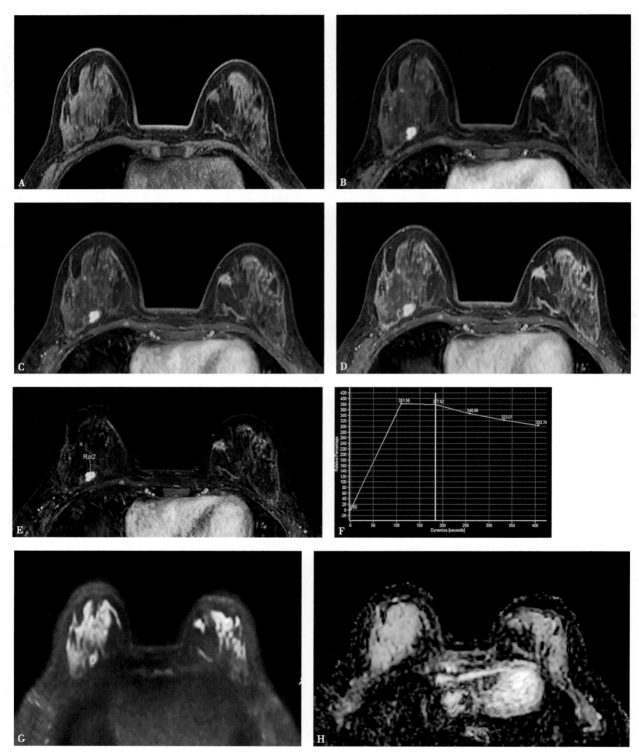

图 4-1-41　TIC 呈流出型的乳腺纤维腺瘤

A～D. 分别为横断面 MRI 动态增强前和增强后第 1 时相、第 2 时相和最后时相的图像，显示右乳深面近乳房后间隙的形态欠规则肿物，边界清楚，动态增强后肿物明显强化；E. 动态增强后病变 ROI 选取图；F. 病变 TIC 图，TIC 呈流出型；G. DWI；H. ADC 图，ADC 为 $1.6 \times 10^{-3} \text{mm}^2/\text{s}$。

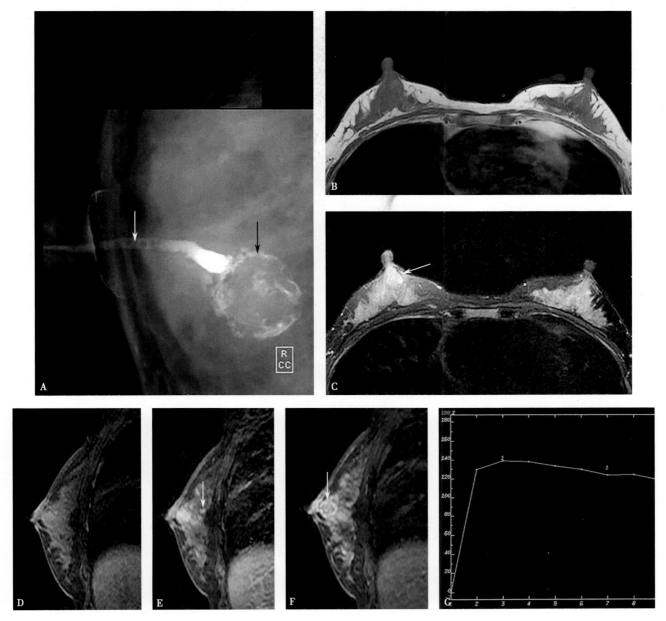

图 4-1-42　TIC 呈流出型的乳腺导管乳头状瘤

A. 右乳乳腺导管造影局部放大图像，显示乳头下大导管扩张，管腔内充盈缺损（黑箭头），充盈缺损以远的导管未见显影，扩张大导管腔内多发小的低密度影为气泡（白箭头）；B. MRI 平扫横断面 T_1WI，显示右乳头后方类圆形边界清楚肿物，在 T_1WI 中呈中等信号；C. MRI 平扫横断面脂肪抑制 T_2WI，病变在 T_2WI 中呈较高信号（白箭头），内部信号欠均匀；D～F. 分别为 MRI 平扫和动态增强后 1min、8min 的图像，显示病变呈明显强化（白箭头），病变边缘强化于延迟时相较明显；G. 动态增强后病变 TIC 图，TIC 呈流出型，早期强化率为 130%。

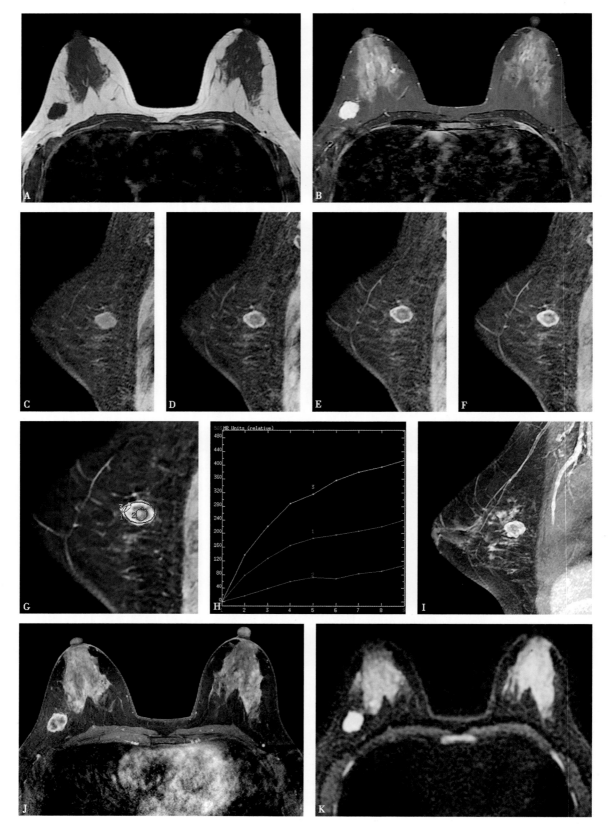

图 4-1-43　TIC 呈持续上升型的乳腺黏液癌

A. MRI 平扫横断面 T_1WI，右乳外侧腺体边缘处肿物，边界清楚，边缘欠光滑，在 T_1WI 中呈较低信号；B. MRI 平扫横断面脂肪抑制 T_2WI，肿物呈高信号；C～F. 分别为右乳矢状面 MRI 动态增强前和增强后 1min、2min、8min 的图像，肿物呈明显、不均匀强化，以边缘强化为著；G. 右乳病变感兴趣区（ROI）选取图；H. TIC 图，病变边缘及中心的 TIC 均呈持续上升型；I. 右乳 MIP 图；J. MRI 动态增强后延迟时相横断面 T_1WI；K. 双乳横断面 DWI，肿物呈高信号（b 值为 500s/mm²，ADC 为 2.54×10^{-3}mm²/s；b 值为 1 000s/mm²，ADC 为 2.26×10^{-3}mm²/s）。

（刘佩芳）

（五）T₂WI 高信号肿块

【定义】

T₂WI 高信号肿块（high signal intensity mass on T₂WI）是指肿块在 MRI T₂WI 序列（通常不使用对比剂）中表现为高信号的情形。

【病理基础】

肿块在 T₂WI 中表现为视觉上确定的高信号强度区域与含水量高的病理组织，如坏死、水肿、囊肿、导管扩张等，有很好的相关性。含有 T₂ 信号较短的脂肪等脂质的结构，如脂肪瘤、错构瘤、积油囊肿及后期积乳囊肿中的含脂成分，在不做脂肪抑制的 T₂WI 中，其信号也会增高，但在脂肪抑制的 T₂WI 中，含脂结构的信号反而会降低，与仍然表现为高信号的含水结构可资鉴别。大分子物质运动减少及其周围有水合层的病变，在 T₂WI 中的信号也会增高，如黏液、黏稠的脓肿。

【征象描述】

在 MRI T₂WI 上，对于病变信号强度的描述包括：①根据信号黑白不同，将其灰阶等级分为极低、稍低、中等、稍高和极高信号这五种等级；②将其与相对正常的乳腺纤维腺体组织相比较，作出低信号、等信号、高信号和混杂信号的描述。T₂WI 高信号肿块指在 MRI T₂WI 中肿块表现为高信号的情形，代

表肿块内含有较多自由水、含脂或含有大分子物质等，可为不同的良、恶性疾病所致，故 T₂WI 对良、恶性病变的鉴别效果不明显，须结合 T₁WI 平扫、增强扫描及 DWI 等多种序列加以区别。

【相关疾病】

在 MRI 平扫 T₂WI 中，呈高信号的肿块可包括乳腺良、恶性病变。

1. **良性病变** 如囊性病变不伴/伴炎症、脓肿、积乳囊肿不伴/伴炎症等。

（1）乳腺囊性病变：乳腺囊性病变的种类较多，在组织学上，乳腺囊性病变主要包括单纯性囊肿，以及乳腺纤维囊性改变中的囊肿、积乳囊肿等，根据囊壁的被覆上皮特征以及其内容物的性质而对其进行区分。当囊肿周围出现炎症细胞（主要为淋巴细胞）浸润时，可诊断为囊肿伴炎症。在 MRI 上，乳腺囊肿可为单发或多发，其在 T₁WI 上呈低信号，在 T₂WI 上呈高信号（图 4-1-44）；少数囊肿因其内液体内蛋白质含量较高或含血性液体，故其在 T₁WI 上亦可呈高信号。囊肿一般不强化，少数囊肿，如有破裂或感染者，其囊壁可有强化。行 DWI 检查，部分囊肿可呈明显高信号，当囊肿内容物为纯液体成分时，其 ADC 较高，当囊肿内容物为黏稠液体或血性液体时，其 ADC 亦可较低。

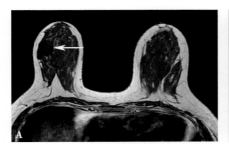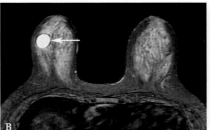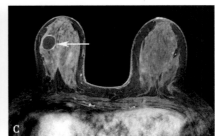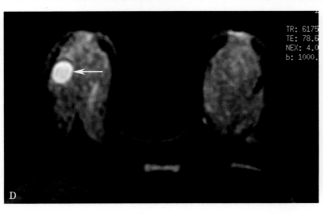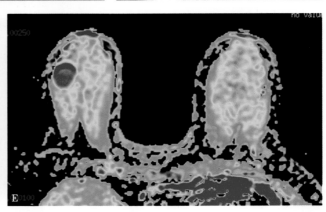

图 4-1-44 MRI 平扫 T₂WI 中呈高信号表现的乳腺囊肿

A. MRI 平扫横断面 T₁WI，右乳类圆形肿物（箭头），边缘光滑、锐利，于 T₁WI 中呈低信号；B. MRI 平扫横断面脂肪抑制 T₂WI，肿物呈明显高信号（箭头）；C. 动态增强延迟时相横断面图像，增强后肿物内部无强化，肿物边缘轻度强化（箭头）；D. 病变 DWI，肿物呈高信号（箭头）；E. 病变 ADC 图，b 值为 1 000s/mm² 时，ADC 为 2.39×10⁻³mm²/s。

（2）乳腺脓肿：乳腺脓肿既可发生于产后哺乳期妇女，也可发生于非产后哺乳期妇女。乳腺脓肿可由乳腺炎形成，少数来自囊肿感染。而非哺乳期乳腺脓肿，则多数不是由急性乳腺炎迁延而来的，其临床表现不典型，常无急性过程，患者往往因乳腺肿块而就诊，因缺乏典型的乳腺炎病史或临床症状，更由于近年来乳腺癌的发病率上升，故容易将其误诊为乳腺肿瘤。乳腺脓肿在 MRI 上具有比较特征性的表现，其在平扫 T_1WI 上表现为低信号，在 T_2WI 上呈中等或高信号，边界清晰或部分边界清晰，脓肿壁在 T_1WI 上表现为环状、规则或不规则的中等或略高信号影，在 T_2WI 上呈中等或高信号，且壁较厚。当脓肿形成不成熟时，其壁可厚薄不均匀或欠完整，外壁边缘较模糊；而在脓肿形成成熟后，其壁厚薄均匀。脓肿中心部分在 T_1WI 中呈明显低信号、在 T_2WI 中呈明显高信号（图 4-1-45），在 DWI 上呈高信号，脓液的 ADC 通常较低。在增强 MRI 检查中，典型的脓肿壁呈厚薄均匀的环状强化，多数表现为中度、均匀、延迟强化，脓肿中心部分及周围水肿区无强化。

（3）乳腺积乳囊肿：积乳囊肿的形成多与哺乳有关，在泌乳期时，若一支或多支输乳管排乳不畅或发生阻塞，则会引起乳汁淤积而形成囊肿。积乳囊肿因其内容物为乳汁或乳酪样物而不同于一般的囊肿。在 MRI 上，积乳囊肿内水分含量较多时可呈典型液体信号特征，即在 T_1WI 上表现为低信号，在 T_2WI 上表现为高信号。如积乳囊肿内脂肪、蛋白质或脂质含量较高，则其在 T_1WI 和 T_2WI 上表现为明显高信号，在脂肪抑制序列中表现为低信号或仍呈较高信号。增强 MRI 检查中，积乳囊肿的囊壁可有轻至中度强化，通常，其囊壁较厚或不规则（图 4-1-46）。

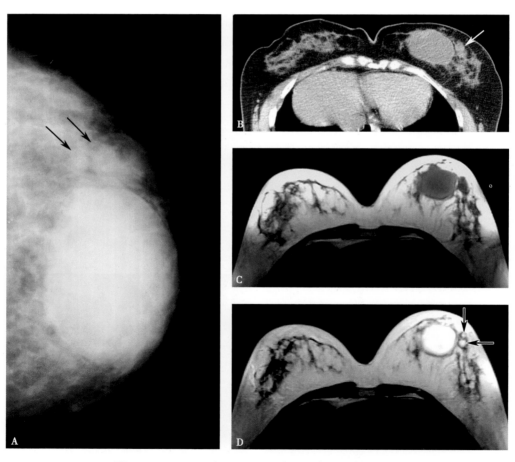

图 4-1-45 MRI 平扫 T_2WI 中呈高信号表现的乳腺脓肿

A. 左乳 X 线摄影头尾位图像，显示左乳卵圆形肿物，该肿物外侧亦可见两个密度与之相同的小结节（黑箭头）；B. CT 平扫，肿物边界清楚（白箭头）；C. MRI 平扫横断面 T_1WI，左乳内侧厚壁肿物，内壁光滑、整齐，于 T_1WI 中，肿物中心呈低信号、壁呈中等信号；D. MRI 平扫横断面 T_2WI，肿物内部于 T_2WI 中呈高信号，表现为典型液体信号特征（黑箭头）。

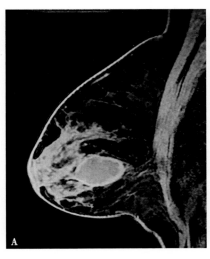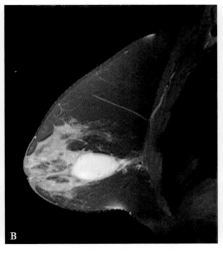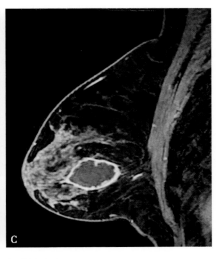

图 4-1-46　MRI 平扫 T₂WI 中呈高信号表现的乳腺积乳囊肿伴炎症

A. MRI 平扫矢状面 T₁WI，显示乳腺内形态欠规则囊性肿物，于 T₁WI 中，肿物内部呈低信号，囊壁呈中等信号；B. MRI 平扫矢状面脂肪抑制 T₂WI，肿物呈明显高信号；C. 增强后矢状面图像，增强后显示囊壁强化且内壁不规则，肿物内部无明显强化。

2. **良性肿瘤性病变**　如纤维腺瘤不伴/伴间质黏液变性不伴/伴出血坏死、乳头状瘤伴梗死等。

（1）乳腺纤维腺瘤：纤维腺瘤依据肿瘤内细胞、纤维成分及水的含量不同而表现为不同的信号强度，其中，水及细胞含量多的黏液样纤维腺瘤或腺性纤维腺瘤的信号强度高。部分乳腺纤维腺瘤内部可伴有不同程度的间质黏液变性，包括局限和广泛的黏液变性。纤维腺瘤黏液变性在 MRI T₂WI 中表现为高信号，动态增强后，肿物强化较为均匀或表现为离心性强化方式，时间-信号强度曲线多呈持续上升型，肿物在 DWI 中呈高信号（图 4-1-47），ADC 高。

（2）乳腺导管乳头状瘤：乳腺导管乳头状瘤在组织病理上以腺上皮和肌上皮细胞增生、被覆于纤维脉管束轴心之上而形成乳头状结构为特征，其中的腺上皮细胞可出现普通型增生、不典型增生或癌变，乳头状瘤可因肿瘤的乳头状结构扭曲而继发梗死、出血。乳腺导管乳头状瘤的 MRI 表现不同于常见的乳腺纤维腺瘤和乳腺癌，在形态学上，大多数乳腺导管乳头状瘤具有良性肿瘤的特征，但肿瘤边缘可表现为欠光滑或不光滑。此类肿瘤于 MRI 平扫 T₁WI 中多呈低或中等信号，在 T₂WI 中呈中等或较高信号，动态增强 MRI 检查中，乳腺导管乳头状瘤的时间-信号强度曲线多呈流出型，其在 DWI 上多呈较高信号，ADC 较低，与乳腺癌的表现具有相似之处，但强化后动态观察病变，其增强方式趋向于由动态增强早期的均匀或欠均匀强化到延迟期呈"环形"表现，该特征有别于乳腺癌，对其诊断和鉴别诊断具有一定的参考价值。当乳腺导管乳头状瘤继发梗死、出血等病理改变时，依据出血时间的不同，部分病变于 T₂WI 中可呈高信号，在动态增强前蒙片中亦呈高信号，增强后无强化，在 DWI 上呈较高信号，ADC 可低或高（图 4-1-48）。临床工作中，当乳头状肿瘤（包括乳头状瘤或癌）伴梗死或实性成分很少（以含水成分为主）时，须特别注意观察细节，观察是否有小的实性成分，此点对正确诊断非常重要。

3. **恶性肿瘤性病变**　如黏液癌、伴梗死或实性成分很少（以含水成分为主）的乳头状癌、浸润性癌伴坏死液化（多为组织学Ⅲ级）、乳腺化生性癌（鳞状细胞癌）、囊腺癌、血管肉瘤等。

（1）乳腺黏液癌：黏液癌是一种少见的特殊类型浸润性癌，其在病理上以大量细胞外黏液中漂浮成簇增生的细胞为特征，组成细胞簇的细胞小且一致。此类肿瘤无真正的包膜，多呈膨胀性生长，边界清晰，浸润性不强，在 X 线摄影中易被误诊为良性肿瘤。因本身的病理学特点，乳腺黏液癌的影像学表现亦颇具特殊性，其在 MRI 平扫 T₂WI 和弥散加权成像中的表现与一般乳腺癌不同，在平扫 T₂WI 中，病变呈明显高信号；在 DWI 上，病变呈明显高信号，但 ADC 不减低，反而高于正常纤维腺体组织的 ADC（图 4-1-49）。这些表现与黏液癌本身的特殊病理组织成分有关，黏液癌中，在细胞外可见较多的黏液成分，肿瘤细胞则分散在黏液湖中，就黏液本身来说，其并不含细胞成分，相反含有较多的

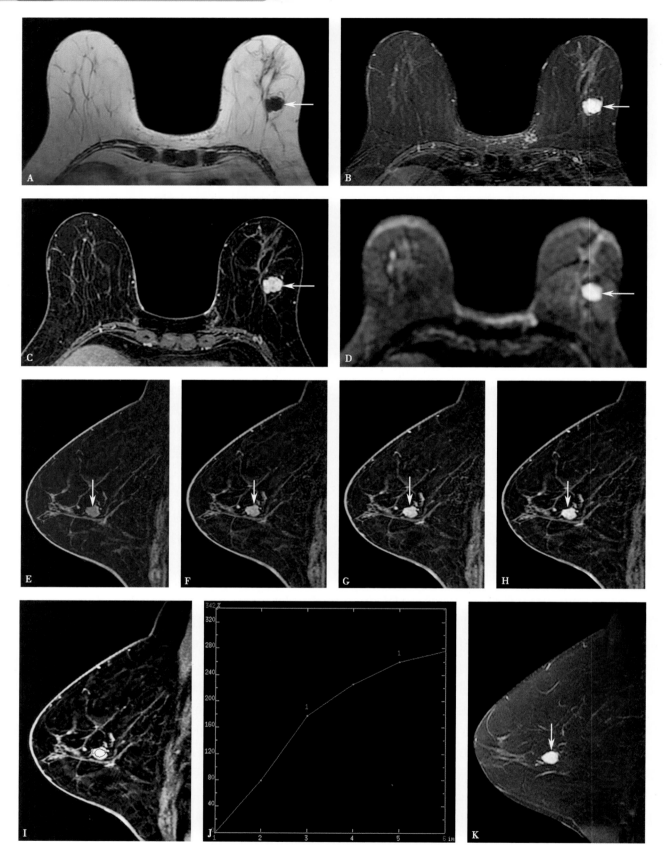

图 4-1-47　MRI 平扫 T_2WI 中呈高信号表现的乳腺纤维腺瘤伴间质黏液变性

A. MRI 平扫横断面 T_1WI，显示左乳中外形态欠规则肿物（箭头），边界清楚，边缘欠光滑，在 T_1WI 中呈较低信号；B. MRI 平扫横断面脂肪抑制 T_2WI，肿物呈高信号（箭头）；C. MRI 增强后延迟时相横断面 T_1WI，肿物明显强化（箭头）；D. 左乳肿物 DWI 图（b 值为 500s/mm²），肿物呈高信号（箭头）；E～H. 分别为左乳矢状面 MRI 动态增强前和增强后 1.5min、3min 和 7.5min 的图像，显示肿物呈渐进性强化（箭头）；I. 左乳肿物感兴趣区（ROI）选取图；J. 肿物时间 - 信号强度曲线图，时间 - 信号强度曲线呈持续上升型；K. MRI 平扫矢状面脂肪抑制 T_2WI，肿物呈高信号（箭头）。

自由水,少了许多细胞膜和细胞内物质的约束,因此,其 ADC 较高,与含有较多肿瘤细胞和间质细胞的浸润性导管癌有所不同。乳腺黏液癌在动态增强 MRI 中表现多样,多表现为不均匀强化或以边缘强化为主,病变的时间-信号强度曲线可呈持续上升型、平台型或流出型,亦可强化不明显。

(2)乳腺乳头状癌:乳头状癌伴梗死或实性成分很少(以囊状含水成分为主)时,其在 MRI T2WI

上亦呈高信号,此时须特别注意观察细节,观察是否有小的实性成分(图 4-1-50),此点对正确诊断非常重要。

(3)浸润性乳腺癌:部分乳腺癌可伴坏死、液化,但内部以含水成分为主的乳腺癌比较少见,多为组织学级别高、三阴性乳腺癌,在影像学上多表现为不规则厚壁或厚分隔、边缘不规则、DWI 上病变边缘的 ADC 低、内部的 ADC 高等特点(图 4-1-51)。

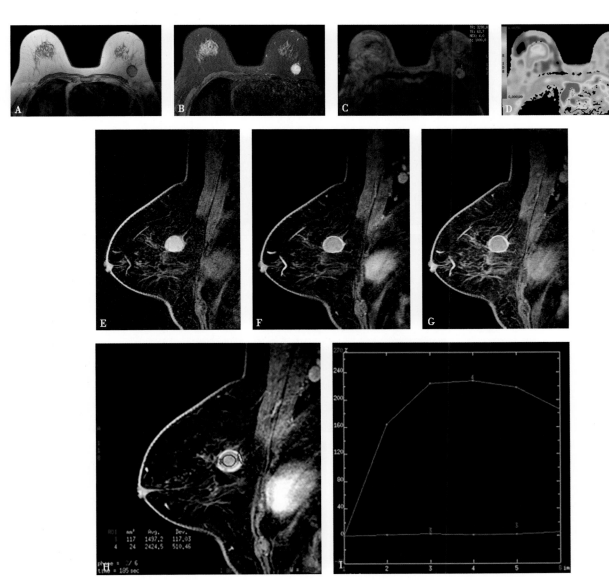

图 4-1-48　MRI 平扫 T2WI 中呈高信号表现的乳腺导管乳头状瘤伴梗死纤维化

A. MRI 平扫横断面 T1WI,显示左乳外上方类圆形肿物,边界清楚,肿物中心呈中等信号、边缘呈低信号;B. MRI 平扫横断面脂肪抑制 T2WI,肿物呈高信号;C. 左乳肿物 DWI(b 值为 1 000s/mm²),肿物呈较高信号;D. ADC 图,ADC 为 1.88×10⁻³mm²/s;E~G. 分别为左乳矢状面 MRI 动态增强前和增强后第 1 时相和最后时相的图像,显示于动态增强前蒙片中,肿物呈高信号,动态增强后肿物边缘强化,内部未见强化;H~I. 分别为左乳肿物边缘及中心感兴趣区(ROI)选取图和时间-信号强度曲线图,肿物边缘的时间-信号强度曲线于早中期呈持续上升型、于中晚期呈流出型。

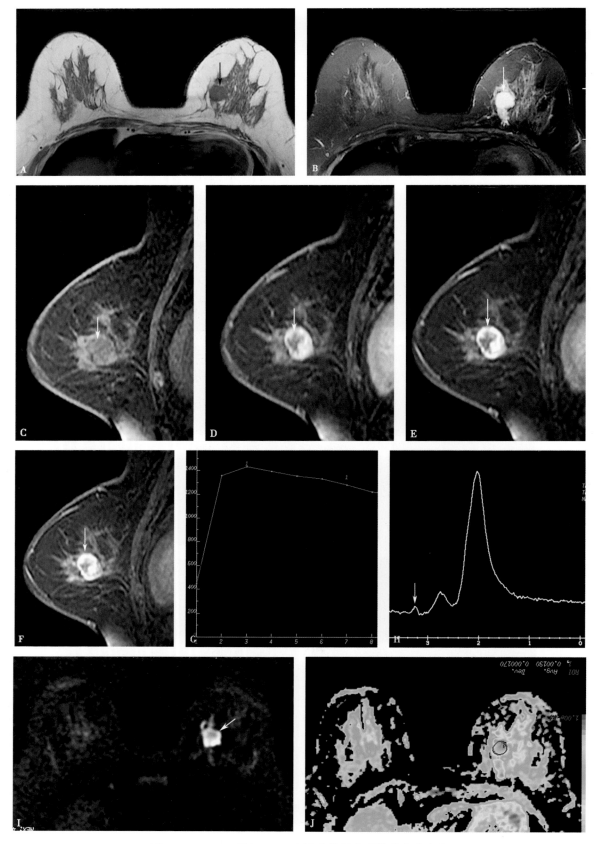

图 4-1-49　MRI 平扫 T₂WI 中呈高信号表现的乳腺黏液癌

A. MRI 平扫横断面 T₁WI，显示左乳内上方类圆形肿物，呈较低信号（箭头）；B. MRI 平扫横断面脂肪抑制 T₂WI，肿物呈高信号，边界清楚（箭头）；C～F. 分别为左乳矢状面 MRI 动态增强前和增强后 1min、2min、8min 的图像，显示动态增强后肿物呈不均匀强化，边缘部分强化较明显，随时间延迟，其强化方式有由外周向中心强化的向心样强化趋势（箭头）；G. 左乳病变的时间 - 信号强度曲线图，显示病变边缘区域的时间 - 信号强度曲线呈流出型；H. MRS 图，病变区可见胆碱峰（箭头）；I. 横断面 DWI，病变整体呈高信号（箭头）；J. ADC 图，示 ADC 较高。

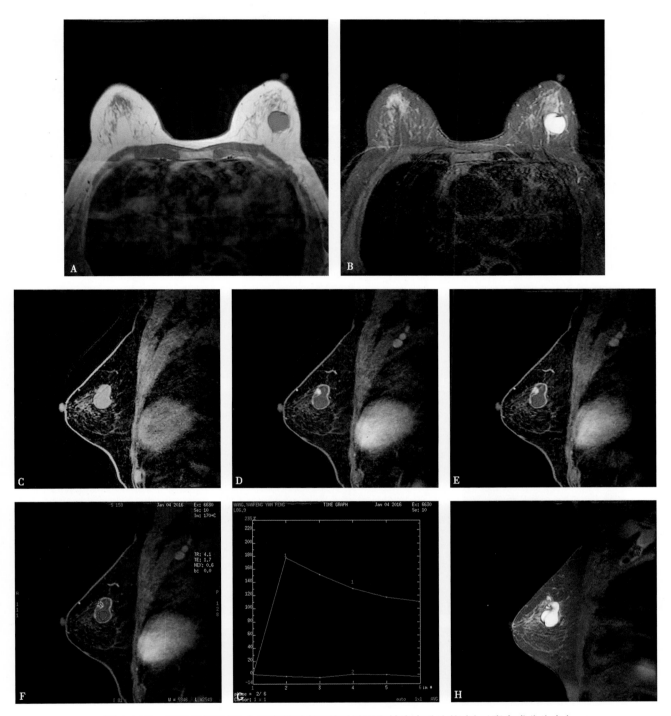

图 4-1-50 MRI 平扫 T_2WI 中呈高信号表现的乳腺浸润性囊内乳头状癌（以囊内成分为主）
A. MRI 平扫横断面 T_1WI，显示左乳分叶状肿物，边界清楚，呈较低信号；B. MRI 平扫横断面脂肪抑制 T_2WI，肿物呈高信号；C～E. 分别为左乳矢状面 MRI 动态增强前和增强后第 1 时相和最后时相的图像，显示动态增强后肿物边缘及前缘壁结节明显强化，其内大部分无强化；F. 左乳肿物边缘壁结节及中心感兴趣区（ROI）选取图；G. 时间 - 信号强度曲线图，显示壁结节的时间 - 信号强度曲线呈流出型；H. MRI 平扫矢状面脂肪抑制 T_2WI，肿物呈高信号，于肿物前缘可见壁结节。

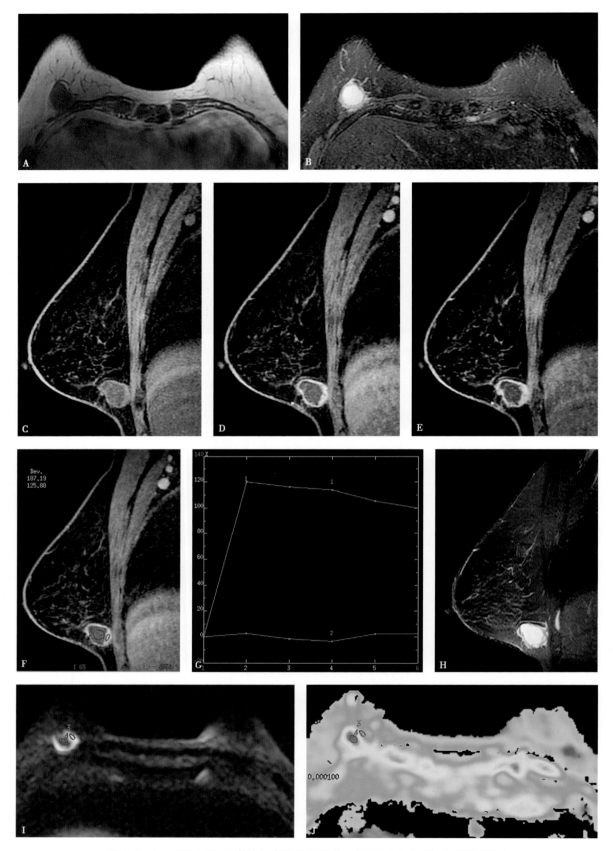

图 4-1-51 MRI T_2WI 呈高信号表现的浸润性导管癌（非特殊型，组织学Ⅲ级）

A. MRI 平扫横断面 T_1WI，显示右乳不规则肿物，呈较低信号；B. MRI 平扫横断面脂肪抑制 T_2WI，肿物边缘呈较高信号，内部呈高信号；C～E. 分别为右乳矢状面 MRI 动态增强前和增强后第 1 时相和最后时相的图像，显示肿物边缘不规则强化，内部无强化；F. 右乳肿物边缘及中心感兴趣区（ROI）选取图；G. 时间 - 信号强度曲线图，显示肿物边缘的时间 - 信号强度曲线呈流出型；H. MRI 平扫矢状面脂肪抑制 T_2WI，肿物边缘不规则，内部呈高信号；I. DWI，肿物边缘呈高信号，内部呈低信号；J. ADC 图，b 值为 1 000s/mm²，肿物边缘的 ADC 为 1.33×10^{-3}mm²/s，内部的 ADC 为 2.58×10^{-3}mm²/s。

（4）乳腺化生性癌：乳腺化生性癌包括一组肿瘤，其特征为肿瘤性上皮细胞向鳞状细胞和／或间叶细胞分化，肿瘤可完全由化生的成分构成，也可以由癌细胞和化生成分混合构成。乳腺化生性癌的大体表现无明显特征性，肿瘤可以界限清楚，也可以边界不明显，部分病例中可见液化改变，该现象尤其在化生性鳞状细胞癌中常见，因此，此类病变在 MRI 平扫 T$_2$WI 上主要表现为均匀或不均匀的高信号，具有一定特征性（图 4-1-52），但须与黏液癌、其他含黏液成分肿瘤以及伴液化坏死的浸润性癌等鉴别，动态增强后，病变呈不均匀强化或边缘强化，时间 - 信号强度曲线呈平台型或流出型，与非特殊型浸润性癌无明显差异。

（5）乳腺血管肉瘤：血管肉瘤是由血管内皮细胞或向血管内皮细胞分化的间叶细胞发生的恶性肿瘤。原发于乳腺的血管肉瘤罕见，但血管肉瘤是乳腺肉瘤中相对常见的类型。乳腺血管肉瘤在临床上通常表现为乳腺肿物，伴或不伴有疼痛，肿瘤组织表浅处皮肤局限性斑点状或片状边界不清的紫蓝色或紫红色改变被认为是乳腺血管肉瘤较特异性的表现。乳腺血管肉瘤在 MRI T$_1$WI 上常表现为低信号，在 T$_2$WI 上呈高信号，动态增强后，低分级的乳腺血管肉瘤表现为缓慢渐进性强化，而高分级的乳腺血管肉瘤多表现为早期快速强化、晚期流出的特点，肿瘤内的囊状含血区在 T$_1$WI 上表现为点状或片状高信号影，为乳腺血管肉瘤的特征性表现（图 4-1-53）。

【分析思路】

在 MRI 中，对于肿块型病变良恶性的分析判读通常包括其形态学、平扫信号、血流动力学和 DWI 上的 ADC 等综合表现。就单独平扫信号特征而言，大多数恶性病变具有短 T$_2$ 弛豫时间的特征，即在 T$_2$WI 上表现为非高信号，但黏液癌、伴梗死或实性

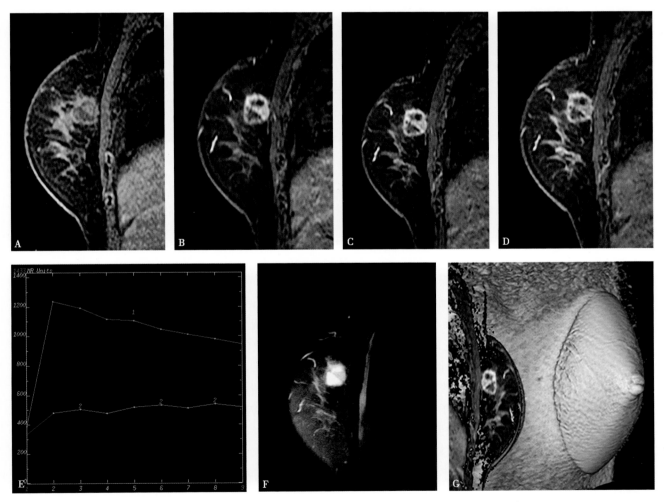

图 4-1-52 MRI T$_2$WI 中呈高信号表现的乳腺化生性癌（鳞状细胞癌）MRI 表现

A～D. 分别为右乳矢状面 MRI 动态增强前和增强后 1min、2min、8min 的图像，显示右乳内上方不规则肿物，边界清晰，动态增强后肿物呈明显、不均匀强化，肿物边缘及实性部分明显强化，中心部分无明显强化；E. 右乳病变的时间 - 信号强度曲线图，肿物实性部分的时间 - 信号强度曲线呈流出型；F. MRI 平扫矢状面脂肪抑制 T$_2$WI，肿物呈不均匀高信号；G. VR 图。

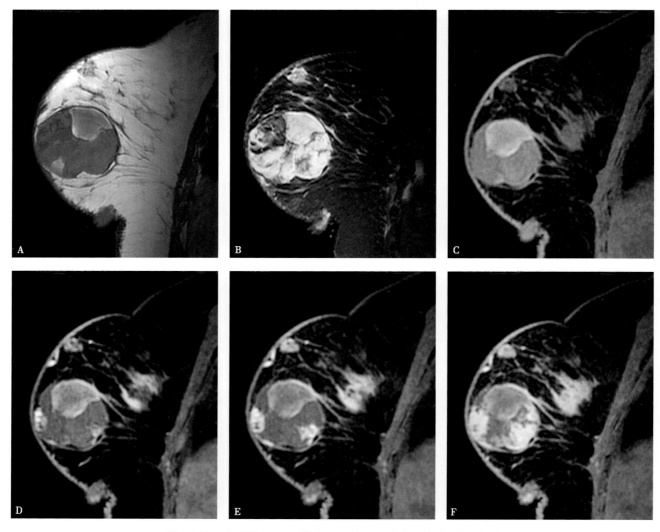

图 4-1-53　MRI T₂WI 中呈高信号表现的乳腺血管肉瘤 MRI 表现

A. MRI 平扫右乳矢状面 T₁WI，显示右侧乳腺内多发肿物，其中较大肿物在 T₁WI 中呈高、低混杂信号；B. MRI 平扫右乳矢状面脂肪抑制 T₂WI，肿物呈不均匀高信号；C～F. 分别为右乳矢状面 MRI 动态增强前和增强后 1min、2min、8min 的图像，于增强前蒙片上，肿物部分呈高信号，提示出血，其余部分在动态增强后呈斑片状强化，且随时间延迟，强化范围有所增大。

成分很少（以含水成分为主）的乳头状癌、浸润性癌伴坏死液化、乳腺化生性癌（鳞状细胞癌）、囊腺癌、血管肉瘤等少数恶性病变除外；而在 T₂WI 上呈高信号表现的大多数病变为良性病变。但特别须强调的是，这一平扫征象在乳腺良、恶性病变中有所重叠，它只是乳腺 MRI 中的评价参数之一，必须结合病变的形态学、血流动力学和 DWI 上的 ADC 等参数综合判断病变的良恶性，对于诊断极为困难的病例，尚需结合乳腺 X 线摄影、超声检查及临床信息进行诊断和鉴别诊断。对于 MRI 平扫 T₂WI 高信号肿块的分析思路见图 4-1-54。

【疾病鉴别】

1. T₂WI 上表现为高信号的非肿瘤性病变　如囊性病变不伴 / 伴炎症、脓肿、积乳囊肿不伴 / 伴炎

症等，其患者在临床上可无明显症状。当伴炎性改变时，病变区触痛较为明显。囊肿的囊壁相对规则；脓肿则表现为病变周围水肿，在 DWI 上呈高信号，其内部脓液的 ADC 通常较低。特别须说明的是，对于积乳囊肿的诊断，除影像学表现外，结合临床病史很重要，肿物一般多与哺乳有关。

2. T₂WI 上表现为高信号的肿瘤性病变　包括良性病变（纤维腺瘤不伴 / 伴间质黏液变性不伴 / 伴出血、囊变，乳头状瘤伴梗死等）和恶性病变（黏液癌、伴梗死或实性成分很少的乳头状癌、浸润性癌伴坏死液化、乳腺化生性癌、囊腺癌、血管肉瘤等），它们的共同点是在 MRI T₂WI 上可呈高信号表现，但不同病变的病理基础不同。另外，每一种病变均有其他不同的影像学表现，影像医生应遵循 MRI 中

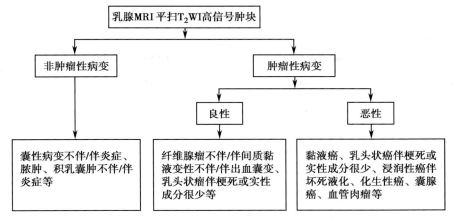

图 4-1-54　乳腺 MRI 平扫 T$_2$WI 高信号肿块分析诊断思路

对于肿块型病变的诊断原则，结合病变的形态学特征、血流动力学和 DWI 上的 ADC 等参数综合判断，对于诊断极为困难的病例，须结合乳腺 X 线摄影、超声检查及临床信息进行诊断和鉴别诊断。

（刘佩芳）

十、乳腺液 - 实性肿块

【定义】

乳腺液 - 实性肿块（breast fluid - solid mass）是指肿块同时有液性结构和实性结构。如果其中的"液"是指覆盖上皮的囊状含液结构，则此种情况也可被称作"囊实性肿块"；如果其中的"液"是指未覆盖上皮的坏死液化区，严格说来，此含液区就不宜被称作"囊"。

【病理基础】

液 - 实性肿块的病理基础见于以下情形：

1. 在实性肿块的基础上，局部发生坏死、液化（图 4-1-55A），其壁为坏死组织（包括肿瘤、炎症等）、炎性肉芽组织、纤维组织，并非覆盖上皮细胞，故不能被称作囊性结构。

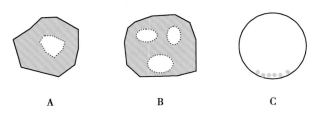

A　　　　　　B　　　　　　C

图 4-1-55　液 - 实性病变三种病理基础的模式图
A. 肿块伴内部坏死、液化；B. 肿块内部伴囊性结构；C. 囊性病变的壁上存在实性病变。

2. 实性肿块内局部存在覆盖腺上皮细胞的囊性结构（图 4-1-55B）。

3. 肿块以囊性结构为主（正常结构如导管、腺泡的异常膨大），囊性结构的内壁覆盖腺上皮细胞，囊壁上存在实性病变或附壁结节，有些囊性结构可能伴有囊壁增厚和 / 或囊内分隔，此类肿块即复杂性囊性肿块（图 4-1-55C）。

真正的囊性结构的内壁覆盖的腺上皮细胞可能是正常的也可能是病理性的，这些细胞常具有分泌功能，产生囊液。

【征象描述】

1. 乳腺 X 线摄影

（1）在 X 线摄影中，很难分辨出肿块内部的液性部分，因此，液 - 实性肿块在 X 线摄影上主要表现为等密度或密度增高的肿块（图 4-1-56）。

（2）依据病理基础不同，病变的边缘及形态可以有不同的 X 线表现。

如果是肿块内部发生坏死液化或者肿块内部伴有囊变区域的情况，那么肿块在 X 线摄影中所表现的边缘及形态主要取决于肿块本身的生长方式，当病变以膨胀性生长为主时，在 X 线摄影中，其边缘是清晰的，形态可以规则也可以不太规则；如果病变以浸润性生长为主，则多没有包膜或假包膜形成，因此，其边缘是模糊的或者表现为毛刺状，由于病变向周围浸润的速度常常不同，故其形态多是不规则的。

如果肿块以囊性成分为主，壁上附着有实性成分（复杂囊性肿块），则 X 线摄影上仅能显示出病变的轮廓和边缘，病变多表现为形态规则、边缘清晰的肿块，当囊壁上附着的实性成分突向囊壁外时，该处的形态、边缘（尤其是合并恶性病变时）可以表现为形态不规则，边缘模糊。点压放大乳腺摄影或 DBT 有利于显示肿块边缘。

（3）肿块的实性部分可以出现钙化，钙化的形态多样，对钙化的良恶性判断有助于鉴别病变的良恶性。

（4）邻近纤维腺体组织的改变。肿块以膨胀性生长为主时，邻近纤维腺体组织被推压，有时可出现薄层脂肪低密度晕征。病变浸润性生长时，邻近的纤维腺体组织可出现扭曲和纠集。

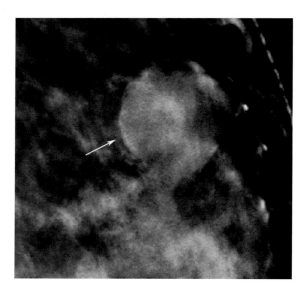

图 4-1-56　液 - 实性肿块的乳腺 X 线摄影表现

左乳可见一类圆形肿块（箭头），部分边缘尚清晰，局部边缘模糊。病理：乳腺导管内乳头状癌合并导管内癌。

2. 乳腺超声检查

（1）肿块同时有液性（无回声）成分及实性（低回声、等回声或高回声）成分。

（2）液性部分后方声影增强常见。

（3）须评价腋淋巴结。

（4）能量或彩色多普勒超声检查：通过判断有无内部血供可排除单纯或复杂性囊肿；破裂囊肿可见边缘血流；乳头状病灶可见血管走行；合并炎性改变者或恶性实体病变的局部常出现血流回声。见图 4-1-57。

3. 乳腺 MRI

（1）T_1 加权成像：表现为肿块型的病变，内部具有液性结构及实性结构的混杂信号；液性成分多表现为低信号，若为出血或蛋白质含量高的液体，则可表现为高信号，实性部分多呈 T_1WI 等或低信号。

（2）T_2 加权成像：液性成分多表现为 T_2WI 高信号，如果液性区域含有出血或蛋白质含量较高的液体，则脂肪抑制 T_2WI 中可出现低信号；实性部分可表现为等信号或稍高信号。见图 4-1-58。

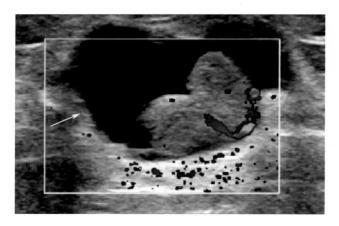

图 4-1-57　液 - 实性肿块的超声表现

左乳腺体层内可见液 - 实性混合回声（箭头），边缘欠清楚，形态不规则，后方回声增强。囊内实性部分内可见穿支血流信号。病理：乳腺导管内乳头状癌合并导管内癌。

（3）T_1 加权增强序列：实性部分可出现强化，强化方式与病变的类型相关，时间 - 信号强度曲线类型较多样；实性区域如果出现梗死，则该区域不会出现强化或仅仅部分强化；液性区域多不强化，或者病变边缘的壁出现强化。

【相关疾病】

常见液 - 实性肿块的疾病类型包括以下几种：

1. 肿块伴坏死、液化

（1）非特殊型浸润性癌、小叶癌、鳞状细胞癌、腺鳞癌、血管肉瘤、转移瘤伴坏死。

（2）良性肿瘤 / 交界性肿瘤：纤维腺瘤、乳腺叶状肿瘤，此两种肿瘤的坏死、液化多在肿瘤较大、血供不足时发生。

（3）炎性病变：肉芽肿性乳腺炎伴脓肿形成、慢性脓肿。

2. 肿块伴囊性区域　浸润性导管癌、黏液癌、神经鞘瘤、乳腺叶状肿瘤。

3. 囊性病变伴囊壁肿块　囊内型导管乳头状瘤、囊内型导管乳头状癌、单纯性囊肿合并导管癌。

【分析思路】

1. 临床情况，包括患者年龄、是否为哺乳期妇女，急性 / 慢性起病，是否有乳头溢液（若有，单孔 / 多孔，颜色），是否有红、肿、热、痛，肿块的形态、边缘及活动度，是否有压痛，皮肤及乳头变化，是否有腋淋巴结肿大等临床情况。对于为哺乳期女性且伴有红、肿、热、痛的患者多考虑炎症。对于有乳头溢液者，尤其是单侧单孔溢液者，多考虑导管乳头状肿瘤。对于皮肤有瘀斑，肿块有突然增大者，要考虑病变内部出血。

2. 乳腺液 - 实性肿块一般在超声检查中最先被

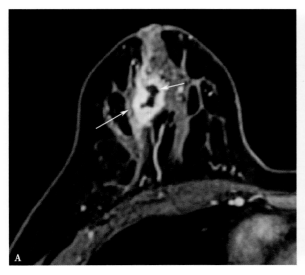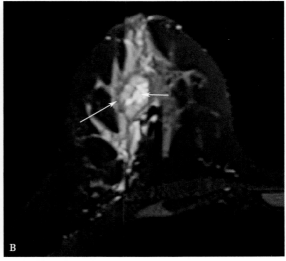

图 4-1-58　液 - 实性肿块的 MRI 表现

A. 右乳可见肿块样强化影（长箭头），内部强化不均匀，可见片状不强化区（短箭头）。B. 病变在脂肪抑制 T_2WI 中呈等信号及稍高信号（长箭头），肿块内部见水样 T_2WI 高信号（短箭头）。病理结果为乳腺导管扩张伴肉芽肿性炎及脓肿形成。

发现，多被评价为 BI-RADS 4 类或者 0 类，对病变进行评估时须结合 MRI 及 X 线摄影，X 线摄影主要被用于观察病变内部是否存在钙化，如果有钙化，则其特征对判断病变良恶性及分类帮助很大；同时，还应观察邻近纤维腺体组织结构的改变，观察其是单纯受推挤还是伴有扭曲纠集。

3. 乳腺 MRI 对于液 - 实性病变的评估最为重要。

首先，分析液 - 实性病变是实性肿块内部发生坏死、液化还是实性肿块内部伴囊性区域。坏死、液化多发生在肿块中心，内壁可凹凸不平，多由内部缺血坏死或微生物作用引起，对于此种病变，不要称作"囊"。而肿块本身所具有的具有腺上皮覆盖的囊性区域不一定分布于中心，其常和实性成分交错分布，且囊壁较薄，是由于病变本身在病理组织学上存在囊变而出现的，其中有些具有分泌功能，如黏液癌、乳腺叶状肿瘤。对于肿块伴内部坏死、液化，其内壁的情况对于判断病变性质很重要，厚薄不均、内壁不光整或者有壁结节均提示恶性风险，反之，则良性病变可能性大。对于肿块伴有囊变的病变，则更多地要看实性部分的特征以进行分析。

其次，观察实性部分是否生长于囊壁，呈大囊合并囊壁结节型表现，对于这种病变，多要考虑囊内型乳头状肿瘤，再根据实性成分的特征分析病变的恶性风险，如实性部分的形态、边缘、是否超出囊壁并向外浸润生长，如果形态不规则，向囊壁外生长，则要考虑导管乳头癌。

再次，分析液 - 实性病变的信号特征、强化特征及弥散受限情况，当囊性部分含有出血或蛋白质含量比较高的液体（如脓液）时，MRI 中会出现 T_1WI 信号增高，DWI 显示弥散受限，ADC 相对较高。对于实性部分的分析与分析单纯肿块型病变时的原则基本一致，在 T_2WI 中呈等信号，DWI 显示弥散受限，ADC 较低，动态增强时间 - 信号强度曲线呈流出型，多提示恶性风险，但是部分导管乳头状瘤也可有同样的表现，须结合形态特征等综合分析。一般来讲，病变的实性部分都会有不同程度的强化，但是当乳头状肿瘤发生大面积梗死时，病变可不强化。

4. 伴随征象，如伴发恶性钙化、边缘呈毛刺状、结构扭曲、血供增加等，则恶性可能性增大。还应观察邻近的乳腺导管是否扩张，如果液 - 实性病变与邻近的扩张导管相连，则高度提示囊内型导管乳头状肿瘤。此外，皮肤改变、乳头改变、腋淋巴结情况等也是综合分析的一部分。

5. 绝大多数液 - 实性病变的分类为 BI-RADS 4 类或 5 类，须进行活检，对于表现为液 - 实性病变的炎性病变，如囊壁较厚的脓肿、肉芽肿性乳腺炎合并脓肿，建议治疗后复查，如果病变实性部分有增大，那么仍要建议活检。

诊断流程见图 4-1-59。

【疾病鉴别】

液 - 实性肿块须与囊性肿块、实性肿块相鉴别：核心点是找到液性区域和实性部分的影像特点。

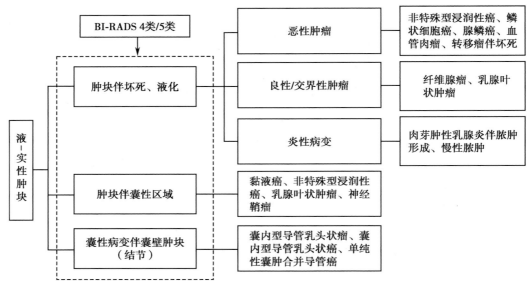

图 4-1-59　液-实性肿块诊断流程图

1. **鉴别难点**　乳腺 X 线摄影很难分辨出病变内部的实性部分和含水部分，因此很难对此进行鉴别，但是如果肿块内有囊状含脂部分，则该部分可以在 X 线摄影中清楚显示。

2. **液-实性肿块**　超声检查和 MRI 中都可以观察到液性区域和实性区域，进一步的增强 MRI 可更清晰地显示液性区和实性区，液性部分一般不强化，实性区常出现强化（图 4-1-60A）。

3. **囊性肿块**　超声检查及 MRI 能清晰显示液性区域（图 4-1-60B），而且超声的回声和 MRI 信号会随着囊内液体成分的不同而有所不同，X 线摄影也能分辨其中的含脂囊肿。液性区不会出现强化，壁厚薄均匀，在增强 MRI 中没有强化，或者壁出现

轻、中度强化，对于壁比较厚的病变，须仔细观察病变的壁是否厚薄不均，如果厚薄不均则须将病变归入液-实性肿块；还须观察是否有壁结节，如果有，则也须将病变归入液-实性肿块。

4. **实性肿块**　超声检查和 MRI 能够很好地显示实性肿块的内部情况，其超声回声与 MRI 信号因肿块内部组织成分不同而不同，强化表现比较多样，但是不存在无强化的液性区。

5. **疾病的鉴别诊断**　表现为液-实性肿块的病变常见于以下几种疾病，须加以鉴别。

（1）浸润性导管癌

1）常为高级别浸润性乳腺癌，非特殊类型。

2）厚壁液-实性肿块伴中心性坏死较常见，肿

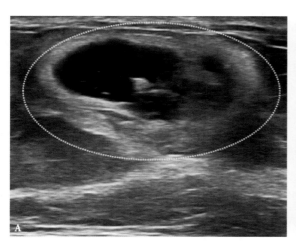

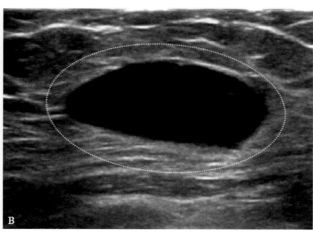

图 4-1-60　液-实性肿块、囊性肿块

A. 乳腺腺体层内可见一液-实性混合回声病变，呈椭圆形，边缘欠光滑（圆框），病理结果为脂肪组织内局灶出血、坏死，伴纤维组织增生，间质有淋巴细胞浸润，泡沫样组织细胞及多核细胞聚集；B. 乳腺腺体层内可见一低回声病变，边界清晰，形态规则（圆框），病理结果为乳腺囊肿。

块形态不规则，边缘模糊，可见毛刺，壁厚薄不均，液性部分的内壁多不光滑。

3）病变的 X 线表现为形态不规则的肿块、边缘模糊或伴毛刺，可伴钙化或结构扭曲。

4）超声检查显示肿块边缘模糊，内部回声不均。

5）MRI 显示肿块形态不规则，强化不均匀，内部坏死液化区不强化，实性区域在 DWI 中弥散受限。

6）可出现腋淋巴结肿大、皮肤改变及乳头的改变。

（2）黏液癌

1）液 - 实性肿块伴明显液性区域，液性区域范围常大于实性区，而且与实性区相互交错分布；肿块形态可不规则，多数情况下边缘较清晰。

2）版本的 X 线表现为形态规则或不规则的肿块、边缘多较清晰，可伴钙化。

3）超声检查显示肿块形态规则或不规则，边缘较清晰，内部回声混杂。

4）MRI 显示肿块以在 T_2WI 中呈高信号为主，少量的实性成分在 T_1WI 及 T_2WI 中呈等信号，在 DWI 中呈高信号，ADC 不降低，可以高于正常纤维腺体组织的 ADC；增强扫描中，病变的时间 - 信号强度曲线多呈流出型，实性区域可形态不规则，强化不均匀，内部坏死液化区不强化，实性区域在 DWI 中呈高信号，ADC 降低。见图 4-1-61。

5）可有腋淋巴结肿大、内乳淋巴结肿大、皮肤改变及乳头改变。

（3）乳腺叶状肿瘤

1）混合液 - 实性肿块，出现囊性部分的情况更常见于恶性乳腺叶状肿瘤。

2）边缘清楚，有浅分叶或分叶。

3）生长较快，6 个月内直径可增长 >20%。

4）超声检查及 MRI 可显示液性区域，DWI 显示实性部分弥散受限，ADC 减低，病变实性部分可明显强化。见图 4-1-62。

（4）纤维腺瘤

1）边缘清楚，形态多较规则，内部的液性区域多是囊变区，也可能是坏死后液化区，可伴良性钙化。

2）超声检查及 MRI 可以显示液性区域，液性区不强化，实性区域在增强 MRI 中的时间 - 信号强度曲线多表现为缓慢流入型。

3）出现囊变的纤维腺瘤较难与乳腺叶状肿瘤鉴别。见图 4-1-63。

（5）乳腺脓肿

1）常可触及边界不清的肿块，局部红、肿、痛、热，可有血象增高。

2）形成的含液腔常有厚壁，邻近组织水肿，可伴有皮肤增厚。

3）超声探及脓液特征性浑浊回声，可表现为肿块样病变伴后方无回声。

4）MRI 中可见肿块内出现液性区，壁厚，边缘模糊，增强后，脓肿壁明显强化，邻近可以出现非肿块强化，当出现多发微小脓肿时可表现为簇环状强化。见图 4-1-64。

（6）导管内乳头状瘤

1）常为圆形、卵圆形、液性为主的肿块，囊状结构内有单发或多发的附壁结节。

2）病变在乳腺 X 线摄影中仅显示为边缘光滑的肿块，内壁的结节无法显示，可伴钙化，通常为点

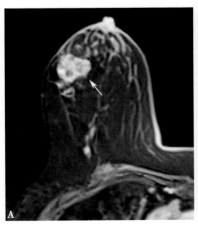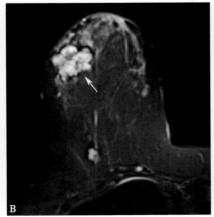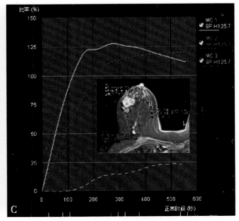

图 4-1-61 黏液癌 MRI 表现

女性患者，72 岁，发现右侧乳腺肿块 1 周，行 MRI 检查。A. 脂肪抑制 T_1WI 增强像示右乳约 8～11 点钟方向肿块样强化影，形态不规则，边缘见毛刺，内部强化不均匀（箭头）；B. 脂肪抑制 T_2WI 示病变呈高信号影（箭头）；C. 时间 - 信号强度曲线呈速升流出型及平台型，早期强化率大于 100%。病理证实为黏液癌。

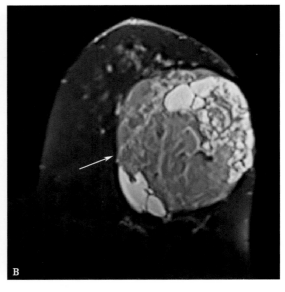

图 4-1-62　良性乳腺叶状肿瘤 MRI 表现

女性患者，65 岁，左乳肿块 20 余年，行 MRI 检查。A. T_1WI 增强图像，左乳外侧肿块样不均匀强化影，内可见未强化区域及分隔影，病变呈浅分叶状，边缘清晰；B. 该肿块在脂肪抑制 T_2WI 中呈稍高信号，其内可见多发囊状水样信号影。病理结果为良性乳腺叶状肿瘤。箭头示肿块。

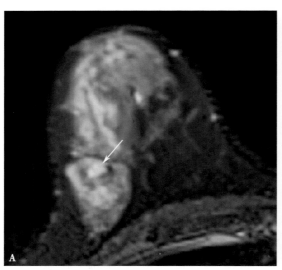
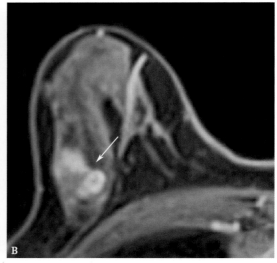

图 4-1-63　纤维腺瘤 MRI 表现

女性患者，31 岁，发现乳房肿块 1 年，行 MRI 检查。A. 右乳外下象限类圆形 T_2WI 稍高信号影（箭头）；B. T_1WI 脂肪抑制增强像示病变呈肿块样强化（箭头），边缘清晰，内部强化不均。病理证实为纤维腺瘤，局部导管扩张。

状或不定形钙化。乳腺导管造影可显示局部导管腔囊状扩大、囊腔内充盈缺损等征象。

3）病变的超声表现为囊状低回声影，内壁可见实性结节。

4）MRI 显示以囊性为主的肿块，囊壁为扩张的导管壁，囊壁可见单个或多个实性小肿块，囊液因成分不同可表现为长 T_1、长 T_2 信号，其在含有血液或蛋白质含量较高时，在 T_1WI 中呈高信号；DWI 中，囊性区域的 ADC 不降低，实性成分在 DWI 中弥散受限，ADC 降低；动态增强扫描早期，壁上的实性肿块明显强化，随后多数病变明显流出，时间 - 信号强度曲线多呈流出型，增强晚期，壁呈边缘型强化，为导管壁强化。病变前方及后方常可见增宽的导管，但是外周型的乳头状瘤病例中较难看到病变与导管的关系。患者可伴乳头溢液，常为澄清液体，也可有血性溢液。MRI 表现见图 4-1-65。

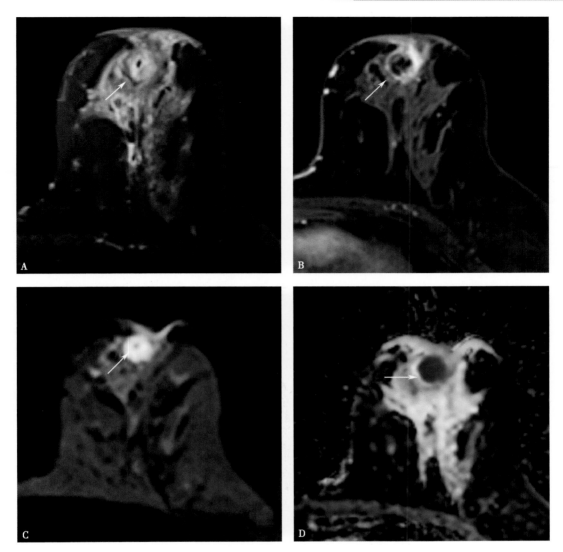

图 4-1-64 乳腺脓肿 MRI 表现

女性患者，55 岁，发现左乳肿块并疼痛 4d。A. 左乳可见一类圆形病变，在脂肪抑制 T_2WI 中呈低及稍高信号影（箭头），其内可见含水信号影；B. 脂肪抑制 T_1WI 增强像示该病变呈肿块样外缘部分强化（箭头），其内可见片状未强化区域；C、D. 病变在 DWI 中呈环形高信号影（箭头），ADC 明显减低。病理证实为乳腺脓肿。

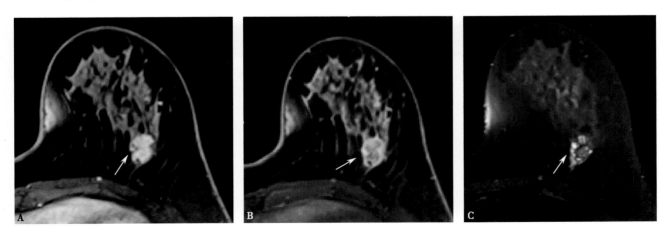

图 4-1-65 导管内乳头状瘤 MRI 表现

女性患者，38 岁，发现左侧乳腺肿块伴乳头溢液 2d，行乳腺 MRI 检查。A. 脂肪抑制 T_1WI 增强像示左乳外侧肿块样强化影（箭头），边缘模糊，形态不规则，周边见少量不强化区；B. 脂肪抑制 T_1WI 增强晚期像示病变呈边缘型强化，内部强化区域明显流出（箭头）；C. 脂肪抑制 T_2WI 示病变呈混杂稍高信号（箭头），可见多发囊状长 T_2WI 信号影及结节状 T_2WI 等信号影。病理证实为导管内乳头状瘤。

（7）乳腺导管内乳头状癌

1）乳腺 X 线摄影显示病变为边界清晰的肿块，形态较规则。

2）超声检查及 MRI 可显示囊内肿块，肿块形态可不规则，DWI 显示囊内肿块弥散受限，ADC 减低，增强扫描显示囊内肿块常富血供，其时间 - 信号强度曲线呈流出型，如果肿块伴有梗死，则强化可不明显。见图 4-1-66。

3）病变前方及后方常显示出增宽的导管，当合并乳腺导管原位癌时，肿块所在的导管可出现段样分布的非肿块强化影或线状强化影。

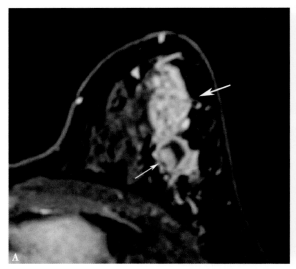
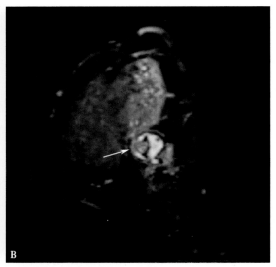
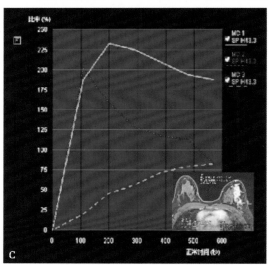

图 4-1-66　乳腺导管内乳头状癌伴导管内癌 MRI 表现

女性患者，43 岁，发现左侧乳头溢液及左乳包块 1 个月余，行乳腺 MRI 检查。A. 脂肪抑制 T$_1$WI 增强像示左乳肿块样强化影，形态欠规则，周围见未强化区包绕（细箭头），前方见段样分布的非肿块强化影（粗箭头）；B. 病变在脂肪抑制 T$_2$WI 中以呈等信号为主，其内可见含水高信号影（细箭头）；C. 囊内肿块的时间 - 信号强度曲线呈速升流出型，早期强化率 >100%。病理：乳腺导管内乳头状癌伴中级别导管内癌。

（陈宝莹）

十一、乳腺囊性肿块

【定义】

乳腺囊性肿块（breast cystic mass）指由液性区和封闭的囊壁构成的肿块性病变，总体来讲，其壁较薄，少有实性成分。囊是一个结构，不建议使用"囊性成分"来描述囊性肿块腔内的液性成分，而液性成分多样，在 X 线摄影、超声检查和 MRI 中可有不同影像表现，建议对液性成分的具体影像表现进行描述，以区分含水、含脂、含蛋白质等大分子物质或其他碎屑的液性成分，通过 MRI 还可判断其是否为出血。

【病理基础】

依据囊壁的结构不同，影像学上的"囊性肿块"可以分为"囊肿性病变"与"囊样结构"两种，内衬上皮的封闭空腔结构为"囊肿性病变"，影像似囊但未内衬上皮细胞者被称作"囊样结构"，如积油囊肿（简称油囊）、手术后或者外伤后形成的浆液聚集（血清肿）等。

1. 具有上皮结构的"囊肿性病变" 该上皮结构可为乳腺正常结构的异常扩大，如导管上皮、腺泡上皮等的异常扩大，也可为其他病理性上皮结构，如表皮样囊肿或皮样囊肿；这些具有上皮结构的囊壁可具有分泌功能，因此具有一定的张力。囊肿性病变内的液体成分比较多样，可为清亮的含水液体，也可为含蛋白质的黏液等，可伴有出血、感染或钙盐沉积。常见的有以下几种：

（1）单纯性囊肿：是一种更大的良性疾病过程的一部分，该疾病被称为纤维囊性乳腺病。其表现为单发的或多发大小不一的囊肿，囊壁衬覆有立方状及扁平状腺上皮细胞，囊腔内有液性分泌物。单纯性乳腺囊肿是一种非增生性良性疾病过程，而纤维囊性乳腺病的异型增生（或非典型导管增生）确实有恶性的可能，其他的恶性囊性病变也可能发生，并且在性质上表现得非常相似，所以，正确诊断和随访值得重视。

（2）积乳囊肿：因乳汁淤积在乳腺导管及小叶内而形成，囊壁为扁平的腺上皮细胞，囊壁及周围纤维组织增生，内部是乳汁产物，可见脱落的上皮细胞、反应性泡沫状组织细胞及具有同心圆结构的蛋白小体形成；后期，积乳囊肿中的水分被吸收，其内容物可以是脂水混合物（可有分界面）或主要为脂肪类物质。

（3）其他少见囊肿性病变：例如表皮样囊肿及皮样囊肿，表皮样囊肿是表皮成分植入真皮并增殖而产生的囊肿，来源于毛囊漏斗部或创伤性包涵体。它的壁衬有复层扁平上皮。皮样囊肿是指囊壁除扁平上皮外，尚有真皮、不等量的皮下组织和皮肤附件，如毛囊、皮脂腺、汗腺等。

2. 未内衬上皮细胞的"囊样结构" 即乳腺的脂肪或其他组织发生坏死液化、术后或创伤后液体在局部聚集，周围组织对其包裹而形成封闭的囊腔，该类囊样结构的囊壁多是纤维结缔组织，如油囊、血清肿、血肿等。

【征象描述】

1. 乳腺 X 线摄影

（1）单发 / 多发、圆形 / 椭圆形肿块影，边缘清晰，内部液性区域成分不同，可以表现出不同密度，多呈等密度影、增高密度影，也可能是含脂低密度影，如油囊、后期积乳囊肿。囊壁或内部可出现钙化。

（2）部分小的囊性肿块在 X 线摄影中无法显示。

（3）X 线摄影无法区分囊性肿块的内部成分，诊断困难，一般将囊性肿块归于 BI-RADS 0 类，建议结合超声检查或 MRI 以进一步观察。

2. 乳腺超声检查

（1）边缘清晰的圆形或椭圆形肿块。

（2）囊壁完整，内壁光滑，囊壁可薄可厚，但一般厚度均匀，例如，单纯性囊肿（simple cyst）的囊壁薄，当合并感染时，囊壁较厚。

（3）病变的内部回声多为无回声、无血流信号；但是，液性成分不同或伴有钙盐沉积时，回声可以为中、高回声。当囊内出现较多碎片回声时即为浑浊性囊肿（complicated cyst）。

（4）通常可以将囊性肿块归为 BI-RADS 2 类，但如果囊壁增厚和 / 或伴有分隔，甚至出现附壁结节，即病变属于复杂性囊肿（complex cyst），或伴有实性肿块，则均应将其归为 BI-RADS 3 类或 0 类。

超声表现见图 4-1-67。

3. 乳腺 MRI

（1）完整封闭的囊壁及内部的液性区域，囊壁光滑，厚度均匀，多呈等 / 稍长 T_1、等或稍长 T_2 信号。液性区域的成分不同，其 MRI 信号也不同，清亮的液体多呈长 T_1、长 T_2 信号，液性区域是黏稠的液体或伴有出血时，表现为 T_1WI 高信号。

（2）弥散加权成像（DWI）：病变多呈等 / 低信号，在 DWI 中弥散不受限，如果液性区域的蛋白质含量比较高，比较黏稠，则在 DWI 中弥散受限，如黏液癌、表皮样囊肿。

（3）T_1WI 增强序列：壁大多不强化，伴有炎症时可呈环形强化。

MRI 表现见图 4-1-68、图 4-1-69。

【相关疾病】

影像学表现为囊性肿块的病变多为良性病变，包括：单纯性囊肿，呈纤维囊性改变的多发微囊肿、积乳囊肿、导管乳头状瘤继发囊肿等，以及少见的囊性肿块，如表皮样囊肿、皮样囊肿、棘球蚴囊、淋巴管瘤、血清肿等。但部分复杂性囊肿可为恶性病变，参见"乳腺液 - 实性肿块"。

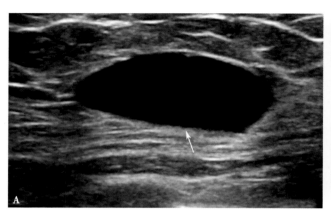
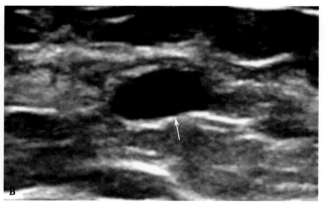

图 4-1-67 乳腺囊肿超声表现

女性患者，50 岁，双乳间断性胀痛 3 周，超声检查发现乳腺囊肿。A. 左乳可见一 2.9cm×1.2cm 的无回声影（箭头），边缘清晰，形态规则，后方回声增强；B. 左乳 3 点方向腺体层内可见一大小约 0.7cm×0.3cm 的无回声影（箭头），边缘清楚，后方回声稍增强。

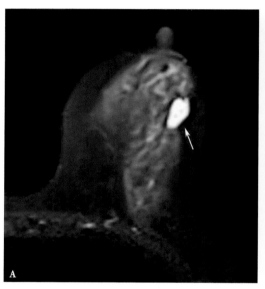
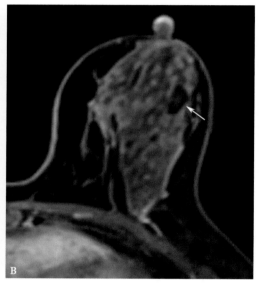

图 4-1-68 乳腺囊肿 MRI 表现

女性患者，46 岁，1 周前在 MRI 检查中发现单纯性囊肿。A. 脂肪抑制 T_2WI 示左乳外下象限约 4 点钟方向可见类圆形高信号影（箭头），形态规则，边缘清晰；B. 脂肪抑制 T_1WI 增强图像示左乳病变未见强化（箭头）。

【分析思路】

1. **临床信息** 包括年龄，是否为哺乳期，急性 / 慢性起病，是否有乳头溢液（若有，单孔 / 多孔，颜色），肿块的形态、边缘及活动度，是否有压痛，皮肤及乳头的变化（是否有红、肿、热、痛，乳头是否内陷），有无腋淋巴结肿大。哺乳期妇女中，积乳囊肿多见。乳腺脓肿多伴随皮肤红肿、皮温升高。

2. **分析囊壁** 包括囊壁的厚薄，内壁是否光滑，是否存在壁结节，囊壁是否存在强化，以及强化的程度。例如，单纯性囊肿的壁较薄，无强化或轻度强化。合并感染时，壁较厚并明显强化。囊壁外壁毛糙及邻近区域可见纤维条索者则可能是脂肪坏死后的积油囊肿。如果囊壁厚薄不均，则须和伴液性区域的实性病变相鉴别。

3. **分析液体区域** 通过观察 X 线摄影密度、超声的回声和 MRI 的信号，分析液体区域的成分，如果其超声表现完全为无回声，在 MRI 中呈均匀的长 T_1、长 T_2 信号，无强化，那么，其成分多为清亮的液体，考虑为单纯性囊肿（simple cyst）。如果超声的回声不均，MRI 信号不均，或有 T_1WI 高信号影，在 DWI 中呈高信号，增强后液性区域没有强化，则说明液性区域成分复杂，比较黏稠，可能有出血、钙盐

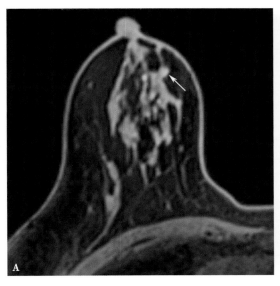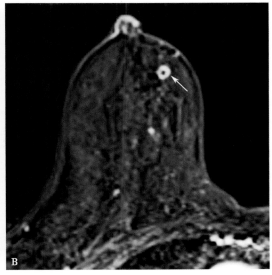

图 4-1-69　乳腺囊肿合并感染 MRI 表现

女性患者，57 岁，发现右侧乳房肿块 2 周，MRI 检查显示为囊肿伴感染。A. 脂肪抑制 T_1WI 蒙片，右乳内上象限约 2 点钟方向可见一类圆形高信号影（箭头）；B. 脂肪抑制 T_1WI 增强图像示病变呈环形强化（箭头）。

沉积或坏死物，考虑为复杂性囊肿（complex cyst）。如果其在 X 线摄影中呈低密度，在 MRI 非脂肪抑制 T_1WI 中呈高信号、在脂肪抑制图像中信号降低，则提示囊状肿块内有油脂成分，考虑为油囊或后期积乳囊肿。

4. **观察囊性肿块的位置、数量、分布及与周围结构的关系**　如果为双侧、多发的微小囊肿，则多考虑乳腺纤维囊性改变；如果病变与导管关系密切，则考虑导管扩张性囊肿。如果病变位于手术区域，那么术后积液或血清肿的可能性大。

5. **囊性肿块危险度评估**　综合囊壁和液体区域的情况，对囊性肿块进行危险度分析，即评估其为单纯性囊肿（simple cyst）、复杂性囊肿（complex cyst）还是浑浊性囊肿（complicated cyst，此类主要应用于超声诊断）。如果囊壁薄、形态规则，边缘光滑，内部为均质的纯液体，则病变为单纯性囊肿，归入 BI-RADS 2 类；如果形态不规则，壁厚，或有较厚分隔，液性区内有一些固体小块和 / 或碎屑，超声回声和 MRI 信号不均，但是没有强化，例如皮样囊肿的液性区域中会漂浮毛发等，则将病变归类为复杂性囊肿，有一定风险，归入 BI-RADS 3 类或 4 类，有时须抽吸液体进行检测，如果存在血液或异常细胞，则须进一步行活检以排除恶性可能。浑浊性囊肿介于单纯性囊性和复杂性囊肿之间，液性区往往有一些碎屑，超声回声不均，但是没有明显的固体成分或厚壁，将此类病变归入 BI-RADS 3 类。

囊性肿块的诊断流程见图 4-1-70。

【疾病鉴别】

囊性肿块须与含液性结构的实性肿块、实性肿块相鉴别，核心点是分析是否存在实性部分。

1. **囊性肿块**　形态呈圆形、卵圆形或不规则形，但是边缘清晰。壁可薄可厚，但是厚度均匀，内壁光滑，没有壁结节，反之，如果壁厚薄不均，或有小结节，则须归入含液性结构的实性肿块。增强 MRI 中，囊壁可无强化，也可强化，甚至明显强化。如单纯性囊肿合并感染，壁可出现明显强化。内部液性区域成分比较多样，超声的回声以及 MRI 的信号也会不同，或者表现为混杂回声、混杂 MRI 信号，但是，MRI 增强扫描中液性区域不会出现强化。X 线摄影也可区分囊内含水成分及含脂成分。囊壁的境界也是重要鉴别点，如脂肪坏死所致积油囊肿的外壁往往较毛糙，并且可能伴有纤维条索（并非毛刺），而后期积乳囊肿的外壁则更光整。囊壁钙化更常见于积油囊肿、积乳囊肿及泡状棘球蚴所致的棘球蚴囊。

2. **含液性结构的实性肿块**　既有液性区又有实性部分，X 线摄影无法直观显示出这两部分，但是可以显示出内部的钙化；通过超声检查和 MRI 可以清晰地观察到液性区和实性区，增强 MRI 可更清晰地区分液性区和实性区，液性区不强化，实性区常出现强化。

3. **实性肿块**　超声检查和 MRI 能够很好地显示实性肿块，超声回声与 MRI 信号因肿块内部组织成分不同而不同，增强 MRI 中，肿块的强化表现比较多样，但是没有不强化的液性区域。

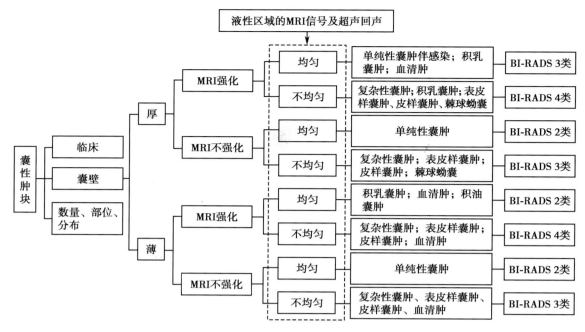

图 4-1-70 囊性肿块诊断流程图

（陈宝莹）

十二、含钙化的乳腺肿块

【定义】

伴钙化的乳腺肿块（breast mass with calcification）指乳腺肿块伴钙化征象。

【病理基础】

钙化可发生在乳腺的各类型病变当中，如良性肿瘤、恶性肿瘤、感染性病变、异物反应、血肿机化或手术瘢痕等。钙化形成的机制多样，如肿块坏死液化后钙盐沉积、肿瘤细胞本身钙化或骨化、囊液内钙盐沉积、囊液外渗发展成营养不良性钙化、脂肪坏死等。沉积的钙盐主要是磷酸钙，其次是碳酸钙。

【征象描述】

1. **乳腺 X 线摄影** 病变表现为肿块内部伴钙化，X 线摄影的最大优势是对于肿块内部钙化的评估。肿块的形态和边缘依据病变性质的差别而有所不同，如果在致密的纤维腺体组织内，则肿块的显示可能不清晰。钙化的表现也很多样。

（1）此类病变可表现为密度增高、等密度、密度减低及含脂肪低密度的肿块影，边缘可清晰、模糊、有微小分叶或呈毛刺状。

（2）良性钙化：粗大钙化（或"爆米花"样钙化）、杆状钙化、圆形钙化、营养不良性钙化、钙乳沉积钙化等。

（3）可疑钙化：不定形钙化、细小多形性钙化、粗糙不均质钙化、细线状钙化或分枝状钙化。

（4）钙化分布：位于肿块内部，多呈成簇分布，部分可以延伸至肿块外，分布形式多样。

X 线表现见图 4-1-71。

2. **乳腺超声检查**

（1）肿块后方可伴声影，内部伴有呈强回声的光斑。

（2）对于微小钙化的检测灵敏度差。

（3）对于肿块的显示优于对于钙化的显示，通过显示肿块的特征而辅助诊断，见图 4-1-72。

3. **乳腺 MRI** 对肿块的显示清晰，但是对于微小钙化的检测灵敏度低，因此，针对伴钙化的肿块，MRI 更多地提供的是肿块的特征，以帮助诊断。

（1）根据钙化成分的不同，其在 MRI 中的表现不同，钙化在 T_1WI 中多呈等信号或低信号，在 T_2WI 中呈低信号或极低信号，但是微小的钙化无法显示。

（2）肿块表现各异，良性病变多为边缘清晰、形态规则的肿块样强化影，在 DWI 中多不表现为弥散受限，在动态增强扫描中不强化（如囊肿）、渐进性强化（如纤维腺瘤）或时间-信号强度曲线为平台型；乳腺癌多表现为形态不规则、边缘不清晰的肿块样强化影，在 DWI 中多表现为弥散受限，在动态增强扫描中多呈不均匀强化，时间-信号强度曲线可呈平台型或流出型，可出现皮肤增厚、乳头内陷、腋淋巴结肿大等间接征象。

MRI 表现见图 4-1-73、图 4-1-74。

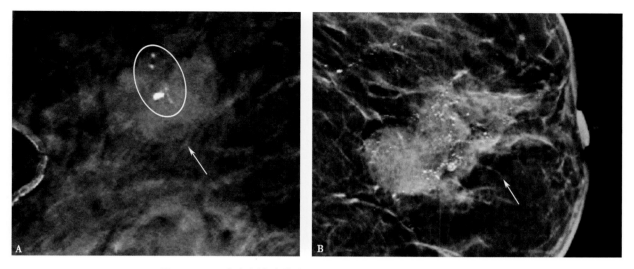

图 4-1-71　乳腺良性肿块伴钙化及恶性肿块伴钙化 X 线表现

A. 右乳密度增高不规则形肿块影（箭头），其内可见多发粗大点状钙化影（圆圈），病理：纤维腺瘤；B. 左乳中央区方向见一密度增高不规则形肿块影（箭头），边缘模糊，可见毛刺，肿块内及邻近区见多发细小点状、无定形及多形性钙化，前方延续至乳头后区，乳头稍显内陷，乳晕及邻近区域皮肤增厚。

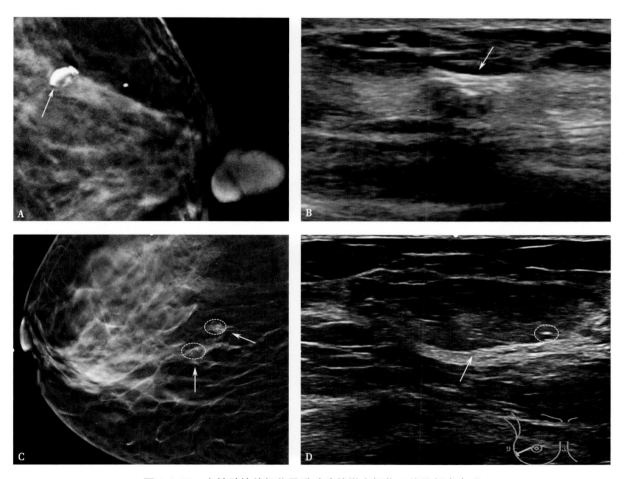

图 4-1-72　良性肿块伴钙化及乳腺癌伴微小钙化 X 线及超声表现

A. 左乳晕后外侧约 2 点钟方向可见大小约 6mm×5mm 的密度增高肿块影，边界模糊，其内可见粗大钙化（箭头）；B. 左乳低回声结节，后方回声无改变，内见强回声光斑（箭头），复查两年肿块无变化；C. X 射线断层图像示右乳外下象限可见两个密度增高肿块影（箭头），形态不规则，边缘见毛刺，其内见成簇分布的点状及不定形钙化（圆圈）；D. 超声图像示右乳 8～9 点方向见大小约 10mm×5mm 的混合回声结节（箭头），边界不清，形态不规则，内见小囊状回声影及强回声光斑（圆圈），病理：浸润性乳腺癌伴乳腺导管原位癌。

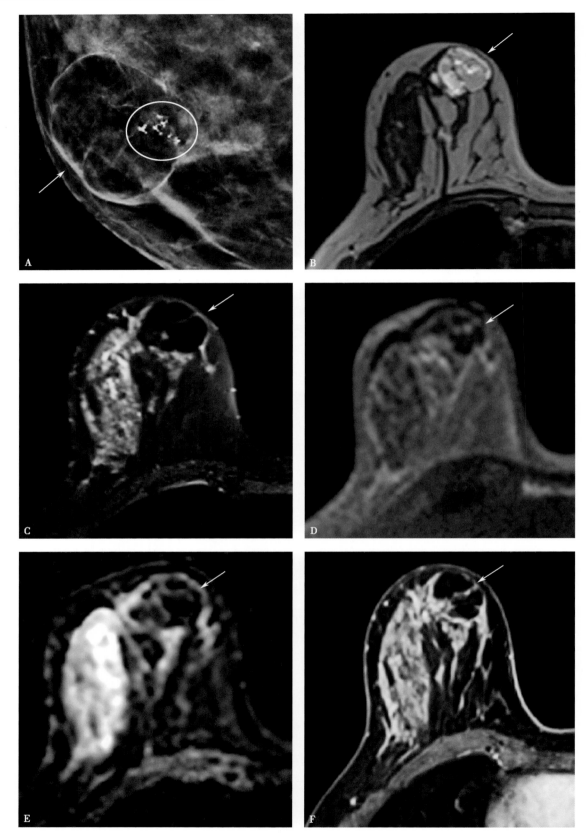

图 4-1-73　良性肿块伴钙化 MRI 表现

女性患者，35 岁，发现右乳肿块 10 年。A. 乳腺 X 线摄影示右乳内下象限见一低密度肿块影（箭头），大小约
32mm×26mm，边缘清晰，内有线样分隔，后部可见粗大钙化影（圆圈）；B～F. 乳腺 MRI 示右乳 4 点钟方向
皮下见一肿块影（箭头），形态规则，边缘清晰，在非脂肪抑制 T_1WI 中呈高信号影，脂肪抑制 T_2WI 中呈低信
号影，DWI 中未见弥散受限，脂肪抑制 T_1WI 增强扫描中未见明显强化，其内分隔轻度强化。

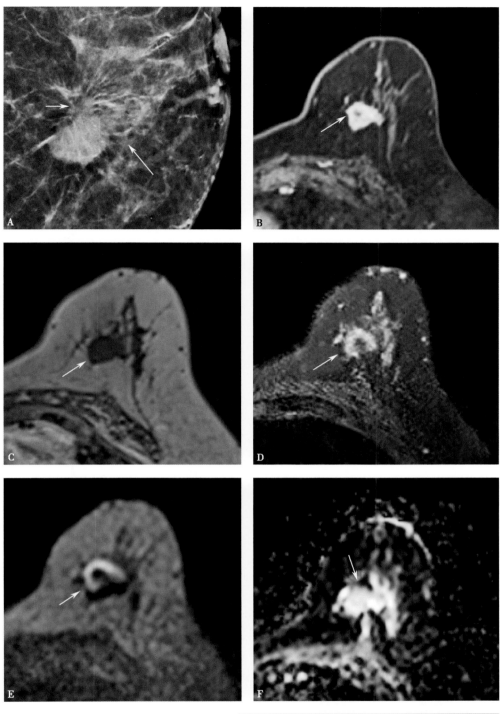

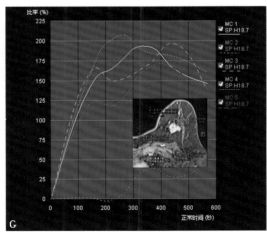

图 4-1-74 乳腺癌伴钙化的乳腺 X 线摄影及 MRI 表现
女性患者，54 岁，发现左乳肿块 1 周。A. 乳腺 X 线摄影示左乳内上象限距乳头 34mm 处一密度增高肿块影（长箭头），不规则形，边缘模糊且有毛刺，肿块内见多发微细不定形钙化影，邻近的纤维腺体组织结构纠集（短箭头）；B. MRI 示左乳内上象限约 10 点钟方向一肿块样强化影（箭头），形态不规则，边缘见毛刺；C. 病变在非脂肪抑制 T_1WI 平扫中呈低信号影（箭头）；D. 病变在脂肪抑制 T_2WI 中呈稍高信号影（箭头）；E、F. 病变在 DWI 中呈环形高信号影（箭头），相应 ADC 减低；G. 肿块早期强化率＞200%，时间 - 信号强度曲线呈速升流出型。病理证实为浸润性乳腺癌。

【相关疾病】

常见伴钙化肿块病变的疾病类型包括以下几种：

1. **良性肿瘤性病变** 纤维腺瘤、导管乳头状瘤、错构瘤。

2. **良性非肿瘤性病变** 囊肿伴钙化、脂肪坏死、乳腺腺病、假体破裂异物结节、瘢痕等。

3. **恶性肿瘤** 乳腺导管原位癌、非特殊型浸润性乳腺癌、特殊类型浸润性乳腺癌（黏液癌、乳头状癌、乳腺化生性癌等）。

4. **交界性肿瘤** 乳腺叶状肿瘤。

【分析思路】

对于含钙化的乳腺肿块，除临床信息外，在影像学上应分别从肿块和钙化两个方面分析，对于肿块的分析，主要是从形状、边缘、内部信号或回声、内部强化特征等多角度分析的，对于钙化部分的分析与对于单纯乳腺钙化的分析一样，包括其形态及分布。将肿块与钙化相结合而分析时，总体建议以风险最高的征象为分类标准，例如，钙化部分被判断为 BI-RADS 4C 类时，即使肿块具有一些良性病变的特征，总体结果仍被判断为 BI-RADS 4C 类，反之亦然。但是，针对伴钙化的肿块，钙化情况对于最终的分类而言占有更高的权重，这是因为良、恶性病变肿块相关的影像学征象可有重叠，但依据钙化的形态及分布，可以直接将其划分为典型良性钙化和可疑恶性钙化。

1. 结合临床资料，如患者是否为哺乳期，起病过程，是否伴有乳头溢液、皮肤变化、腋淋巴结肿大等情况。

2. 伴钙化的乳腺肿块表现为肿块内出现强回声，在超声检查中多被判断为 BI-RADS 4 类（包括 4A、4B、4C）。如果微小钙化在超声检查中无法显示，那么，对于肿块的分类，主要依据肿块的表现来划分，也可暂定为 BI-RADS 0 类，建议结合乳腺 X 线摄影以进一步观察。

3. X 线摄影对于钙化的显示最清楚，此时，对于病变的分类，主要依据钙化的形态及分布特征而判断，位于肿块内的钙化多呈成簇分布，延伸至肿块外的钙化亦是诊断依据。具有典型良性钙化时，将病变归类为 BI-RADS 2 类；当表现为可疑钙化时，可将其判断为 BI-RADS 4 类 /5 类。由于 X 线摄影对部分乳腺肿块的特征显示能力有限，尤其是在极度致密类的乳腺中，因此可能须结合旧片或其他影像学检查才能诊断，可将病变暂定为 BI-RADS 0 类。但是随着 DBT 技术中断层图像的获得，其对肿块的形状、边缘特征以及邻近的纤维腺体组织结构的变化，如结构扭曲，显示得更为清晰，结合钙化表现常能得出较为准确的诊断。

4. MRI 对于肿块的特征可提供丰富的信息，如形态、边缘、信号特点、内部强化方式、水分子弥散情况等；MRI 对于钙化的显示不如 X 线摄影，尤其对于微小钙化显示不佳，因此须结合乳腺 X 线摄影信息综合分析。

总之，伴钙化的肿块是两个影像征象的结合，不同检查方式对这两个征象的显示各有侧重，所以须将它们结合起来进行分析，例如，超声检查显示出肿块内有钙化时，应将其评估为 BI-RADS 0 类，结合 X 线摄影后，如发现其是典型良性钙化，病变不可触及，则可将其判断为 BI-RADS 3 类，随访 6 个月后复查，如肿块临床可触及，则将其判断为 BI-RADS 4A 类，建议活检。

含钙化肿块的诊断流程图见图 4-1-75。

【疾病鉴别】

超声检查中发现肿块时，须确定其是否伴有钙化，并且须对于单纯肿块伴钙化、具有结构扭曲的肿块伴钙化进行鉴别。通过超声检查和 MRI 可发现肿块，通过乳腺 X 线摄影观察即可确定其是否伴有钙化。通过乳腺 X 线摄影发现钙化比较容易，但对于极度致密类型的乳腺，须结合超声检查、MRI 判断病变是否为肿块或其他病变合并钙化。一旦确定病变为肿块合并钙化，就应结合两种征象的影像特点鉴别病变的良恶性。举例如下：

粗大斑点状钙化合并边界清晰的实性肿块，可能为乳腺纤维腺瘤或导管乳头状瘤。

肿块边缘有弧形或环状钙化，肿块内呈脂肪低密度，对此类病变考虑为脂肪坏死后油囊、哺乳后积乳囊肿、皮脂腺囊肿等可能。此类病变的表现见图 4-1-76A。

若多发微细的边缘模糊的不定形钙化出现在实性肿块内或 / 和邻近区域，则先考虑乳腺癌的可能。此类病变的表现见图 4-1-76B。

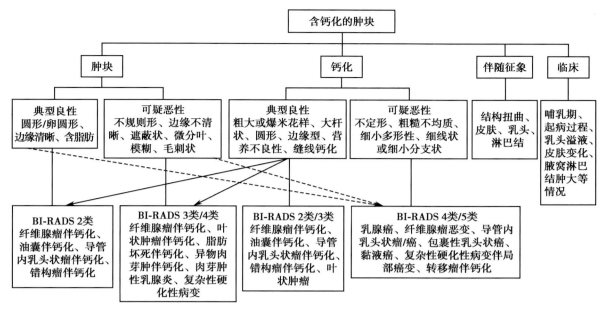

图 4-1-75　含钙化的乳腺肿块诊断流程图

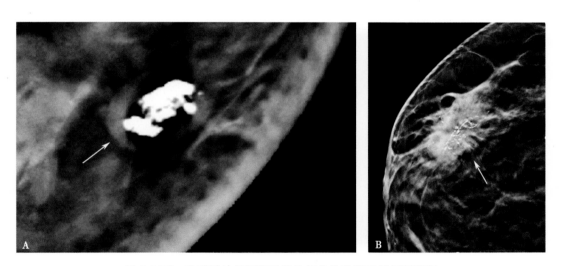

图 4-1-76　乳腺肿块伴钙化及结构扭曲的乳腺 X 线摄影表现

A. 左乳可见低密度肿块影（箭头），内可见粗大不均质钙化影，边缘尚清，病理：脂肪坏死伴钙化；B. X 射线断层图示右乳外上象限密度增高的肿块影（箭头），形态不规则，边缘见毛刺，该处腺体结构扭曲、纠集，其内见多发细小多形性钙化影，病理：浸润性导管癌。

（陈宝莹）

十三、非肿块强化

（一）MRI 乳腺非肿块强化定义与分析方法

【定义】

乳腺非肿块强化（non-mass enhancement，NME）指乳腺增强 MRI 检查中，腺体内出现的强化病变不具备肿块特征、无占位效应、无明确边界，既不是点状病灶也不是肿块性病变，则将其归类为非肿块强化。

非肿块强化的范围可大可小，对于该征象，主要根据非肿块强化的分布及内部强化特征来描述和分析。

【征象描述】

MRI BI-RADS 依据 NME 病变的分布方式、内部强化特征而对其进行描述。其主要的分布方式包括：局灶性、线样、区段样、区域性、多区域性及弥漫性分布六类。

1. **非肿块强化分布方式**　该类病变的分布方式见图 4-1-77。

局灶性分布：指乳房内小范围、局限于不超过

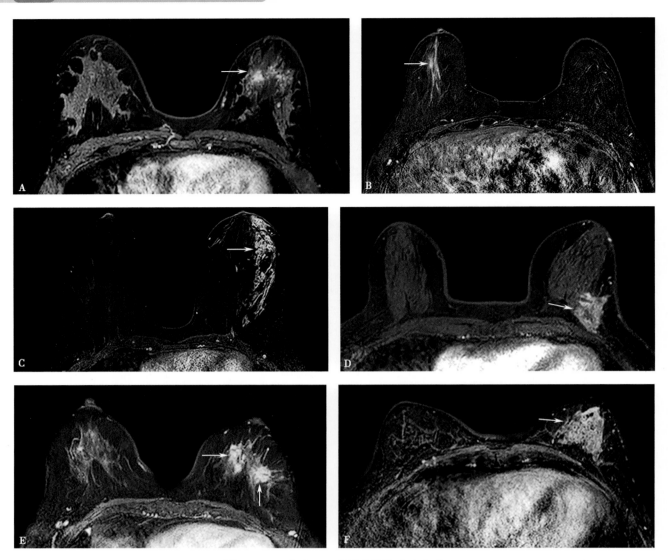

图 4-1-77　乳腺 MRI 非肿块强化分布方式

A. 局灶性分布（箭头）；B. 线样分布（箭头）；C. 区段样分布（箭头）；D. 区域性分布（箭头）；E. 多区域性分布（箭头）；F. 弥漫性分布（箭头）。

一个象限的 1/4 范围内的异常强化灶，在一个导管腺叶系统范围内，与点状强化不同，点状强化指直径＜5mm 的强化灶，且局灶性强化区域内通常有散在分布的脂肪或正常腺体组织。

线样分布：指发生强化的病变呈线条状，对应单个乳腺导管，此征象既往被称为"导管样强化"，具有这种分布特征的病变恶性概率比较高。

区段样分布：指非肿块强化呈以乳头为尖端的三角形或圆锥形区段样分布，范围多为一支大导管及其分支所在范围。呈区段样分布的非肿块强化多可疑为癌。

区域性分布：指范围更大的强化，且与导管走行、分布不一致，呈地图样、斑片样，与周围组织界限不清，缺乏向外凸出的轮廓（肿块），该分布范围至少超越一个象限。

多区域性分布：该非肿块强化指乳腺内出现至少两个以上区域的强化，各区域之间隔以脂肪组织或正常腺体。

弥漫性分布：指整个乳腺纤维腺体组织中广泛分散、均匀分布、外观相似的强化。

区域性、多区域性及弥漫性强化分布是良性疾病的特征，如增生性改变，然而，多中心癌也可能有这种表现。

2. **内部强化特征**　主要有均匀、混杂、集簇样及成簇环形强化等特征（图 4-1-78）。

均匀强化是融合一致的强化；混杂强化是由正常乳腺腺体组织或脂肪组织随机分隔所导致的非均一性强化；集簇样强化指如鹅卵石般的点状强化病

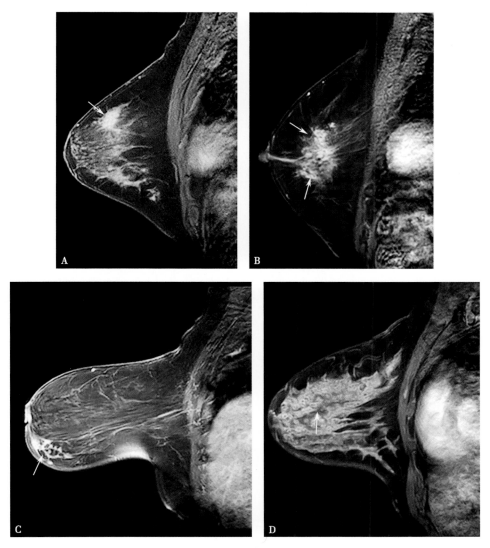

图 4-1-78 乳腺 MRI 非肿块强化特征
A. 均匀强化（箭头）；B. 混杂不均匀强化（箭头）；C. 集簇样强化（箭头）；D. 成簇环形强化（箭头）。

灶或它们的融合；成簇环形强化分为由多个病灶围绕导管形成的环形强化和不均匀强化区域内出现了聚集的环形强化。

【病理基础】

乳腺非肿块强化的影像与病理具有相关性。

表现为乳腺非肿块强化的良性病变或结构多为乳腺腺病、乳腺纤维囊性增生、纤维腺瘤、乳腺炎、脂肪坏死、乳腺内淋巴结等。

【相关疾病】

表现为乳腺非肿块强化的常见恶性病变主要包括乳腺导管原位癌（ductal carcinoma in situ of the breast，DCIS of the breast）、小叶原位癌、浸润性导管癌、浸润性小叶癌等。

高危病变也可表现为乳腺非肿块强化，常见的有导管不典型增生、小叶不典型增生及不典型乳头状瘤等。

【分析思路】

对于乳腺 MRI 非肿块强化病变，在确定之前应先注意与乳腺正常组织背景实质强化（background parenchymal enhancement，BPE）相鉴别。因为早期的"乳腺背景实质强化"被列入非肿块强化标题下，所以，对于乳腺增强 MRI 中背景实质强化（BPE）的存在须单独描述。BPE 的强化程度可分为极少、轻度、中度和显著强化，其分布方式分为对称强化和不对称强化。

乳腺 MRI 非肿块强化的分布方式中，区段样强化的阳性预测值最高。强化灶呈区段样、线样（导管样）分布时，常提示恶性征象，最常见于 DCIS。呈区域性强化的可能为正常乳腺组织，但该征象也可见于乳腺囊性增生病等良性病变；区域性强化的恶性病变相对少见，其中主要为 DCIS 或浸润性小叶癌，该征象很少在浸润性导管癌中出现。多区域性强化及弥漫性强化多见于乳腺增生等良性病变，但多中心乳腺导管原位癌亦可表现为弥漫性强化。

乳腺 MRI 非肿块强化病灶的强化特征有助于病变良恶性的鉴别诊断，均匀强化常见于良性病变，而成簇环形强化则提示恶性病变。

对于乳腺 MRI 非肿块强化病变的诊断，除分析其分布方式、强化特征外，还须参考患者年龄、相关症状、体征等临床信息以及增强 MRI 中的时间 - 信号强度曲线、表观弥散系数（ADC）值等进行综合分析，同时，须结合乳腺 X 线摄影以观察有无可疑钙化、结构扭曲、局灶不对称致密等异常征象，超声检查中的局部结构紊乱、多发小囊性低 / 无回声影或血流是否丰富等信息有助于该病变的诊断及良恶性鉴别。

乳腺 MRI 非肿块强化的诊断流程见图 4-1-79。

【疾病鉴别】

应先区别正常的乳腺组织背景实质强化与乳腺非肿块强化病变，在大多数乳腺增强 MRI 检查中，正常乳腺纤维腺体实质可显示为强化，对此，一般在注药后大约 90s 时所拍摄的第一张对比图像上进行评估（这是因为在这个时间点进行癌症检测）。在稍后的时间点，乳腺组织背景实质强化通常表现为进行性增强，表明强化程度持续增加，并且延迟成像上的强化范围也可能增大，如果乳房内单纯出现此类强化，则可将其描述为 BI-RADS 1 类。

对于乳腺 MRI 非肿块强化性病变，则须结合其强化方式及强化特征进行评估。如果 NME 内有明确的多发小囊肿（脂肪抑制 T₂WI 高信号）或与超声检查中乳腺囊性增生病诊断标准相符合的非肿块强化区，则将其诊断评估为 BI-RADS 2 类；目前缺乏明确的 BI-RADS 3 类 NME 征象的诊断标准，所以，出现非肿块强化的病变通常被评估、分类为 BI-RADS 4 类（PPV 为 2%～95%），期待进一步大样本研究后的详细分类（BI-RADS 4A/B/C 类）；没有一种征象明确表明恶性，但如果可疑征象叠加，则恶性诊断会更明确，比如区段样分布、成簇、环形强化。如果非肿块强化区在 MRI 检查前已经获得恶性病理诊断，则为 BI-RADS 6 类，若在确定病变以外区域出现可疑恶性非肿块强化（多区域性 NME），则须单独分析、描述。

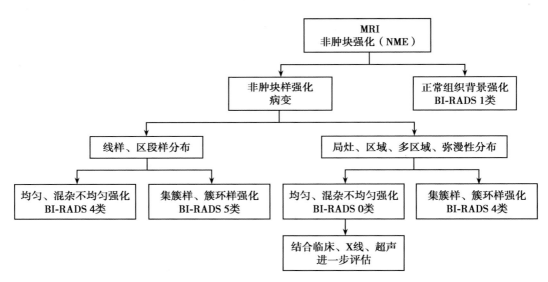

图 4-1-79　乳腺 MRI 非肿块强化诊断流程

（张　伟）

（二）对比增强乳腺 X 线摄影非肿块强化

【定义】

在对比增强乳腺 X 线摄影（contrast enhanced mammography，CEM）中，除肿块强化、强化的不对称外的强化表现被称为非肿块强化（non-mass enhancement，NME）。

【病理基础】

多种良性病变、高风险病变和恶性病变可表现为非肿块强化：乳腺纤维囊性改变、假血管瘤样间质增生（PASH）、大汗腺化生、放疗反应、扁平上皮异型性、不典型导管上皮增生、乳腺放射状瘢痕 / 复杂硬化性病变、导管内乳头状瘤、乳腺导管原位癌、非特殊型浸润性导管癌、浸润性小叶癌等。

【征象描述】

对于 NME,应根据其分布进行分类,将其分为局灶性、线样、区段样、区域性、多区域性或弥漫性分布,这与 MRI 中所见 NME 的分布方式相同。然而,与 MRI 不同的是,由于 CEM 的分辨率低于 MRI,故 NME 中病变的内部强化模式可能无法被清晰识别。如果可见,则对于内部强化类型可描述为均匀强化、不均匀强化或集丛(clumped)强化。

1. 分布

(1)弥漫性分布:强化随机分布在整个乳腺。见图 4-1-80。

(2)多区域性分布:强化在至少两处较大体积的纤维腺体组织中出现,不沿导管分布并被正常组织分隔,呈多个区域的不均匀斑片状强化。见图 4-1-81。

(3)区域性分布:强化涵盖了多个导管系统而非单一导管系统。见图 4-1-82。

(4)局灶性分布:强化的范围在小于 1/4 个象限的有限区域内,其中脂肪或正常纤维腺体组织与异常强化组织交错分布(例外:局灶性均匀强化)。见图 4-1-83。

(5)线样分布:强化灶呈一条线状排列(不一定是直线),或者是呈分支线状。见图 4-1-84。

(6)区段样分布:强化区域呈三角形或圆锥形,尖端指向乳头。见图 4-1-85。

2. 内部强化特征

(1)均匀强化:连续区域的均匀强化。

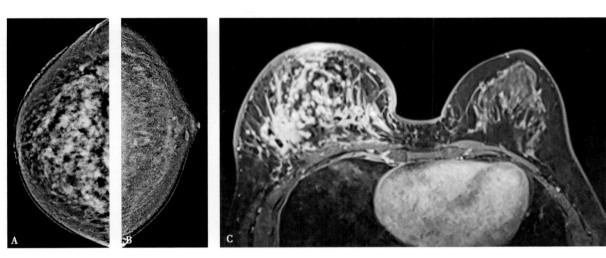

图 4-1-80　弥漫性分布非肿块强化 CEM 减影图及 MRI 表现

A. CEM 减影图 CC 位图像示右乳弥漫性分布非肿块强化;B. CEM 减影图 CC 位图像示左乳轻度背景实质强化;C. 同一患者的 MRI 表现为右乳弥漫性分布非肿块强化;活检后病理结果为浸润性癌。

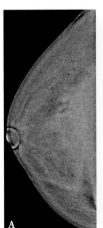
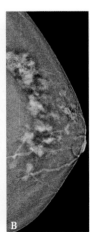
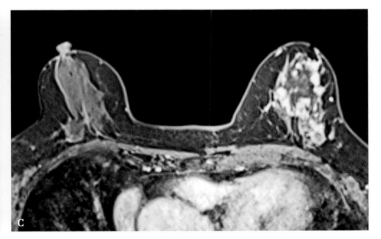

图 4-1-81　多区域性分布非肿块强化 CEM 减影图及 MRI 表现

A. CEM 减影图 CC 位图像示右乳极少背景实质强化;B. CEM 减影图 CC 位图像示左乳多区域性分布非肿块强化;C. 同一患者的 MRI 表现为左乳多区域性分布非肿块强化;活检后病理结果为浸润性导管癌 I 级,伴低至中级别乳腺导管原位癌及乳腺导管内乳头状癌。

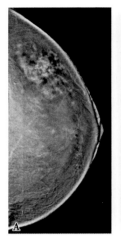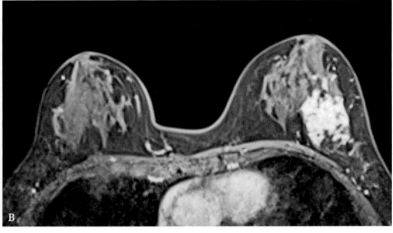

图 4-1-82　区域性分布非肿块强化 CEM 减影图及 MRI 表现

A. CEM 减影图 CC 位图像示左乳外侧区域性分布非肿块强化；B. 同一患者的 MRI 表现为左乳外上象限区域性分布非肿块强化；活检后病理结果为浸润性导管癌Ⅲ级，伴部分高级别乳腺导管原位癌。

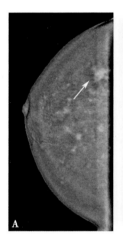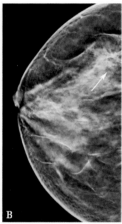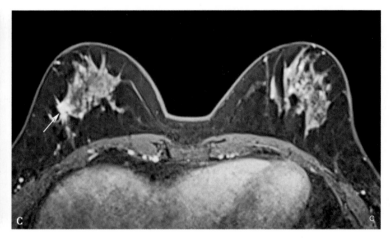

图 4-1-83　局灶性分布非肿块强化 CEM 减影图、DBT 及 MRI 表现

A. CEM 减影图 CC 位图像示右乳外侧后带局灶性分布非肿块强化（箭头），中度背景实质强化；B. 数字乳腺体层合成（DBT）CC 位图像示右乳外侧后带组织结构扭曲（箭头）；C. 同一患者的 MRI 表现为右乳外下象限局灶性分布非肿块强化（箭头）；活检后病理结果为导管内乳头状瘤伴上皮增生及间质纤维化。

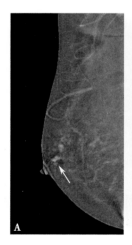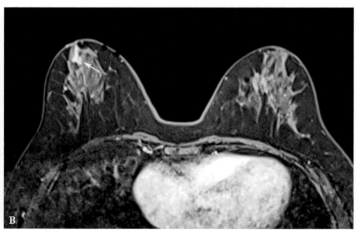

图 4-1-84　线样分布非肿块强化 CEM 减影图及 MRI 表现

A. CEM 减影图 MLO 位图像示右乳晕后区线样分布非肿块强化（箭头）；B. 同一患者的 MRI 表现为右乳晕后区线样分布非肿块强化（箭头）；活检后病理结果为导管内乳头状瘤。

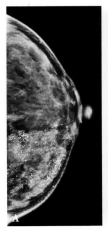
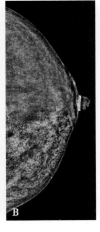
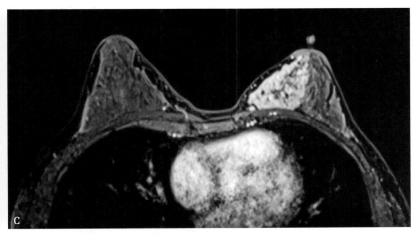

图 4-1-85 区段样分布非肿块强化 CEM 低能图、减影图及 MRI 表现
A. CEM 低能图 CC 位图像示左乳内侧区段样分布粗糙不均质钙化；B. CEM 减影图 CC 位图像示左乳内侧区段样分布非肿块强化；C. 同一患者的 MRI 表现为左乳内侧区段样分布非肿块强化；活检后病理结果为浸润性癌。

（2）不均匀强化：随机分布的不均匀强化，被正常乳腺组织或脂肪分开。见图 4-1-86。

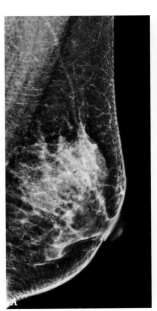
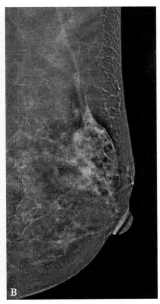

图 4-1-86 不均匀非肿块强化 CEM 低能图及减影图表现
A. CEM 低能图 MLO 位图像示左乳上部区段样分布细小多形性钙化；B. CEM 减影图 MLO 位图像示左乳上部区段样分布不均匀非肿块强化；活检后病理结果为浸润性导管癌。

（3）集丛强化：不同形状且较小的鹅卵石状强化，结合 DBT 观察时可出现连续条状影。见图 4-1-87。

【相关疾病】

1. **良性病变** 乳腺腺病、复杂硬化性病变、非哺乳期乳腺炎、导管内乳头状瘤等。

2. **恶性病变** 乳腺导管原位癌、浸润性导管癌、黏液癌、大汗腺癌等。

【分析思路】

对于非肿块强化，须先确定强化类型不是肿块样强化和强化的不对称，然后分析病灶的分布和内部强化特征。根据现有经验，CEM 中，恶性病变常常表现为区段样及以上范围分布的不均匀强化或集丛强化。另外，也有一些研究表明，良性病变的强化程度一般低于恶性病变。注意须结合低能图影像表现，比如比较低能图像、观察有无恶性钙化，从而进行综合分析、诊断。

目前的大部分研究，包括 2022 年美国放射学会发布的乳腺影像报告和数据系统（BI-RADS）CEM 补充指南，都采用主观的方式来判断病灶的强化程度，即使有少量文献采用定量方式，如测量 CEM 减影图的灰度值，这些方式也尚未得到广泛认可和应用。然而，CEM 减影图中的病灶强化程度受到拍摄时间、对比剂浓度及注射速率等多种因素影响，目前也尚无 CEM 标准拍摄方案，这可能给病灶的显示和对其的判断带来一定的影响，尤其是对于非肿块强化病灶而言更是如此。定量测量也与不同厂家的设备及后处理软件有关。因此，这一领域亟须大样本临床试验以进一步探索。

【疾病鉴别】

应先区分非肿块强化与背景实质强化（background parenchymal enhancement，BPE），鉴别要点是寻找两侧不对称增强的区域，尤其是与 BPE 分开的区域。当 BPE 为极少或轻度强化时，非肿块强化常常表现为孤立的异常强化区，或者与对侧乳腺相比较而表现为不对称的弥漫性异常强化。当 BPE 为中度或显著强化时，小的良性病灶或恶性病灶可能

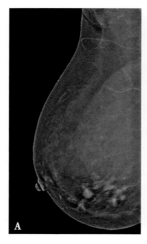
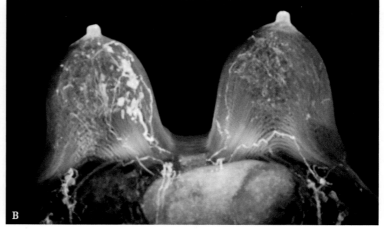

图 4-1-87　集丛非肿块强化 CEM 减影图及 MRI 表现

A. CEM 减影图 MLO 位图像示右乳下部区段样分布集丛强化；B. 同一患者的 MRI 表现为右乳内下象限区段样分布集丛强化；活检后病理结果为急慢性炎症，局灶微脓肿形成。

会与 BPE 难以区分。因此，对于任何在 CEM 上比 BPE 明显的强化都应重视。另外，应注意与低能图对照，确定是否存在相关的形态异常。如果没有，则建议通过超声检查和 MRI 进一步评估。

1. 诊断流程　关于 CEM 非肿块强化的诊断流程，详见图 4-1-88。

2. 鉴别诊断

（1）肿块样强化：指具有占位效应、外凸轮廓、在两个体位图像上都可见的三维病变。注意检出肿块样强化周围伴发的非肿块强化。

（2）背景实质强化：指纤维腺体组织的正常强化。

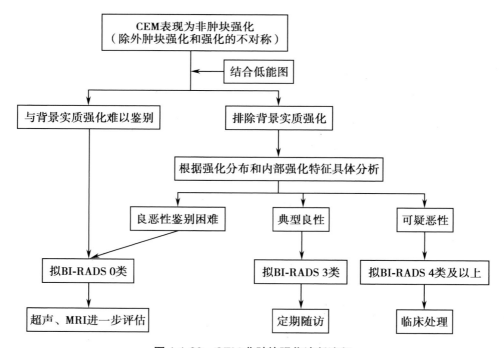

图 4-1-88　CEM 非肿块强化诊断流程

（柴维敏）

第二节 乳腺钙化

一、钙化在不同影像学检查中的表现和灵敏度

1. **乳腺X线摄影** 钙化在乳腺疾病的诊断中具有特殊意义，是鉴别病灶良恶性的一项重要指标。乳腺X线摄影是检出钙化最灵敏的方法，该方法可显示直径约50μm的钙化点，是检测和评估乳腺钙化灶的参考标准，其他影像学检查方法，如超声检查、CT、MRI，常难以发现一些微小的钙化。

良性钙化多较粗大，形态可呈颗粒状、"爆米花"样、大杆状、圆形、新月形或环形等，密度较高，界限清晰，分布比较分散；恶性钙化多呈细小不定形、细线样或线样分支状，大小不一，密度较低，常密集成簇或呈线样走行、段样分布（图4-2-1）。乳腺钙化可位于肿瘤内，也可见于非肿瘤性病变，还可发生于正常乳腺组织中。其良恶性鉴别诊断主要依据钙化的形状、分布以及随访变化。

乳腺X线摄影可以准确显示出钙化灶的具体形态特征及分布特征。根据ACR发布的第5版BI-RADS，典型的良性钙化有9种表现：皮肤钙化、血管钙化、粗糙或"爆米花"样钙化、大杆状钙化、圆形钙化、边缘钙化、乳汁沉积钙化（钙乳）、缝线钙化及营养不良性钙化。而恶性钙化通常非常细小，常

须经放大才能清楚显示。可疑的恶性钙化有4种表现：不定形钙化、粗糙不均质钙化、细小多形性钙化、细线样或线样分支状钙化。恶性钙化多见于乳腺导管原位癌或浸润性癌的导管内癌成分中。钙化的分布特征同样对提示乳腺病变的病理类型有帮助，根据恶性风险由低到高的顺序分为以下5种：弥漫/散在分布、区域分布、集群/成簇分布、线样分布及段样分布。后文会详述乳腺X线摄影中钙化灶的具体形状及分布特征。

2. **超声检查** 超声检查对于乳腺钙化灶的显示能力不如乳腺X线摄影，虽然其对于肿块内钙化、导管内钙化及浅层组织内钙化的检出率相对较高，但很难显示钙化的特征性形态。钙化灶在超声图像上表现为强回声光点，在低回声背景的衬托下显示得更为明显（图4-2-2）。大多数良性钙化来源于不均匀高回声组织背景下的良性增生性病变或乳腺纤维囊性改变。大多数恶性肿瘤的钙化为细小钙化，直径小于声束的宽度（1mm左右），钙化的显示率取决于背景组织回声，恶性钙化多位于均匀的低至等回声背景中。在X线摄影中发现的细小钙化可能不会导致回声衰减，其在超声图像上可能仅表现为强回声光点而不伴有声影，有时与噪声不易鉴别。聚集的微小钙化和粗大钙化可能导致回声衰减和声影的出现。目前应用的高频率、高分辨率探头可以很好地显示导管内钙化，特别是当其较为表浅时。纤维腺体组织内聚集的团簇钙化在超声图像上可以

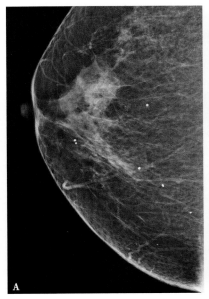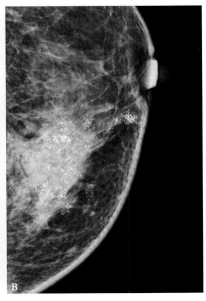

图 4-2-1 乳腺X线摄影显示的钙化
A. 弥漫分布的粗大圆形钙化灶，密度较高，边界清晰，为良性钙化；B. 密集呈段样分布的细小钙化灶，大小、形状各异，为恶性钙化。

显示,并且可以在超声引导下对其进行活检。

在 2013 版 BI-RADS 中,依据钙化所在位置将超声检查显示的钙化分为肿块内钙化、肿块外钙化和导管内钙化三类。超声检查可以很好地显示肿块内钙化,但对其形态特征的显示效果不如乳腺 X 线摄影。高回声的钙化点在低回声肿块内比在纤维腺体组织中显示得更明显。与肿块内钙化相比,超声检查不易显示位于脂肪或纤维腺体组织的肿块外钙化。某些时候,比如聚集的钙化与周围组织回声明显不同或其导致乳房悬韧带或胸肌筋膜的回声中断时,钙化可以被发现。另外,当聚集的钙化点数目足够多时,其也可以在超声检查时被发现。强回声光点周围有小的暗区为导管内钙化的表现。

随着超声探头空间分辨率的提高,超声检查被越来越多地应用于检出含有微小钙化灶的病变。研究表明高频超声可显示出约 68% 的微小钙化灶,其中,该检查方法对恶性病变微小钙化的检出率约为 85%,远远高于其对良性病变微小钙化的检出率(约 30%)。

3. MRI　钙化灶在 MRI 上的表现较为多样,以在 T_1WI 及 T_2WI 中均表现为低信号者最为常见,但部分钙化灶可以表现为等或高信号(图 4-2-3)。对于较小的钙化灶,由于部分容积效应的影响,故其在常规 MRI 中很难被直观显示。但钙化性病变有其组织学基础,且 MRI 成像原理与组织特征密切相关并有较好的软组织分辨率,因此,MRI 可以通过反映病变的组织学特征从而达到对于钙化性病变的诊断目的。MRI 中,对乳腺病变的分析包括其形态学表现、信号强度和内部结构,尤其是动态增强后的病变形态、内部强化、分布特点和血流动力学特

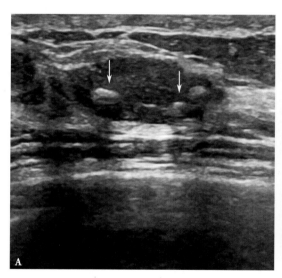
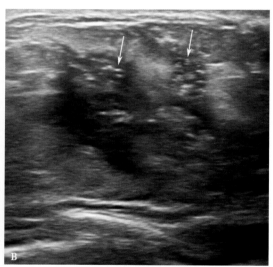

图 4-2-2　超声显示的乳腺钙化

A. 粗大钙化,后方伴有声影(箭头);B. 微小钙化,不伴声影(箭头)。

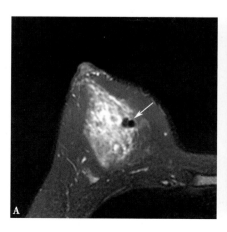
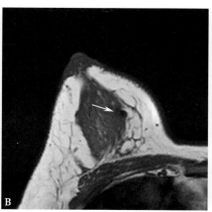
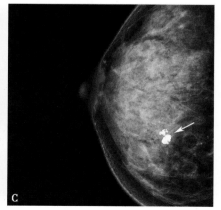

图 4-2-3　MRI 显示的乳腺钙化

A. 右乳内侧粗大钙化,在 T_2WI 中表现为低信号(箭头);B. 病变在 T_1WI 中表现为低信号(箭头);C. 乳腺 X 线摄影显示右乳内侧一枚粗大钙化(箭头),其余乳腺实质内散在点状小钙化灶(MRI 无法显示)。

征均具有较高的灵敏度和特异度。乳腺 MRI 扫描采用的矢状位、横轴位与乳腺 X 线摄影检查常用的内外斜位（MLO 位）、头尾位（CC 位）之间有较好的对应关系，因此，评价 MRI 图像时可以参考乳腺 X 线摄影所示钙化所在部位有无强化病灶并结合动态增强特征及表观弥散系数来判断钙化病变的性质。

良性钙化病变的血供常不丰富，特别是单纯性囊肿、乳腺纤维囊性改变和纤维腺瘤，此类病变在 MRI 中表现为无强化或渐进性强化，其水分子扩散一般不受限，ADC 偏高。恶性钙化灶是癌细胞生长的产物，癌细胞生长迅速，其周围的组织液难以维持癌细胞生长所需的营养条件，这必然导致其周围的血管增生，因此，虽然 MRI 难以直观显示恶性钙化灶，但癌细胞周围在早期即有丰富的血管生成，其所导致的增强图像上的形态学及血流动力学表现对恶性病变的诊断有较大帮助。恶性病变可表现为肿块样强化或非肿块强化，其典型的强化模式为速升流出型。目前认为，乳腺导管原位癌多起源于 1 个导管束，由于病变部位不同，可位于近乳头的大导管或远离乳头的小导管，所以，钙化的分布范围可相差较大，但整体表现为沿导管走行方向分布，其 MRI 典型表现为线样分布或段样分布的非肿块强化灶。而浸润性导管癌多起源于终末导管小叶单位，其内钙化的分布多表现为成簇分布，在 MRI 中常表现为与之伴发的不规则形肿块。另外，恶性肿瘤细胞增殖速度快，细胞排列紧密，水分子扩散受限，因此其表观弥散系数值一般较低。

MRI 可以提高对于乳腺 X 线摄影检出的可疑单纯微钙化病变的诊断效能，对微钙化病变的定性诊断提供有效帮助。一项荟萃分析表明，通过乳腺 MRI 鉴别乳腺 X 线摄影检出的微小钙化良恶性的灵敏度为 87%，特异度为 81%，通过乳腺 MRI 排除浸润性癌或微浸润性癌的阴性预测值可达 99%。因此，对于单纯微钙化病变而言，当 MRI 上无明显恶性征象时，可以建议定期随访，减少不必要的活检。

（杨晓棠）

二、典型良性钙化

（一）皮肤钙化

【定义】

皮肤钙化（skin calcification）：位于乳房皮肤内的钙化灶，该类型的钙化中常见中心透亮区。

【病理基础】

钙化位于乳房皮肤，特别是真皮层，由毛囊炎的分泌物和汗腺内的分泌物浓缩而成。

【征象描述】

（1）该类型的钙化通常是圆形或类圆形的，散在或集群 / 成簇分布，常见中心透亮区，通常，根据形态表现能够确定诊断。

（2）皮肤钙化最常见于胸骨旁的乳房下皱襞、腋窝和乳晕处，也可于整个乳房的皮肤中弥漫分布。此类病变有时会沿着乳房手术切口呈线性分布。

（3）钙化颗粒常聚集成团，直径不超过 5mm。

（4）对于不典型的皮肤钙化，可以通过附加切线位投照来判定钙化是否位于皮肤层。此类病变的表现见图 4-2-4。

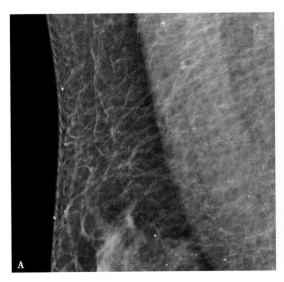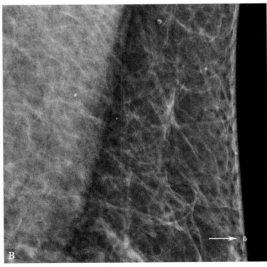

图 4-2-4 皮肤钙化
A. 近腋窝处散在皮肤钙化；B. 部分钙化中可见典型的中心透亮区，切线位图像上可见其位于皮肤层（箭头）。

【相关疾病】

皮肤钙化常见于毛囊炎和皮脂腺物质浓缩后的汗腺。其有时可见于乳房手术后的皮肤切口。在一些患者中,皮肤钙化与痣或其他皮肤病变(例如,皮脂腺囊肿)相关联。

【分析思路】

皮肤钙化一般容易辨识,无临床意义,为典型良性病变,被分类为 BI-RADS 2 类。有时须行进一步检查以证实钙化位于皮肤层而非乳腺实质内。融合断层成像的首层及末层可显示皮肤,从而确定钙化位于皮肤层。对于钙化形态不确定者,须进行切线位投照以确定其位于皮肤层。

【疾病鉴别】

(1)皮肤毛孔或痣上的滑石粉:比钙化更细小的颗粒状高密度影,无中心透亮影,洗净后复查乳腺 X 线摄影可见高密度影消失。

(2)文身:色素的密度与钙化相似,中心透亮影或多形性不常见。

(3)乳腺内钙化:位于纤维腺体组织内,形态和分布具有多样性。

(二)血管钙化

【定义】

血管钙化(vascular calcification):乳房内血管壁的钙化,通常为动脉血管壁的钙化,多呈断续平行线状钙化或双轨状钙化,在绝经后妇女中最常见。

【病理基础】

钙化多位于血管壁的中膜层,系钙化物质在血管壁弹性纤维周围的间质中沉积所致。

【征象描述】

(1)乳腺 X 线摄影

1)病变表现为断续平行线状钙化或双轨状钙化,多为断续的。具体表现见图 4-2-5。

2)病变通常呈迂曲走行,与乳腺导管内钙化不同,其分布与导管走行无关。

3)早期动脉钙化可呈斑点状,沿血管走行方向分布是诊断的关键,血管造影可以证实此诊断。

(2)超声检查

1)血管钙化在超声图像上常不显示。

2)血管为管状无回声结构,常为动、静脉两支伴行。

3)彩色多普勒超声检查可显示搏动的血流。

(3)MRI:一般不能显示血管钙化。

【相关疾病】

血管钙化与年龄增长及高血压等心血管疾病有关,在绝经后妇女中最常见。乳房血管钙化可与肾动脉钙化伴发,也可继发于甲状旁腺功能亢进症。当较年轻的绝经前妇女中出现此类钙化时,其通常为糖尿病患者或有潜在肾脏疾病的患者。另外,有研究认为在乳腺 X 线摄影上观察到的血管钙化程度与潜在的冠状动脉疾病之间可能存在相关性。当见到 50 岁以下的妇女有血管钙化时,应在报告中注明,提示患者有冠状动脉病变的潜在风险。

【分析思路】

大多数血管钙化很容易辨识,这些病变被归入 BI-RADS 2 类。但部分早期血管壁钙化仅表现为一些线样分布的不连续钙化,对此,应进一步行点压

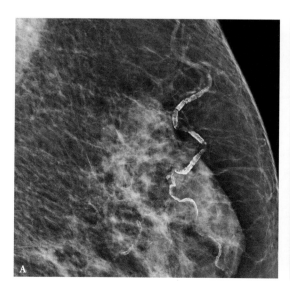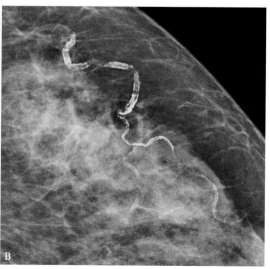

图 4-2-5　血管钙化
A. 广泛血管壁钙化;B. 部分血管钙化形成了典型双轨状表现。

放大乳腺摄影或融合断层成像以帮助识别钙化是否来源于血管，这是因为将此类病变误认为非血管壁钙化而行穿刺会导致血肿产生。

【疾病鉴别】

（1）乳腺导管原位癌：细线样或线样分支状钙化，沿导管分布。

（2）大杆状钙化：光滑或粗糙的钙化，呈线样，位于导管内或导管壁，双侧、弥漫分布，呈放射状指向乳头。

（3）缝线钙化：粗线样钙化，位于手术缝线区，常于放疗后发生。

（三）粗大或"爆米花"样钙化

【定义】

粗大或"爆米花"样钙化（coarse or popcorn-like calcification）：此类钙化的直径通常大于2mm，呈粗大颗粒状或爆米花样。

【病理基础】

此类钙化通常由纤维腺瘤的透明化纤维基质或乳头状瘤内钙质沉积所致。典型的爆米花样钙化多见于纤维腺瘤的退化过程中和静止期。

【征象描述】

（1）钙化呈粗大颗粒状或"爆米花"样，直径大于2mm。

（2）"爆米花"样钙化密度高且粗糙，可发生在一侧或双侧乳房，可能是单发或多发的。

（3）在"爆米花"样钙化形成的初期阶段，可看到成簇的多形性钙化，有时伴有相关肿块。随着时间的推移，乳腺X线摄影显示钙质沉积逐渐增多，

钙化物融合并形成粗大的钙化灶。此类钙化的具体表现见图4-2-6。

【相关疾病】

纤维腺瘤、乳头状瘤。

【分析思路】

粗大或"爆米花"样钙化常位于肿块内部，为良性钙化，多提示肿块为退变的纤维腺瘤。这类钙化通常从边缘开始形成，最初是较小的钙化，直径大于2mm，随着时间的推移，这些钙化会逐渐融合在一起，形成粗糙的经典"爆米花样"钙化。

【疾病鉴别】

营养不良性钙化：形态不规则，较粗大，常伴中心透亮区，常见于经受过放疗、创伤或手术的乳房。

（四）大杆状钙化

【定义】

大杆状钙化（large rod-like calcification）：一类与乳腺导管扩张症有关的良性钙化，可以形成实心或断续的、光滑的线样杆状钙化灶，直径常大于1mm。

【病理基础】

此类钙化形成于扩张的较大导管内，管腔内分泌物发生钙盐沉积而呈"杆状"，粗大，边缘光滑，偶尔可呈分支状。组织学上，扩张的导管中含有无定形的碎片、泡沫细胞、胆固醇结晶及钙化。正常排列在导管内壁的上皮细胞萎缩，呈现出变细、变形、扁平或缺失的状态。另外，导管内分泌物外渗到导管周围结缔组织中时亦可发生钙化，当钙化物形成于导管周围时，在X线摄影上可以看到钙化灶的透光中心。这种类型的钙化反映了导管扩张伴随的炎

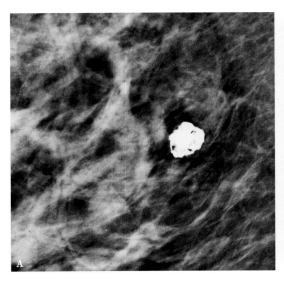
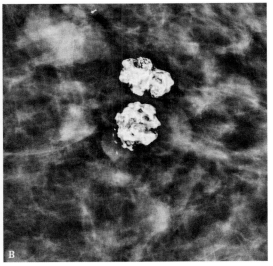

图4-2-6　粗大或"爆米花"样钙化X线摄影表现
A. 粗大颗粒状或"爆米花"样钙化；B. 多发"爆米花"样钙化。

性变化，这类病变也被称为乳腺导管周围炎、分泌性疾病或浆细胞性乳腺炎。

【征象描述】

（1）乳腺 X 线摄影

1）钙化呈粗杆状，密度高，边缘光滑，偶可呈分支状。

2）此类钙化主要位于乳晕下区且沿导管走行方向，以乳头为中心，呈放射状分布，常见于双侧乳腺。其具体表现见图 4-2-7。

3）当扩张导管内的分泌物钙化时，钙化通常为实心的。如果钙化位于导管管壁或导管周围，则钙化中心可透亮。

4）不同于恶性病变中的细小分支状钙化，大杆状钙化的直径通常大于 1mm。

（2）超声检查

1）可见乳晕后区低至无回声的扩张导管。

2）在超声图像上，导管壁的钙化回声罕见。

（3）MRI：一般不能显示此类钙化或将其显示为扩张导管内的低信号影。

【相关疾病】

乳腺导管扩张症、浆细胞性乳腺炎。

【分析思路】

大杆状钙化一般沿乳腺导管方向走行，以乳头为中心，呈放射状分布，为典型良性钙化，属于 BI-RADS 2 类，常见于 60 岁以上老年女性。须与细线样或线样分支状钙化鉴别，后者更细、更短且形态不规则。

【疾病鉴别】

（1）乳腺导管原位癌：沿导管分布的细线样或线样分支状钙化，相较于大杆状钙化，其更细、更短且形态不规则。

（2）血管钙化：位于乳腺内小动脉，多为叠加于血管上的"轨道样"钙化。

（五）圆形钙化

【定义】

圆形钙化（round calcification）：发生在乳腺小叶或腺泡内的钙化，常为多发、圆形或卵圆形、边缘锐利的钙化，直径大于 0.5mm。当钙化的直径小于 0.5mm 时，称之为细点状钙化。

【病理基础】

圆形钙化常形成于终末导管小叶单位的腺泡内，为扩张小叶腺泡内的草酸钙结晶。

【征象描述】

（1）乳腺 X 线摄影

1）钙化呈圆形或卵圆形，大小、密度不一，边界清晰，散在或弥漫分布。其具体表现见图 4-2-8。

2）当钙化直径小于 0.5mm 时，称其为细点状钙化，如钙化为孤立的、成簇分布的细点状钙化，则应密切随访或活检。

（2）超声检查：对于圆形钙化，超声通常无法探及，除非钙化位于肿块内。

（3）MRI：MRI 对于圆形钙化一般无法显示。

【相关疾病】

纤维囊性病变或乳腺腺病。

【分析思路】

弥漫 / 散在分布的较大圆形钙化为良性病变，属于 BI-RADS 2 类。当钙化表现为成簇 / 集群、线

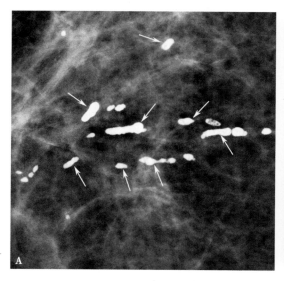
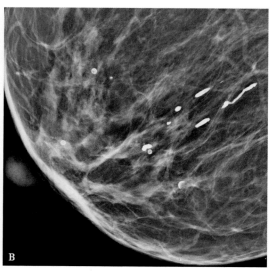

图 4-2-7　大杆状钙化 X 线摄影表现

A. 多发粗大杆状钙化（箭头）；B. 以乳头为中心，沿导管走行方向分布。

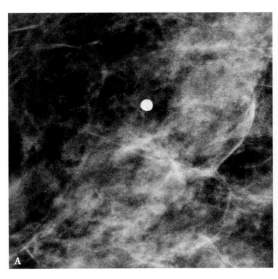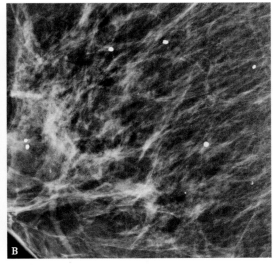

图 4-2-8　圆形钙化 X 线摄影表现
A. 钙化呈圆形，边界清晰；B. 钙化大小不一、散在分布。

样或段样分布的细点状钙化（直径小于 0.5mm）时须活检。

【疾病鉴别】

（1）皮肤钙化：多边形或圆形钙化，中心可见脐样透亮影，胸骨旁、乳房下皱襞及腋窝最常见。

（2）乳腺导管原位癌：圆形钙化罕见，可表现为不均质的点状钙化。

（六）边缘钙化

【定义】

边缘钙化（rim calcification）：为球体表面的钙质沉积，表面光滑，可见中心透亮区。

【病理基础】

此类病变为良性钙化沉淀在球体表面，这种位于边缘的钙化沉淀层的厚度通常小于 1mm，常见于脂肪坏死及囊肿壁钙化。壁厚大于 1mm 者，可见于积油囊肿或单纯性囊肿。

【征象描述】

（1）乳腺 X 线摄影

1）这类钙化的直径从小于 1mm 到大于 1cm 不等，可为圆形或椭圆形钙化，表面光滑，可见中心透亮区。具体表现见图 4-2-9。

2）壁厚小于 1mm 者，常见于脂肪坏死及囊肿壁钙化；壁厚大于 1mm 者，可见于积油囊肿或单纯性囊肿。

（2）超声检查

1）圆形或卵圆形肿块表面的弧线样强回声影。

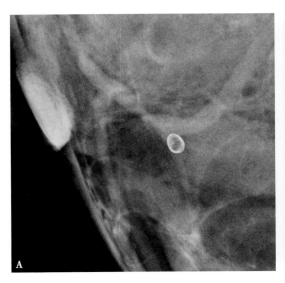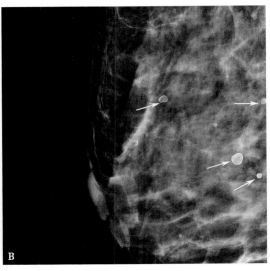

图 4-2-9　边缘钙化 X 线摄影表现
A. 圆形钙化，可见中心透亮区；B. 多发边缘钙化（箭头），散在分布。

2）密度较高的边缘钙化可能伴有后方声影。

（3）MRI

1）薄壁边缘钙化在 MRI 上一般不显示，仅显示囊内容物信号。

2）厚壁边缘钙化在 MRI 上可被显示为边缘低信号影。

【相关疾病】

脂肪坏死、单纯性囊肿、积油囊肿、乳房整形术后。

【分析思路】

边缘钙化包含了旧版 BI-RADS 辞典中的"中心透亮钙化"及"蛋壳样"钙化，为典型良性钙化征象，属于 BI-RADS 2 类。融合断层成像能够帮助显示潜在的肿块，特别是脂肪坏死所致积油囊肿。

【疾病鉴别】

（1）营养不良性钙化：形态不规则，较粗大，常伴中心透亮区，常见于经受过放疗、创伤或手术的乳房。

（2）假体囊钙化：位于硅凝胶假体或盐水假体的边缘。

（七）营养不良性钙化

【定义】

营养不良性钙化（dystrophic calcification）：多为乳腺间质中的钙化。常出现于放疗后、外伤后及自体脂肪移植整形术后的乳房。

【病理基础】

典型的良性营养不良性钙化可能代表创伤后改变、手术后改变或脂肪坏死区域，多发生在乳腺纤维组织中，在大小、形状上各不相同。另外，营养不

良性钙化也可见于甲状旁腺功能亢进症引起的钙磷代谢异常患者中。

【征象描述】

（1）乳腺 X 线摄影

1）这类钙化的形态不规则，较粗大，直径一般大于 1mm，常伴中心透亮区。具体表现见图 4-2-10。

2）可呈弥漫性或双乳分布。

（2）超声检查：低回声瘢痕伴密集点状回声，聚集呈厚壁样，可伴声影。

（3）MRI：此类病变在 T_1WI 上被显示为肿块中心的信号同脂肪影，钙化在所有序列上均呈低信号。

【相关疾病】

乳腺放疗后、外伤后及自体脂肪移植整形术后。约 30% 的乳腺癌放疗后女性在经过治疗后 3～5 年时会出现营养不良性钙化。

终末期肾病和甲状旁腺功能亢进症也与此类钙化有关，在这些患者中，如果肾脏疾病或甲状旁腺功能亢进症通过治疗而得到很好的控制，则营养不良性钙化可以逆转。

【分析思路】

营养不良性钙化通常发生于乳腺术后或放疗后，形态不规则，较粗大，常伴中心透亮区，无恶性潜能，属于 BI-RADS 2 类。随时间延长，钙化会逐渐变得粗糙。

【疾病鉴别】

（1）粗大或"爆米花"样钙化：无中心透亮区，常伴卵圆形或分叶状肿块，多见于纤维腺瘤。

（2）边缘钙化：呈圆形或椭圆形，表面光滑，中心透亮，常见于囊肿。

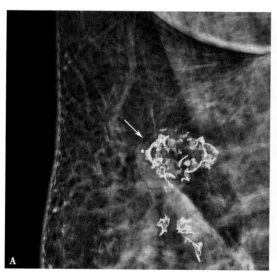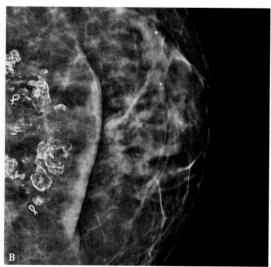

图 4-2-10 营养不良性钙化 X 线摄影表现
A. 手术瘢痕处钙化，形态不规则，中心透亮（箭头）；B. 典型良性钙化，位于原手术切口处。

（八）钙乳

【定义】

钙乳（milk of calcium）：是囊肿或微囊肿内沉积物的良性钙化。

【病理基础】

这种类型的钙化是囊肿或微囊肿内乳汁中钙质沉积的表现。当乳腺腺泡增大时，如发生囊性增生病时，草酸钙可能从膨胀的腺泡所含的浓缩液体中沉淀出来，形成"乳滴样"改变，这种病变被称为钙乳，其密度较低，形态随体位改变而发生变化。

【征象描述】

（1）乳腺 X 线摄影

1）其在 CC 位图像上常显示得不够明显，呈模糊的、圆形、不定形钙化；在 MLO 位图像或 90° 侧位片上，钙化病灶的底侧显示得更清晰，呈半月形、新月形、弧形（凹面向上的）或沿囊壁分布的线样钙化。具体表现见图 4-2-11。

2）这类钙化的特征性表现是其形状会随投照体位不同而变化（CC 位、MLO 位或 90° 侧位）。

3）钙乳可以是单发或多发性的，亦可在双乳发生。

（2）超声检查：成簇微囊肿内有时可见到点状强回声，随着体位的变化，钙化可以移动。

（3）MRI：一般无法显示钙乳。

【相关疾病】

囊肿或微囊肿。

【分析思路】

钙乳具有典型的 X 线特征，其形状会因投照体位不同而发生变化，为良性钙化，属于 BI-RADS 2

类。但须注意钙乳可与恶性钙化并存，出现任何可疑形态钙化或伴随可疑肿块时均须进行活检（此时病变属于 BI-RADS 4 类）。

【疾病鉴别】

（1）乳腺导管原位癌：钙化常呈细线样或多形性，在 MLO 位或 90° 位摄影上不分层。

（2）乳腺导管不典型增生：常为不定形钙化，可与钙乳并存。

（九）缝线钙化

【定义】

缝线钙化（suture calcification）：为发生于乳房手术切口缝合材料上的钙化。

【病理基础】

此类钙化为手术部位缝合材料上的钙质沉积，是缝线处肉芽肿形成所致的结果。此类钙化在接受乳房手术并接受放射治疗的妇女中出现的频率较高，而在单纯手术而不接受放疗的患者中罕见。研究者们推测，这是因为辐射诱导的损伤和组织愈合的改变延迟了肠线的重吸收，从而为钙盐的沉积提供了基质。

【征象描述】

（1）典型表现为光滑的线状、曲线状或管状钙化，常见缝线结显示。

（2）此类钙化发生在乳房手术切口处的缝线或缝合材料处。具体表现见图 4-2-12。

【相关疾病】

有乳腺手术史。

【分析思路】

缝线钙化发生在手术缝线部位，表现为线状

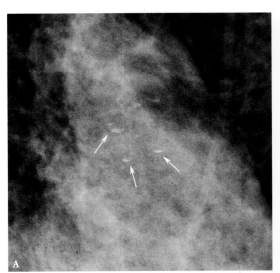
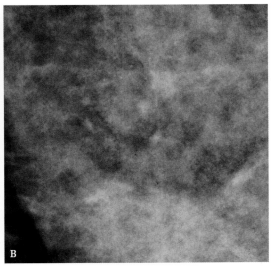

图 4-2-11　钙乳 X 线摄影表现

A. 钙化在 MLO 位图像上呈凹面向上的新月形或弧形影（箭头）；B. 钙化在 CC 位图像上表现为边界模糊的圆形影。

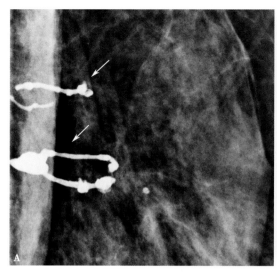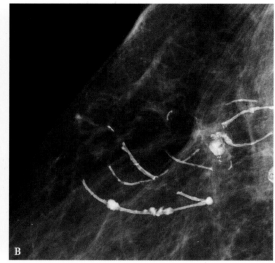

图 4-2-12 缝线钙化
A. 缝线钙化的钙质沉积环和线结（箭头）；B. 位于原手术部位，线状，典型良性钙化。

或管状，诊断相对容易，为典型良性钙化，属于 BI-RADS 2 类。

【疾病鉴别】

（1）血管钙化：位于乳腺内小动脉，多为叠加于血管上的"轨道样"钙化。

（2）大杆状钙化：光滑或粗糙的钙化，呈线样，位于导管内或导管壁、双侧、弥漫分布，呈放射状指向乳头。

（杨晓棠）

三、可疑恶性钙化

（一）粗糙不均质钙化

【定义】

粗糙不均质钙化（rough and heterogeneous calcification）是指形态不规则、大小不一（直径一般在 0.5～1mm）、密度不均、有聚集趋势的一类钙化。

【病理基础】

粗糙不均质钙化在乳腺良、恶性病变中均可见，但其形成机制尚不十分明确。恶性钙化可能与肿瘤细胞变性和坏死后的钙盐沉积有关，或与肿瘤细胞分泌含钙盐物质有关；钙化可发生在肿瘤组织内部，亦可出现在瘤旁组织内。

【征象描述】

（1）乳腺 X 线摄影

1）诊断标准：粗糙不均质钙化的形态不规则，直径多大于 0.5mm，密度不均、有聚集趋势，可融合。

2）点压放大乳腺摄影或 DBT 有助于鉴别钙化类型，较圆形钙化、粗大钙化等良性钙化而言，粗糙

不均质钙化的边缘更模糊，密度更不均。

3）观察钙化灶的分布、是否伴有肿块、是否伴随结构扭曲等有助于评估钙化性质。

（2）乳腺超声检查

1）乳腺超声检查对于粗糙不均质钙化具有一定价值，但对于此类钙化的检出与定性，其灵敏度与乳腺 X 线摄影仍存在差距。

2）粗糙不均质钙化在超声图像上可表现为成簇分布的点状强回声，或表现为在肿块内部及其周边的点状强回声。

3）通过超声检查观察钙化灶时，应结合钙化分布特点、伴随征象等综合判断。

（3）乳腺 MRI

1）MRI 对粗糙不均质钙化的检出灵敏度差，存在假阴性。

2）尽管 MRI 对钙化的检出灵敏度差，但因其具备良好的软组织分辨率，可以提供高分辨率的乳腺形态和功能信息（如组织血管生成、血管分布和血流灌注等），故在乳腺 X 线摄影检查发现粗糙不均质钙化且难以鉴别良恶性时，可进一步行乳腺 MRI 检查以增加诊断信息。

【相关疾病】

此类钙化常见于乳腺纤维腺瘤、乳腺纤维化或于创伤后发展为营养不良性钙化的部位，其中的小部分可能与恶性病变有关。常见的相关病变类型包括以下几种：

（1）良性病变：乳腺纤维腺瘤、乳腺纤维化、脂肪坏死、创伤后发展为营养不良性钙化、炎性病灶等。

（2）恶性病变：乳腺导管原位癌、浸润性导管癌等。

【分析思路】

医生须认识粗糙不均质钙化的特征，必要时行点压乳腺摄影或 DBT 以观察征象。当将病变判断为粗糙不均质钙化灶时，须结合钙化的分布特征综合分析。双乳多发、弥漫性分布粗糙不均质钙化多被视为良性病变，集群 / 成簇分布的粗糙不均质钙化则疑有恶性可能，被归为 BI-RADS 4B 类（10%＜PPV≤50%）。粗糙不均质钙化的具体表现见图 4-2-13。

【疾病鉴别】

粗糙不均质钙化多指形态不规则且有聚集趋势的一类微钙化，对于此类钙化，应该与良性钙化中的圆形钙化、粗大钙化（图 4-2-14）、营养不良性钙化及可疑恶性钙化中的细小多形性钙化等鉴别。具体鉴别见表 4-2-1。

（1）诊断流程：粗糙不均质钙化的诊断流程详见图 4-2-15。

（2）鉴别诊断：粗糙不均质钙化的鉴别诊断详见表 4-2-1。

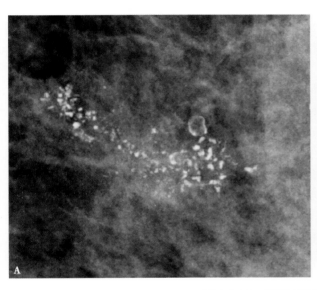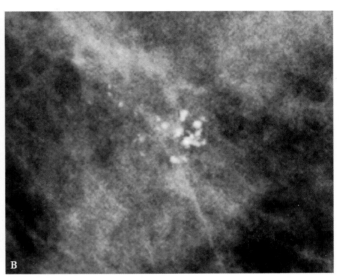

图 4-2-13 粗糙不均质钙化的乳腺 X 线摄影表现

A. 粗糙不均质钙化，形态不规则，直径大于 0.5mm，边缘模糊，密度高低不均，呈段样分布，空心针穿刺病理结果为非特殊型浸润性癌；B. 粗糙不均质钙化，直径大于 0.5mm、小于 1mm，边缘模糊，密度不均，呈集群 / 成簇分布，空心针穿刺病理结果为浸润性癌。

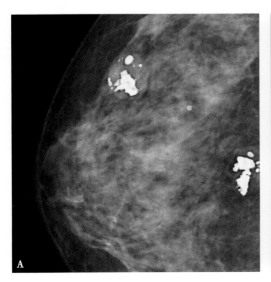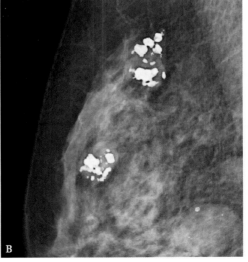

图 4-2-14 粗大钙化的乳腺 X 线摄影表现

A、B 分别为乳腺 X 线摄影 CC 位、MLO 位图像。本例粗大钙化是典型的乳腺纤维腺瘤退变产生的钙化。手术病理结果为乳腺纤维腺瘤。

表 4-2-1　粗糙不均质钙化鉴别诊断

钙化类型	特征			
	大小 /mm	形态	边缘	密度
粗糙不均质钙化	0.5～1	不规则	模糊	不均匀
粗大钙化	长径 >2～3	粗大，融合	清晰	高密度
不定形钙化	很小	很难判断，呈碎片状	很模糊	高低不均
营养不良性钙化	多 >1	不规则	清晰	密度多较高，常伴中心透亮区
细小多形性钙化	多 <0.5	形态各异	较清晰	高低不均

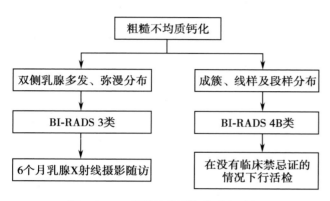

图 4-2-15　粗糙不均质钙化诊断流程

（二）不定形钙化

【定义】

不定形钙化（amorphous calcification）是指很小且边缘很模糊的一类钙化，也称无定形钙化，既往曾称"模糊钙化"。

【病理基础】

病理基础同"粗糙不均质钙化"。

【征象描述】

（1）乳腺 X 线摄影

1）诊断标准：此类钙化很小、很模糊、密度低、各个钙化的密度差异比较大，或呈碎片状，通常因太小或太模糊而不能判断其形态特征。

2）对于不定形钙化，可应用点压放大乳腺摄影或 DBT 技术来提高钙化病变的检出率，对于良恶性诊断，须结合钙化的形态、分布来判断。

3）在观察乳腺钙化时，应同时仔细观察钙化灶是否伴有肿块、结构扭曲等伴随征象。

（2）乳腺超声检查：超声检查对不定形钙化的检出率通常较低。

（3）乳腺 MRI：MRI 对不定形钙化的检出存在局限性，当钙化伴随肿块、结构扭曲时，行乳腺 MRI 检查可补充钙化以外的诊断信息以帮助鉴别诊断。

【相关疾病】

无论是良性还是恶性的肿块均可出现不定形钙化，此征象的特异性不强，与其相关的常见肿块类型包括以下几种：

（1）良性肿块：纤维腺瘤、炎性病灶、脂肪坏死、导管内乳头状瘤、乳腺硬化性腺病等。

（2）恶性肿块：乳腺导管原位癌、浸润性导管癌、浸润性小叶癌、乳腺导管内乳头状癌等。

【分析思路】

不定形钙化（图 4-2-16、图 4-2-17）常小而模糊，点压放大乳腺摄影或 DBT 对其诊断具有较大的帮

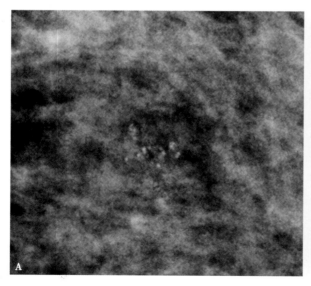
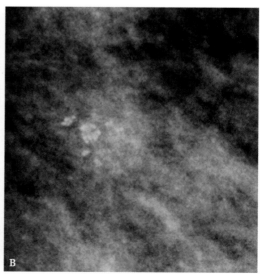

图 4-2-16　不定形钙化（良性病变）的乳腺 X 线摄影表现

A、B 分别为乳腺 X 线摄影 CC 位、MLO 位图像。不定形钙化小而模糊，密度低，呈集群 / 成簇分布。空心针穿刺病理结果为乳腺腺病伴囊肿。

助，其良恶性与钙化的分布特征紧密相关，不定形钙化的 PPV 约为 20%，双侧弥漫分布的不定形钙化多为良性病变，而区域性、成簇 / 集群、线样及段样分布的不定形钙化则有恶性可能，这类不定形钙化的分类应为 BI-RADS 4B 类（10%＜PPV≤50%），须结合其他影像学表现及临床特征对其进行综合判断。

【疾病鉴别】

不定形钙化的特征是病变体积小、边缘模糊，对于此类钙化，应该与良性钙化中的圆形钙化、细

点状钙化、钙乳钙化及可疑恶性钙化中的细小多形性钙化（图 4-2-18）等鉴别。相较于不定形钙化，圆形钙化、细点状钙化、钙乳钙化的边界更清晰；而细小多形性钙化的体积更加细小、密度更高、形态更为多样（具体鉴别见表 4-2-2）。

（1）诊断流程：不定形钙化的诊断流程见图 4-2-19。

（2）鉴别诊断：不定形钙化的鉴别诊断见表 4-2-2。

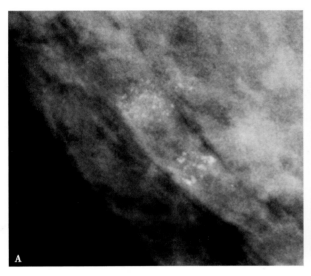
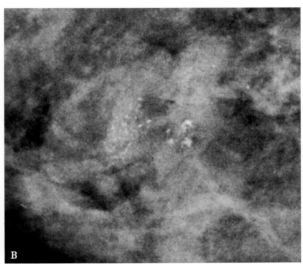

图 4-2-17　不定形钙化（恶性病变）的乳腺 X 线摄影表现

A、B 分别为乳腺 X 线摄影 CC 位、MLO 位图像。不定形钙化边缘模糊，密度低，呈碎片样改变，呈集群 / 成簇分布。空心针穿刺病理结果为中级别导管内癌。

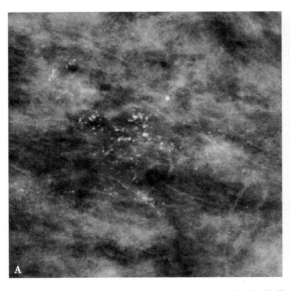
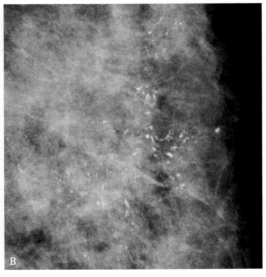

图 4-2-18　与不定形钙化鉴别的细小多形性钙化表现

A、B 分别为乳腺 X 线摄影 CC 位、MLO 位图像。较不定形钙化而言，细小多形性钙化体积更加细小、密度更高、形态更为多样、表现更为离散。本病例的空心针穿刺病理结果为乳腺导管原位癌。

表4-2-2 不定形钙化鉴别诊断

钙化类型	特征			
	直径/mm	形态	边缘	密度
不定形钙化	很小	很难判断,呈碎片状	很模糊	高低不均
细小多形性钙化	多<0.5	形态各异	较清晰	高低不均
粗糙不均质钙化	0.5~1	不规则	模糊	不均匀
圆形钙化	大小多变,<0.5时称为"细点状钙化"	圆形或细点状	清晰	多为高密度
钙乳	大小不一	圆形或新月形,可随投照体位不同而改变	CC位上边缘模糊,MLO位上钙化底边清晰	密度多较低

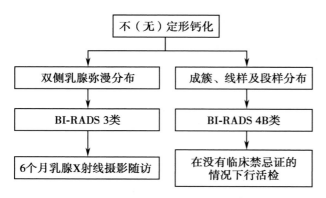

图4-2-19 不定形钙化诊断流程

(三)细小多形性钙化

【定义】

细小多形性钙化(fine pleomorphic calcification)指形态多样、大小不一、直径常小于0.5mm的一类钙化。

【病理基础】

病理基础同"粗糙不均质钙化"。

【征象描述】

(1)乳腺X线摄影

1)诊断标准:乳腺内大小、形态各异的一类钙化灶,一般,直径<0.5mm。

2)此类钙化比不定形钙化更易于识别,其与细线状及细分枝状钙化的区别在于缺少细小、线性排布的颗粒。

3)乳腺X线摄影对细小多形性钙化的检出较灵敏,是检测不可触及肿块的乳腺恶性肿瘤的最有效工具手段。

(2)乳腺超声检查:乳腺超声检查对于粗糙不均质钙化具有一定价值,但对于细小多形性钙化的检出与定性,其灵敏度与乳腺X线摄影仍存在差距。

(3)乳腺MRI:MRI不能很好地显示微钙化,但其对软组织具有良好的分辨率,可以提供高分辨率的形态和功能信息,如癌灶的血管生成、肿瘤灌注和血管分布(及形态)等信息,为进一步判断病变性质提供依据。

【相关疾病】

与细小多形性钙化相关的常见病变类型包括以下几种:

(1)乳腺导管原位癌。

(2)浸润性导管癌。

(3)乳腺硬化性腺病、纤维囊性乳腺病。

【分析思路】

细小多形性钙化(图4-2-20、图4-2-21)是乳腺X线摄影检查中最常见的钙化,常见于乳腺导管原位癌、浸润性导管癌,亦可在其他病理类型的恶性肿瘤及良性病变中出现。必要时须行钙化灶的点压放大乳腺摄影,仔细观察其密度及边缘,良性病变中的细小多形性钙化较恶性病变中的该类钙化密度高,边界清晰。细小多形性钙化的PPV(29%)高于不定形钙化及粗糙不均质钙化,因此,其被分类为BI-RADS 4B类(10%<PPV≤50%),在判断此类钙化时,还须结合钙化的分布特点来综合判断,多推荐在没有临床禁忌证的情况下进行活检。

【疾病鉴别】

细小多形性钙化为体积小、形态不一、边缘多较清晰的一类钙化,此类钙化应和可疑恶性钙化中的不定形钙化、良性钙化中的多发圆形(或细点状)钙化(图4-2-22)等相互鉴别,对于良恶性鉴别,须结合钙化的分布来综合判断(具体鉴别见表4-2-3)。

(1)诊断流程:细小多形性钙化的诊断流程见图4-2-23。

(2)鉴别诊断:细小多形性钙化的鉴别诊断见表4-2-3。

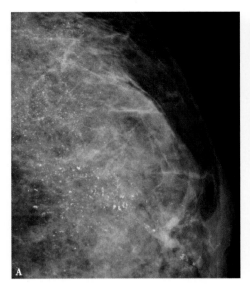
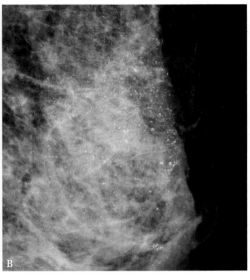

图 4-2-20 细小多形性钙化(乳腺浸润性导管癌)的乳腺 X 线摄影表现

A、B 分别为乳腺 X 线摄影 CC 位、MLO 位图像。本例细小多形钙化直径＜0.5mm，钙化表现出
3 种以上形态，呈段样分布。空心针穿刺病理结果为乳腺浸润性导管癌。

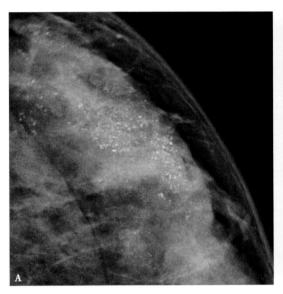
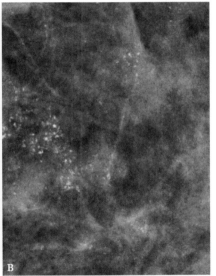

图 4-2-21 细小多形性钙化(乳腺非特殊型浸润性癌)的乳腺 X 线摄影表现

A、B 分别为乳腺 X 线摄影 CC 位、MLO 位图像。本例细小多形钙化直径＜0.5mm，钙化表现出
多种形态，密度高低不均，呈段样分布。空心针穿刺病理结果为乳腺非特殊型浸润性癌。

表 4-2-3 细小多形性钙化鉴别诊断

钙化类型	特征			
	直径/mm	形态	边缘	密度
细小多形性钙化	多＜0.5	形态各异	较清晰	高低不均
细线状钙化	大小不一、线状管径＜0.5	不连续细线状，可见分支样结构	较模糊更可能恶性，较清晰则有良性可能	高低不均，良性者密度较均匀
粗糙不均质钙化	0.5～1	不规则	模糊	高低不均
圆形钙化	大小多变，＜0.5 时称为"细点状钙化"	圆形或细点状	清晰	多为高密度
钙乳	大小不一	圆形或新月形，可随投照体位不同而改变	CC 位边缘模糊，MLO 位钙化底边清晰	密度多较低

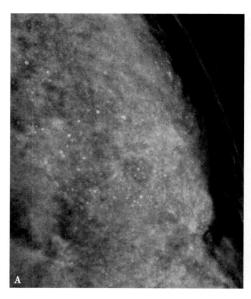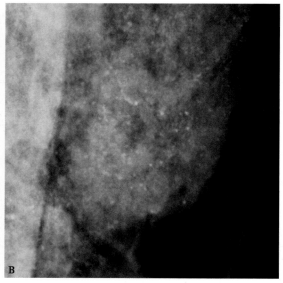

图 4-2-22　与细小多形性钙化相鉴别的多发细点状钙化

A、B 分别为乳腺 X 线摄影 CC 位、MLO 位图像。本例中的钙化呈多发圆形细点状，与细小多形性钙化相比较，其形态更规则，边界更清晰，呈弥漫分布，同样的钙化在同侧及对侧乳腺均可见，考虑良性钙化。空心针穿刺病理结果为乳腺纤维囊性改变。

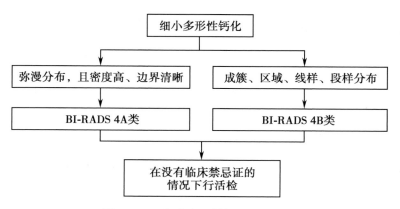

图 4-2-23　细小多形性钙化诊断流程

（四）细线状钙化

【定义】

细线状钙化（fine linear calcification）指纤细的沿不规则直线或弧线排列的一类钙化，一般不连续，管径＜0.5mm。

【病理基础】

病理基础同"粗糙不均质钙化"。

【征象描述】

（1）乳腺 X 线摄影：此类钙化在乳腺 X 线摄影中的诊断标准为，乳腺内可见纤细不规则形钙化灶，呈细线样或细分枝状，常不连续，直径＜0.5mm，提示肿瘤起源于导管腔内并沿导管腔内浸润、蔓延。如果其境界清楚则有可能为良性病变。

（2）乳腺超声检查：超声检查可以显示乳腺肿块内呈高回声的钙化点，但其对钙化灶密度、边缘、分布等特点的细节显示，与乳腺 X 线摄影相比存在差距。

（3）乳腺 MRI：MRI 不能很好地显示微钙化，但其对软组织具有良好的分辨率，可以提供高分辨率的形态和功能信息，如癌灶的血管生成、肿瘤灌注和血管分布（及形态）等信息，为进一步判断病变性质提供依据。

【相关疾病】

乳腺导管原位癌、浸润性导管癌、浸润性小叶癌等。

【分析思路】

医生须认识细线状钙化（图 4-2-24、图 4-2-25）的特征，在可疑钙化中，其 PPV 最高，约为 70%，此类钙化不论具有何种分布特征均应被归为 BI-RADS 4C 类（50%＜PPV≤95%），多推荐在没有临床禁忌证的情况下进行活检。

【疾病鉴别】

细线状钙化指钙化具有不连续的细线样特征，可与细小多形性钙化或不定形钙化等同时出现，细线状钙化多提示病变沿导管生长，钙化的边缘模糊、形态多样被认为是判断恶性病变的较可靠征象。诊断此类钙化时，应与乳腺内缝线钙化、大杆状钙化、血管钙化等鉴别，良性的细线状钙化往往边界清晰或呈空心状（图4-2-26）。细线状钙化的具体鉴别见表4-2-4。

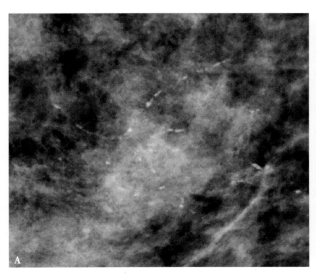
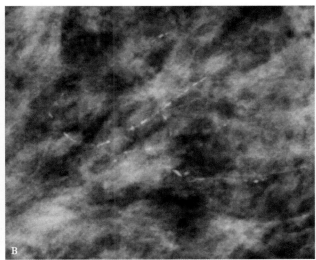

图 4-2-24　细线状钙化（非特殊型浸润性癌）的乳腺 X 线摄影表现

A、B 分别为乳腺 X 线摄影 CC 位、MLO 位图像。细线状钙化表现为细线样或细分支状排列，不连续，管径＜0.5mm，呈区域性分布。空心针穿刺病理结果为非特殊型浸润性癌。

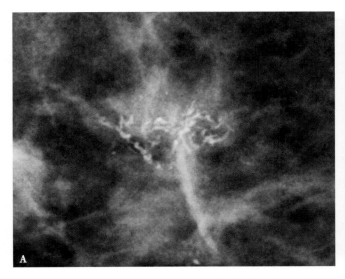
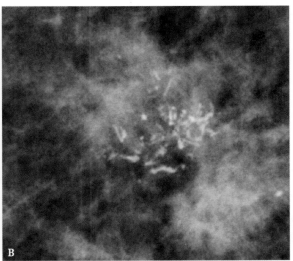

图 4-2-25　细线状钙化（非特殊型浸润性导管癌）的乳腺 X 线摄影表现

A、B 分别为乳腺 X 线摄影 CC 位、MLO 位图像。本例细线状钙化呈区域性分布（分布范围小于乳腺 1/4 体积，直径大于 2cm，且不呈段样分布），形状为纤细的不连续弧线状且边缘模糊（亦可称作蠕虫状），有分支样改变。空心针穿刺病理结果为非特殊型浸润性导管癌。

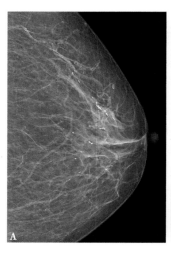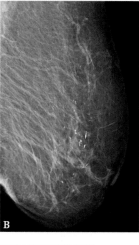

图 4-2-26　良性钙化的乳腺 X 线摄影表现

A、B 分别为乳腺 X 线摄影 CC 位、MLO 位图像。图中可见轨道样且境界清楚的杆状分布的血管钙化及导管钙化，边界清晰，密度较高，随访 4 年无变化。推测诊断：良性钙化。

（1）诊断流程：细线状钙化的诊断流程见图 4-2-27。

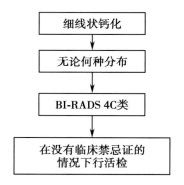

图 4-2-27　细线状钙化诊断流程

（2）鉴别诊断：细线状钙化的鉴别诊断见表 4-2-4。

表 4-2-4　细线状钙化鉴别诊断

钙化类型	特征			
	大小 /mm	形态	边缘	密度
细线状钙化	大小不一、线状管径 <0.5	不连续细线状，可见分支样结构	较模糊更可能为恶性，较清晰则有良性可能	高低不均，良性者密度较均匀
大杆状钙化	直径多 >0.5 或更粗	光滑线样杆状，沿导管放射状分布	清晰	多为高密度、中心可透亮
粗糙不均质钙化	直径为 0.5～1	不规则	模糊	高低不均
细小多形性钙化	直径多 <0.5	形态各异	较清晰	高低不均

（刘　岚）

四、钙化分布

【定义】

钙化分布即乳腺内钙化的排列特征。钙化分布（distribution of calcification）与钙化形态特征在病灶的良恶性鉴别上同样重要。BI-RADS 将乳腺钙化分布特征分为以下 5 种方式，按照恶性肿瘤风险由低到高分别为：弥漫（diffuse）/ 散在（scattered）分布、区域（regional）分布、成簇（clustered）/ 集群（grouped）分布、线样（linear）分布、段样（segmental）分布。

【病理基础】

乳腺的基本功能单位为终末导管小叶单位（terminal duct lobular unit，TDLU），由 10～100 个腺泡构成并引流至终末导管。终末导管再汇聚成大导管，最终汇入叶 / 段的主导管并开口于乳头。乳腺

的大部分良、恶性疾病都起源于终末导管小叶单位，如大部分浸润性癌、乳腺导管原位癌、小叶原位癌、纤维腺瘤、纤维囊性乳腺病等。因此，乳腺内大部分钙化也形成或沉积在终末导管小叶单位，位于终末导管（导管内钙化）或腺泡（小叶腺泡内钙化）内。

1. 小叶腺泡内钙化（图 4-2-28）　此类钙化位于扩张的腺泡内，钙化形态均匀一致，轮廓清晰。例如，发生乳腺纤维囊性改变时，腺泡扩张，就会出现典型的"乳汁沉积钙化"和 / 或"小圆形钙化"（图 4-2-29）。但如果增生过程中出现了较多的纤维化，例如发生了"乳腺硬化性腺病"，则钙化会更细小、不均匀。因为病变区域内大部分乳腺纤维腺体组织都会出现此类病理过程，所以钙化常为弥漫或散在分布的。

2. 导管内钙化（图 4-2-28）　此类钙化是细胞碎片或导管腔内分泌物的钙化。细胞碎片（恶性）的不

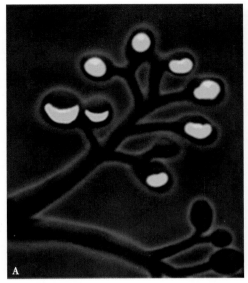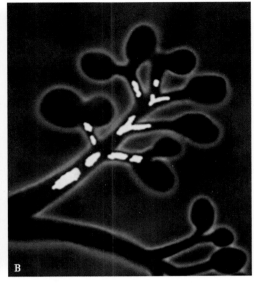

图 4-2-28　小叶腺泡内钙化及导管内钙化示意图

A. 小叶腺泡内钙化,钙化位于扩张的腺泡内；B. 导管内钙化,钙化位于小叶内及小叶间导管内。

规整导致钙化轮廓不规则,这些钙化的大小、密度、形状均不一致。有时钙化可形成完整的导管铸型,例如形成"细线样或线样分支状钙化"(图 4-2-30)。

【征象描述】

乳腺钙化分布的特征包括:弥漫／散在分布、区域分布、成簇／集群分布、线样分布及段样分布(图 4-2-31)。

1. **弥漫／散在分布**　钙化随机分布于整个乳腺中,其分布范围超过乳腺体积的 1/4,钙化灶之间为

正常的乳腺纤维腺体组织。此种分布的钙化曾被称作散在(scattered)分布钙化,从第 5 版 BI-RADS 开始改称为弥漫(diffuse)分布钙化。常为小叶腺泡内钙化(图 4-2-32)。

2. **区域分布**　钙化数量很多,分布范围小于乳腺体积的 1/4,最大径 > 2cm。而且,此类钙化分布不沿导管走行,多数为小叶腺泡内钙化,恶性肿瘤的可能性较小,但还应根据钙化形态进行整体评估(图 4-2-33)。

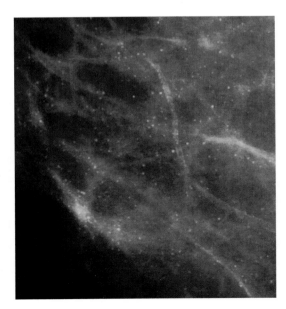

图 4-2-29　小圆形钙化的乳腺 X 线摄影

乳腺内散在分布的小圆形钙化,钙化位于乳腺小叶腺泡内。

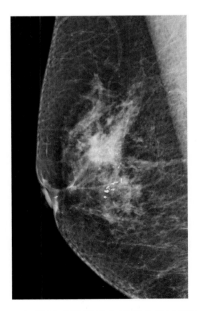

图 4-2-30　细线样或线样分支状钙化的乳腺 X 线摄影

细线样或线样分支状钙化位于乳腺导管内,提示为恶性肿瘤细胞碎片钙化。

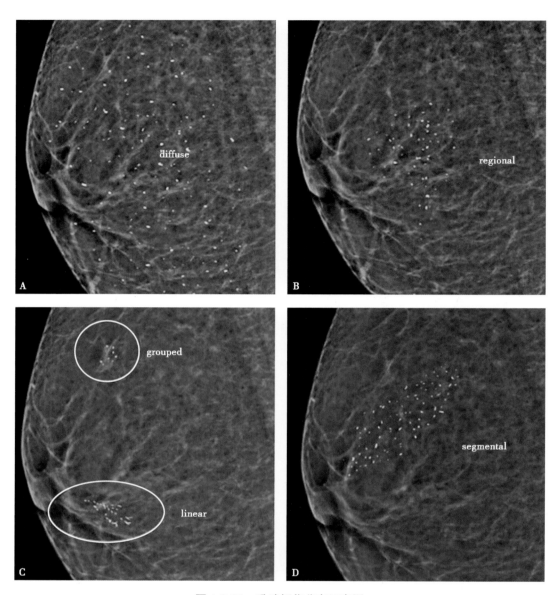

图 4-2-31　乳腺钙化分布示意图
A. 弥漫（diffuse）/散在分布；B. 区域（regional）分布；C. 成簇/集群（grouped）分布、线样（linear）分布；
D. 段样（segmental）分布。

3. **成簇/集群分布**　不超过 2cm 的较小范围内，存在一定数量钙化，钙化数量的下限为直径 1cm 范围内不少于 5 枚。符合此种分布的钙化曾被称作成簇（clustered）钙化，从第 5 版 BI-RADS 开始改称为集群（grouped）钙化，目前，国内医生对于这两种称呼都有使用。成簇/集群分布的钙化具有恶性肿瘤的可能性，对于其良恶性，还应结合钙化形状进行评估（图 4-2-34）。

4. **线样分布**　钙化排列成一条线，提示其沿导管分布，钙化沉积在导管内（导管内钙化）。恶性肿瘤的可能性较高（图 4-2-35），也有良性的可能。

5. **段样分布**　钙化分布在乳腺的一个大叶内，排列成三角形，尖端指向乳头。提示钙化沉积在大叶（或称段）导管及其分支内（导管内钙化）。恶性肿瘤的可能性很高（图 4-2-36）。

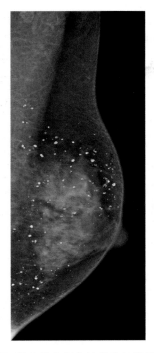

图 4-2-32　弥漫 / 散在分布钙化的乳腺 X 线摄影 MLO 位图像
乳腺内弥漫 / 散在分布钙化，钙化呈环形及小圆形，钙化间为正常的纤维腺体组织，钙化形态及分布特征均提示典型良性钙化。

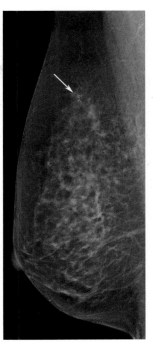

图 4-2-34　成簇 / 集群分布钙化的乳腺 X 线摄影 MLO 位图像
乳腺上份腋尾部较小范围内的多粒钙化（箭头），钙化范围的直径约 1cm，符合成簇 / 集群分布钙化的特征。病理为乳腺癌。

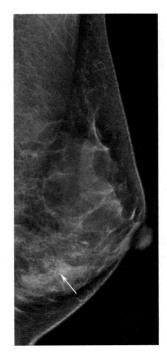

图 4-2-33　区域分布钙化的乳腺 X 线摄影 MLO 位图像
乳腺下份较大范围分布的小圆形钙化（箭头），钙化范围的直径超过 2cm，为区域分布钙化，提示良性可能。

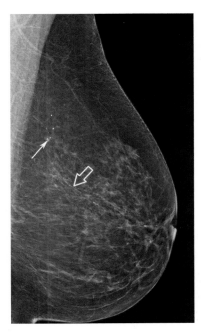

图 4-2-35　线样分布钙化的乳腺 X 线摄影 MLO 位图像
乳腺上份线样排列的细线状钙化（实心箭头），提示钙化位于导管内，病理示乳腺导管原位癌。乳腺腋尾部肿块伴爆米花样钙化（空心箭头），病理为纤维腺瘤。

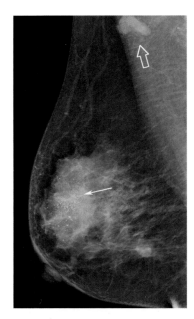

图 4-2-36 段样分布钙化的乳腺 X 线摄影 MLO 位图像
乳腺上份边界模糊肿块伴段样分布钙化(实心箭头),腋前肿大淋巴结(空心箭头)。病理为乳腺癌。

【相关疾病】

很多良、恶性疾病均可表现为钙化。

1. **弥漫 / 散在分布钙化** 大部分典型的良性钙化均可表现为弥漫 / 散在分布,如皮肤钙化、血管钙化、乳汁沉积钙化、环形钙化、爆米花样钙化等。

2. **区域分布钙化** 部分良性疾病中的钙化如脂肪坏死、纤维囊性病变等。少数可见于乳腺癌。

3. **成簇 / 集群分布钙化** 良、恶性病变中均可见,如纤维囊性病变、脂肪坏死、小叶原位癌、浸润性小叶癌、乳腺导管原位癌、浸润性导管癌等。

4. **线样分布钙化** 常见于乳腺导管原位癌,也可见于部分良性病变。

5. **段样分布钙化** 常见于乳腺导管原位癌,也可见于部分良性疾病如浆细胞性乳腺炎。

【分析思路】

1. 钙化分布是乳腺 X 线摄影的重要征象,应根据 X 线摄影头尾位(craniocaudal position,CC position)和内外斜位(mediolateral oblique position,MLO position)两个常规投照位置的图像进行判断。

2. 弥漫 / 散在分布的钙化为典型良性钙化;区域分布的钙化中大部分为良性钙化,但有少部分有恶性可能;成簇 / 集群分布的钙化较难定性,须结合其他特征;线样及段样分布的钙化的恶性可能性最大。

3. 对于钙化良恶性的判定,除分布特征外,还要根据钙化的形态、大小、数量等进行整体分析。其

中钙化的形态最为重要,典型的良性钙化,无论其分布、大小和数量如何,均为良性病变,如皮肤钙化、血管钙化、环形钙化、爆米花样钙化、乳汁沉积钙化等(见前文)。对于形态可疑的钙化,就须结合钙化的分布、大小、数量等特征综合分析。通常,钙化越小(直径＜2mm)、小范围内钙化数量越多,提示恶性可能性越大。对钙化进行随诊观察也很重要,两年以上的钙化稳定无变化,也提示其为良性病变。

【疾病鉴别】

1. **不同钙化分布间的鉴别** 不同钙化分布都具有较明显的特征,弥漫 / 散在分布钙化在乳腺内随机分布,分布范围超过乳腺体积的 1/4。区域分布钙化范围的直径也较大(＞2cm),但范围小于乳腺体积的 1/4,且钙化的数量较多,即较大范围内有较多的钙化,还不呈叶段分布。成簇 / 集群钙化在范围的直径上小于 2cm,与弥漫 / 散在分布钙化和区域分布钙化明显不同,而且成簇 / 集群钙化数量的下限有规定,若数量太少就算孤立钙化了,而不必使用特定分布来描述(图 4-2-37)。而线样及段样分布钙化,其特征较为明显,无须鉴别。

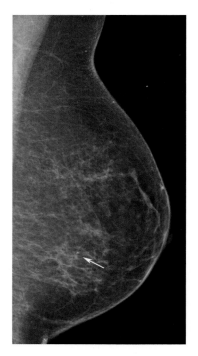

图 4-2-37 乳腺 X 线摄影 MLO 位图像
左乳下份两枚钙化(箭头),虽然钙化范围的直径在 1cm 以内,但钙化数量没有超过 5 个,不能描述为成簇 / 集群钙化。

2. **同一种分布特征,良、恶性疾病的鉴别**

(1)弥漫 / 散在分布的钙化几乎全部为良性钙化,即使是细点状钙化,当其呈弥漫分布时,也多考虑为良性钙化。

（2）区域分布的钙化常累及小于一个象限的范围，且不按照导管走行分布，说明钙化大多位于腺泡内，属于小叶腺泡内钙化，其恶性的可能性较小。一些非典型良性钙化，如细点状钙化、不定形钙化、粗糙不均质钙化，在呈区域分布时良性可能亦较大；但对于恶性可能性比较大的可疑钙化，如细小多形性钙化及边缘模糊的细线状、线样分支状钙化，则不能除外恶性可能（图4-2-38），应积极建议穿刺活检。

（3）成簇／集群分布的钙化，其不确定性较大，必须结合钙化的形状特征、大小、数目、动态变化等多种因素，给予综合判定。一般说来，钙化在密度、大小和形状上越均匀一致，其良性可能性越大；越不均匀，钙化数量越多，恶性可能性越大。对于典型的良性钙化，无须鉴别，直接分在BI-RADS 2类。对于单纯的成簇／集群分布的细点状钙化，应分在BI-RADS 3类（图4-2-39），建议短期随访，或可分在BI-RADS 4A类，建议活检。对于不定形钙化及粗糙不均质钙化，则不能除外恶性可能，可分在BI-RADS 4A类（图4-2-40、图4-2-41），建议穿刺活检。如果钙化为细小多形性钙化，则其恶性可能性更大，可将其分在BI-RADS 4B类。对于新出现的区

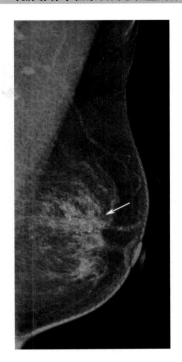

图4-2-38　乳腺X线摄影MLO位图像
左乳上份区域分布（大范围）钙化，钙化大小、密度及形状不均匀一致，局部伴随结构扭曲（箭头），考虑恶性可能，分为BI-RADS 4B类。病理为乳腺癌。

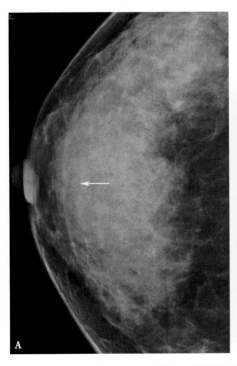
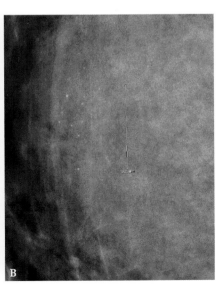

图4-2-39　乳腺X线摄影CC位图像及局部放大图像
A. CC位图像；B. 局部放大图。右乳乳晕后方成簇／集群分布点状钙化（箭头），钙化分布范围的最大径约1.4cm，分为BI-RADS 3类，建议短期随访。

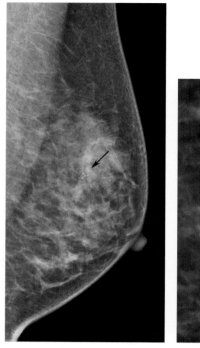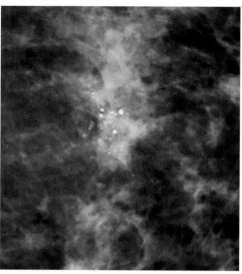

图 4-2-40 乳腺 X 线摄影 MLO 位图像及局部放大图像
A. MLO 位图像；B. 局部放大图。成簇 / 集群分布小圆形钙化（箭头），密度不均，但形状、大小较为一致（BI-RADS 4A 类），病理为纤维腺瘤合并乳腺腺病。

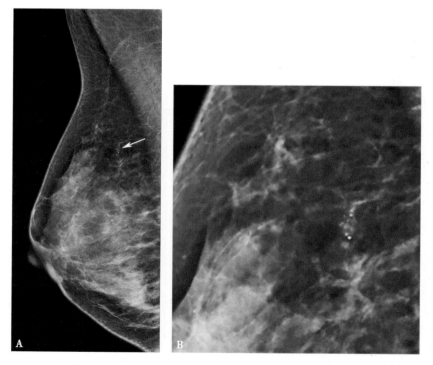

图 4-2-41 乳腺 X 线摄影 MLO 位图像及局部放大图像
A. MLO 位图像；B. 局部放大图。成簇 / 集群分布的不定形钙化（箭头），钙化大小、形态及密度欠均匀（BI-RADS 4B 类），病理为低级别乳腺导管原位癌。

域分布或成簇/集群分布的蠕虫状钙化,应分在 BI-RADS 5 类。如果钙化伴随其他可疑恶性征象,如肿块、结构扭曲、不对称、腋窝肿大淋巴结、皮肤增厚等,则其 BI-RADS 分类要升级。

（4）线样及段样分布的钙化,其恶性可能性较大。如果钙化形态为典型良性钙化,如空心的大杆状钙化,则可将其分在 BI-RADS 2 类（图 4-2-42、图 4-2-43）。如果是线状分枝状钙化合并点状钙化,则应将其分在 BI-RADS 4B/4C 类（图 4-2-44）。同样,如果钙化伴随有其他恶性征象,则其 BI-RADS 分类也要升级。如果在随访过程中,出现新发的线样分布细线状钙化,则应将其分在 BI-RADS 4C 类;新发的段样分布细线状钙化,应被分在 BI-RADS 5 类。

【诊断流程】

钙化分布的诊断流程见图 4-2-45。

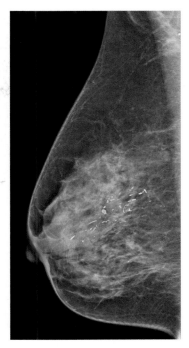

图 4-2-43 乳腺 X 线摄影 MLO 位图像

段样分布的大杆状钙化,钙化形态为典型良性,无论其分布特征如何,均应考虑为良性病变,分为 BI-RADS 2 类。

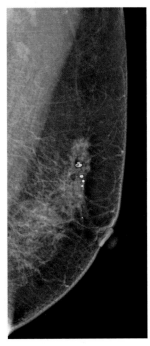

图 4-2-42 乳腺 X 线摄影 MLO 位图像

线样分布环形钙化,钙化形态为典型良性,无论其分布特征如何,均应考虑为良性病变,分为 BI-RADS 2 类。

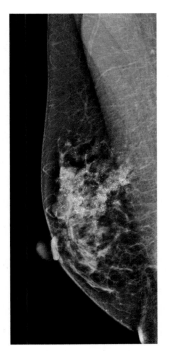

图 4-2-44 乳腺 X 线摄影 MLO 位图像

右乳上份段样分布的细小多形性钙化,钙化形态为可疑钙化,BI-RADS 4C 类,病理为乳腺癌。

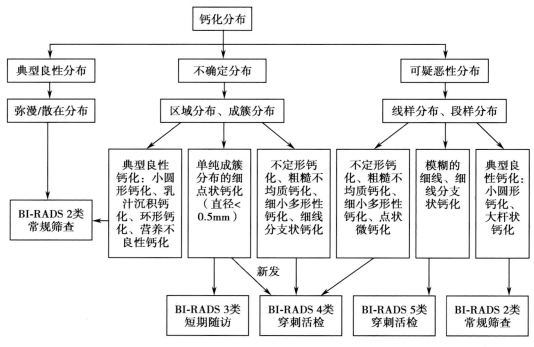

图 4-2-45　钙化分布诊断流程

（秦乃姗）

第三节　乳腺非对称

根据 2013 版美国放射学会（ACR）乳腺影像报告和数据系统（BI-RADS）定义，乳腺非对称（asymmetry）为在 X 线摄影上单侧乳腺的纤维腺体组织密集（deposit），密度增高，但不符合密度增高肿块的 X 线表现。乳腺非对称有四种类型。其中，结构非对称与肿块不同的是其只在乳腺 X 线摄影的一个投影方位上显示。其他三种类型的非对称（宽域性非对称、局灶性非对称和进展性非对称）虽然在多个投影上都可显示，但它们都具有凹面向外的边缘，通常可见低密度脂肪点缀，而致密肿块则显示出完全或部分外凸的轮廓，中心似乎比周围更致密。

乳腺非对称所体现的是乳腺内密度的改变，往往需要双侧乳腺 X 线摄影图像以进行镜面对照观察。值得注意的是，非对称并不是指双侧乳腺外形、位置、大小或双侧腋前淋巴结状态的不对称，也不是指乳腺内血管粗细或数量的不对称。

一、结构非对称

【定义】

结构非对称（asymmetry）曾在 BI-RADS 的第 1~3 版中被称作"致密影（density）"，指仅在乳腺 X 线摄影的一个投影方位上可见到的离散但不对称的一个乳腺纤维腺体组织致密区域。

【病理基础】

大多数结构非对称是乳腺纤维腺体组织叠加、重合所造成的影像，并非病变。而那些被证实是真实病变者（通过随后的一个以上的投影证明）可能是其他类型的非对称或肿块。

【征象描述】

1. 乳腺 X 线摄影

（1）诊断标准：仅在乳腺 X 线摄影的一个投照体位，如仅在头尾位（CC 位）或内外斜位（MLO 位）上可见的离散的但是不对称的一个乳腺纤维腺体组织致密区域。

（2）排除仅能在一个投照体位上显示的特殊位置病变（如腋尾区、乳沟区、乳腺极端高位等的病变）。

（3）可以增加其他投照体位，如侧位（LM/ML）、旋转 CC 位或揉动位等，从而加以鉴别。

（4）可行点压乳腺摄影以推挤邻近纤维腺体组织或加以数字乳腺体层合成（DBT），这些检查对良、恶性病灶或正常组织的重叠有鉴别价值，亦能够发现可疑微钙化。

2. 乳腺超声检查　乳腺超声图像上，乳腺纤维腺体组织不会重叠。

3. 乳腺 MRI 检查　乳腺 MRI 上，乳腺纤维腺体组织能够清晰显示，不会重叠。

【相关疾病】

此种征象经常出现在乳腺 X 线摄影筛查中,超过 80% 的结构非对称为乳腺纤维腺体组织的重叠伪影。

【分析思路】

乳腺组织重叠导致的非对称征象在 1 个摄影体位投照中出现,在另 1 个垂直或变换的摄影体位投照中消失,见图 4-3-1。对于结构非对称,分类为 BI-RADS 1 类,其中的绝大多数并非真正的阳性发现。但要排除某些特定部位的病变,这是因为这些部位并非都能被不同的投影体位包全。

【疾病鉴别】

区分结构非对称和其他类型的非对称是非常重要的。对于非特殊位置的乳腺结构非对称,可以在 1 年内进行常规乳腺 X 线摄影筛查,无需额外的影像学评估或组织活检。对于某些特定部位如腋前区、乳沟区、乳腺极端高位的可能只能在一个投照方位上显示的病灶,建议改用其他影像学方法如超声检查、MRI 以进一步观察,对于此类病灶,可定为 BI-RADS 0 类。

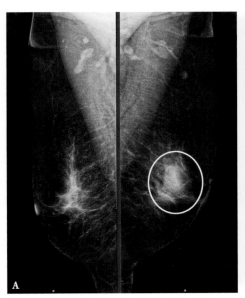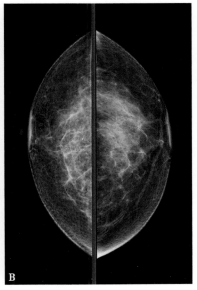

图 4-3-1　左乳上象限结构非对称 X 线表现

A. 左乳 MLO 位图像在乳头后线区域示结构非对称(圆圈);B. 左乳 CC 位图像未见异常显示。本例结构非对称为正常纤维腺体组织的重叠伪影,BI-RADS 1 类。

二、宽域性非对称

【定义】

宽域性非对称(global asymmetry)即相对于对侧乳腺相应区域,单侧乳腺的大部分区域(至少大于乳腺的 1/4 范围)覆盖有大量纤维腺体致密影,在多个投影上都可显示,其中不含肿块、结构扭曲和可疑钙化。宽域性非对称在形状上并非呈球形或团块状,而是与局灶性非对称在范围上形成对照的。

【病理基础】

一侧乳腺的纤维腺体组织量比对侧乳腺相应位置的纤维腺体组织量大得多,宽域性非对称至少占据与乳腺一个象限大小相当的区域。此征象通常是代表乳腺正常变异的。

【征象描述】

1. 乳腺 X 线摄影

(1)诊断标准:一侧乳腺的弥漫性密度增高,范围大于 1 个象限,可见于两个不同的投影体位。

(2)排除任何相关的乳腺 X 线摄影异常发现(可疑钙化、结构扭曲、肿块)。

2. 乳腺超声检查　乳腺超声图像上,乳腺纤维腺体组织变异能够被清晰显示。

3. 乳腺 MRI 检查　乳腺 MRI 上,乳腺纤维腺体组织变异能够被清晰显示。

【相关疾病】

此种征象经常出现在乳腺组织正常变异的病例中,如果触诊发现异常,则须进行额外的影像学评估。

【分析思路】

宽域性非对称一般为乳腺 X 线摄影检查时的用词,此征象常见于乳腺纤维腺体组织量的正常变异,见图 4-3-2。这种情况下,对应区域并无可触及的异常,分类为 BI-RADS 1 类,须进行定期筛查。对应区域如可触及异常或合并肿块、钙化、结构扭曲,则分类为 BI-RADS 0 类,可通过超声检查、DBT、MRI 等检查明确其性质。

【疾病鉴别】

须仔细甄别良性及恶性宽域性非对称,恶性者在临床触诊中有异常且通常合并有肿块、可疑钙化、结构扭曲等。

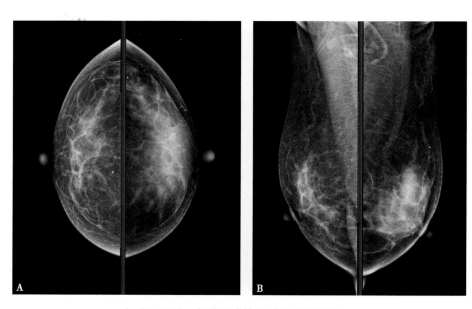

图 4-3-2　左乳宽域性非对称 X 线表现
A、B. 左乳 CC 位及 MLO 位图像示左乳宽域性非对称,考虑为乳腺组织的正常变异,BI-RADS 1 类,建议常规筛查。

三、局灶性非对称

【定义】

局灶性非对称(focal asymmetry)是指相对于对侧乳腺的相应位置,一侧乳腺的有限区域内(小于乳腺的 1/4 范围)聚集有一定量的致密纤维腺体组织。该征象可见于标准 X 线摄影的两个投照体位上(CC 位及 MLO 位),且在两个投照体位上形状相似。局灶性非对称缺少像肿块一样外凸的边缘轮廓,其中通常可见低密度脂肪点缀。

【病理基础】

单侧乳腺的局灶性纤维腺体组织密度增高,是一个真正的阳性发现,而不是正常组织的叠加。有时,它实际上是肿块,只是因为邻近组织遮掩而看不清边缘。

【征象描述】

1. 乳腺 X 线摄影

(1)诊断标准:单侧乳腺的局灶性纤维腺体致密影(<1 个象限),可见于不同投照体位(CC 位及 MLO 位),且在不同投照体位上形态相似,但缺乏肿块所具备的显著外凸的轮廓,其间包含脂肪组织。

(2)该描述适用于至少在两个投照体位上可见且范围小于 1 个象限的非对称影,不适用于仅在单个体位上可见或范围超过 1 个象限的非对称影。

(3)虽然局灶性非对称的范围小,但其较宽域性非对称更值得关注,尤其是在局灶性非对称中脂肪组织成分较少的情况下,更须行进一步评价。数字乳腺体层合成(DBT)、对比增强能谱乳腺摄影(CESM)及乳腺动态增强 MRI 在进一步评估局灶性非对称方面具有重要的价值。

2. 乳腺超声检查　能显示局灶性纤维腺体组织致密,但不用作影像描述。超声检查对局灶性非对称的检查意义是观察其中是否有真性肿块。

3. 乳腺 MRI 检查　能显示局灶性纤维腺体组织,但不用作影像描述。MRI 对局灶性非对称的检查意义是观察其中是否有真性肿块或非肿块强化病灶。

【相关疾病】

在诊断性乳腺 X 线摄影中，局灶性非对称可出现在良、恶性疾病中。根据局灶性非对称的产生原因及对应疾病，将其分为良性局灶性非对称和恶性局灶性非对称。

1. **良性局灶性非对称** 乳腺腺病、乳腺炎性病变、外伤、脂肪坏死等。

2. **恶性局灶性非对称** 浸润性小叶癌、浸润性导管癌、乳腺导管原位癌等。

【分析思路】

局灶性非对称是乳腺 X 线摄影中的异常征象之一，可出现在筛查性或诊断性 X 线摄影中，须在与对侧乳腺对比的情况下方可诊断。在首次发现乳腺局灶性非对称、变换体位而此征象持续存在时，可分以下几种情况具体分析：

（1）若病变内脂肪组织较多，或合并良性钙化或可疑钙化，钙化境界清楚、大小相近、密度均匀、散在分布、部分成簇分布，形态以点状、颗粒状或大杆状钙化为主，则病变通常以乳腺腺病为主，见图 4-3-3，对于此类病变应分类为 BI-RADS 3 类，建议随访 6 个月后复查。当乳腺腺病伴有硬化时，局灶性非对称可合并邻近的纤维腺体组织结构扭曲，呈星芒状改变，与乳腺癌的表现极为相似，须结合超声检查或 MRI 检查加以鉴别，此类病变的 BI-RADS 分类应为 0 类。

（2）若病变边缘伴有周围乳腺小梁结构增粗，局部或广泛皮下脂肪层模糊或浑浊，皮肤增厚，合并或不合并乳头内陷，不伴恶性钙化，则病变通常以乳腺炎性病变为主，如急性或慢性乳腺炎、浆细胞性乳腺炎、肉芽肿性小叶性乳腺炎等，见图 4-3-4，此类病变的分类为 BI-RADS 3 类，建议治疗后复查。哺乳期乳腺炎和急性乳腺炎的临床症状显著，容易诊断。然而，慢性乳腺炎、肉芽肿性小叶性乳腺炎和浆细胞性乳腺炎往往缺乏典型的临床症状，容易被误诊为乳腺癌，此时可结合 MRI 检查加以鉴别，此类病变的 BI-RADS 分类应为 0 类。

（3）若病变区脂肪组织少，局部密度较高，同时合并结构扭曲或恶性钙化，病变边缘有毛刺，伴有局部皮肤增厚、乳头内陷等情况，则通常恶性病变可能性大，如浸润性小叶癌、浸润性导管癌、乳腺导管原位癌等，见图 4-3-5，此类病变的分类为 BI-RADS 4 类或 5 类，建议活检。

【疾病鉴别】

主要应区分结构非对称与局灶性非对称。结构非对称与局灶性非对称有相似之处，但前者仅在乳腺 X 线摄影的一个标准体位上可见。结构非对称大多为乳腺正常纤维腺体组织的重叠所形成的伪影，故其在变换体位后会消失或发生形态改变。局灶性非对称能够在两个体位上被证实，且具有一定的固定形态，是真实存在的病变。

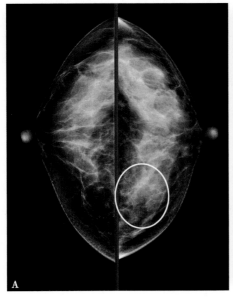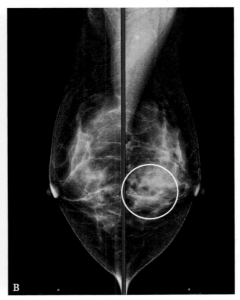

图 4-3-3 左乳内下象限局灶性非对称 X 线表现

A、B. 左乳 CC 位及 MLO 位图像示内下象限局灶性非对称（圆圈），其间脂肪组织较多，未见肿块及恶性钙化影，但临床触诊阳性，经活检后病理结果为乳腺腺病。

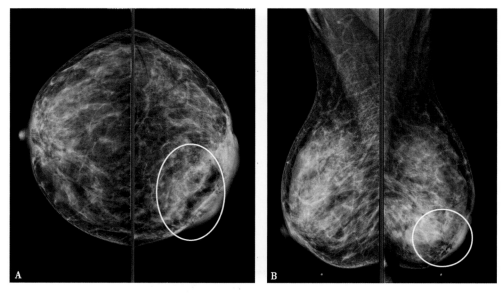

图 4-3-4　左乳内下象限局灶性非对称 X 线表现

A、B. 左乳 CC 位及 MLO 位图像示内下象限局灶性非对称（圆圈），病变边缘模糊不清，伴有局部皮肤增厚、皮下脂肪间隙浑浊，临床触诊阳性，经活检后病理结果为慢性化脓性乳腺炎。

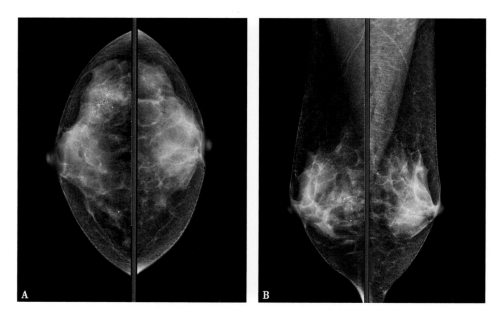

图 4-3-5　右乳外下象限局灶性非对称 X 线表现

A、B. 右乳 CC 位及 MLO 位图像示外下象限局灶性非对称，病变区域伴有呈段样分布的多形性钙化灶，经活检后病理结果为浸润乳腺性癌。

四、进展性非对称

【定义】

进展性非对称（developing asymmetry），是指在复查过程中，基于之前的 X 线摄影图像，有新发的、变大的或更明显的局灶性非对称。

【病理基础】

有新生的或逐渐增长的病灶。

【征象描述】

1. **乳腺 X 线摄影**　诊断标准：必须有以前的乳腺 X 线摄影图像来比较，在当前检查中出现新的、更大的或更明显的病灶。

2. **乳腺超声检查**

（1）如进展性非对称的病灶在超声图像上表现为典型良性病变，则可以定期复查。

（2）如进展性非对称的病灶为非典型良性病变，则须高度重视。

3. 乳腺 MRI 检查 乳腺 X 线摄影如发现进展性非对称，在 MRI 上需要结合病变形态特点、内部信号、血流动力学等方面来综合评估。

【相关疾病】

所有的乳腺病变均可表现为进展性非对称，此征象无特异性，常见的进展性非对称相关疾病包括以下种类：

1. **良性疾病** 囊肿、乳腺腺病、乳腺炎症。

2. **恶性疾病** 浸润性导管癌。

【分析思路】

进展性非对称一般为复查乳腺 X 线摄影时的用词，表现为此征象的病变恶性概率较高，见图 4-3-6，对于此类病变须行进一步影像学检查或活检以明确其良恶性。对于此类病变，除非其在超声检查或 MRI 检查中表现为典型的良性病变（如明确的囊肿），否则都应分类为 BI-RADS 4 类，须行活检。

【疾病鉴别】

进展性非对称须和纤维腺体组织整体增加相鉴别。在接受激素治疗的绝经后妇女中，可以出现双侧整体的或大范围的乳腺纤维腺体组织增加，而进展性非对称通常是单侧的和局灶性的。

乳腺非对称是乳腺 X 线摄影中一种常见且特殊的征象，可出现在重叠的正常组织中，也可出现在良、恶性病变中。在观察乳腺 X 线摄影影像时，医生应对双侧乳腺图像同时进行镜像对比以利于乳腺非对称征象的发现。发现乳腺非对称征象后，先根据非对称的体位特征及病变范围进行分类，再仔细分析合并征象来鉴别良恶性，同时辅以乳腺超声检查或 MRI 检查以明确诊断。

乳腺非对称的诊断流程如图 4-3-7 所示。

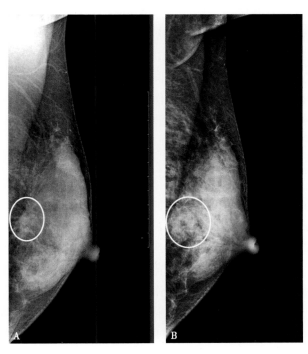

图 4-3-6 左乳进展性非对称 X 线表现

A. 左乳中央区后带局灶性非对称伴结构扭曲（圆圈），患者主动放弃进一步检查；B. 半年后复查见左乳非对称范围较前有增大、密度有增高，为进展性非对称（圆圈），BI-RADS 4C 类，建议活检。经组织活检证实为左乳浸润性导管癌。

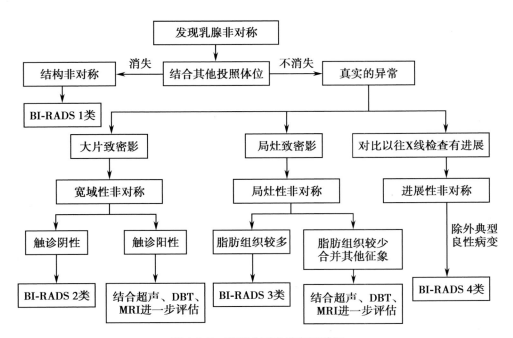

图 4-3-7 乳腺非对称诊断思路图

（朱　娟）

第四节　乳腺结构扭曲

【定义】

结构扭曲（architectural distortion，AD）是指乳腺实质变形而无明确可见的肿块。在乳腺 X 线摄影中，结构扭曲表现为从一个原始点发出细线、细毛刺，或乳腺实质前缘和后缘的收缩、扭曲变形、变直。结构扭曲可以伴有非对称和钙化。如果患者没有明确的对应部位的外伤史或手术史，则怀疑结构扭曲是恶性病变或乳腺放射状瘢痕，此时进行组织学诊断是合适的。

【病理基础】

乳腺 X 线摄影检出结构扭曲征象时，在影像学诊断上怀疑其为恶性病变或乳腺放射状瘢痕（radial scar of the breast，RSB），最终须进行组织学诊断以确诊。

乳腺放射状瘢痕是乳腺的良性增生性病变，其典型特征是中央有一个弹性纤维组织组成的核，自中央的核向周围发出放射状结构，这些放射状结构是由嵌入纤维组织中的良性纤维腺体组织结构组成的，其使病变整体呈现出不规则形的星芒状表现（stellate appearance）。乳腺放射状瘢痕中央由弹性纤维组织组成的核内常含有扭曲的管状结构，周围的纤维腺体组织结构可发生普通导管增生、乳腺硬化性腺病和乳头状增生等不同的变化。有学者提出将直径小于 1.0cm 的病变称为乳腺放射状瘢痕（RSB），将直径大于 1.0cm 的病变称为复杂性硬化性病变（complex sclerosing lesion，CSL）。本章节采用大多数学者认可的命名，不论大小，统一应用乳腺放射状瘢痕这一术语。

乳腺放射状瘢痕可在一侧单发、多发，也可双侧发生。大体观察：标本可见灰白色或灰红色放射状瘢痕区，质稍硬，或不可触及明确肿块，呈不规则形的星芒状外观，在肉眼观察下与浸润性癌酷似，难以鉴别。镜下表现：典型的乳腺放射状瘢痕具有特征性的放射状结构，其中央为透明变性的瘢痕区，周围导管及小叶呈放射状分布。中央瘢痕区的腺管常被硬化的间质挤压变形，可见尖角，有时可见导管上皮细胞成簇或单个分布。导管上皮亦可伴发各种良性或恶性病变，如导管上皮普通型增生、柱状细胞变、不典型增生、乳头状瘤、大汗腺化生、乳腺导管原位癌、小叶原位癌、乳腺小管癌，甚至浸润性癌（浸润性小叶癌、浸润性导管癌）等。

乳腺放射状瘢痕的组织病理学表现与浸润性癌相似，尤其是低级别浸润性导管癌、小叶癌及乳腺小管癌，鉴别诊断是常见而困难的问题。

关于浸润性导管癌和浸润性小叶癌的病理基础，参考相关介绍章节。

由于乳腺放射状瘢痕本身的恶性潜能及其与其他高危病变或乳腺癌共存的原因，因此，对于影像引导下空心针穿刺活检证实的乳腺放射状瘢痕，临床的进一步处理是否为手术仍存在争议，尚无统一的共识指南。手术切除活检病理诊断为乳腺放射状瘢痕时，若不伴发有非典型增生或原位癌等高危病变或恶性病变，则无须进一步治疗。

【征象描述】

1. 结构扭曲的乳腺 X 线摄影诊断标准

（1）病变在乳腺 X 线摄影片上表现为从一个原始点发出细线或毛刺。

（2）乳腺 X 线摄影片显示病变的中央区无明确可见的肿块。

（3）乳腺实质前缘或后缘的回缩、扭曲变形或变直。

（4）结构扭曲可伴有非对称和钙化。

（5）患者对应位置没有明确的外伤史、手术史（包括穿刺活检史或真空辅助旋切史）。

判定结构扭曲征象时，上述标准的（1）（2）（5）三项必须同时具备。其中（5）的意义是除外由外伤手术后脂肪坏死等导致的结构扭曲征象。

2. 乳腺放射状瘢痕的乳腺 X 线摄影诊断标准（由 Tabar 和 Dean 提出）

（1）数字化乳腺摄影中，在两个方位可见结构扭曲表现不同。

（2）结构扭曲中央区无实性肿瘤性肿块与毛刺长度对应，毛刺长而细。

（3）透光（即黑色）的线性结构平行于不透光（即白色）的细毛刺结构。当这些透光的黑线为主导时，病变在 X 线摄影中整体表现为乳腺放射状瘢痕的所谓"黑星"，与乳腺癌的"白星"形成鲜明对比。

（4）病变相邻的皮肤无增厚和回缩。

（5）无论病变多大或距离皮肤多近，其在数字化乳腺摄影中的表现均与临床查体触诊彼此不符合。就是说：数字化乳腺摄影所示结构扭曲病变明显、病变较大、邻近皮肤，但临床没有可触及的肿块和异常皮肤改变与之对应。

上述 5 项标准同时具备，提示病变为乳腺放射状瘢痕的可能性大。但文献报道，即使按照此标准判断为乳腺放射状瘢痕，但最终手术病理证实，部分病例仍然是恶性病变。

3. 数字乳腺体层合成（digital breast tomosynthesis，DBT） DBT 的最大优势是能减少组织重叠所致的遮掩病变，使病变边缘和内部细节结构被显示得更加清晰。DBT 显示结构扭曲病变（如乳腺放射状瘢痕）的细节更清楚，检出率和诊断符合率都较常规数字化乳腺摄影明显提高，其诊断标准与常规数字化乳腺摄影相同。

若通过常规数字化乳腺摄影检出可疑结构扭曲，在无 DBT 功能时，点压放大乳腺摄影是重要的补充检查，以进一步判断病变的中央区有无肿块；对于具备 DBT 功能的乳腺 X 线摄影机，同步进行 DBT 或补充 DBT 检查，有助于更准确地判断结构扭曲。

4. 乳腺超声检查 结构扭曲是以乳腺 X 线摄影异常表现命名的，在第 5 版 BI-RADS 的超声章节中，"结构扭曲"是作为相关征象被介绍的，例如恶性肿块周围的细长毛刺，这与本节介绍的结构扭曲概念不同。本节介绍的结构扭曲是作为主要征象的。

（1）首次乳腺超声检查：很难在首次超声检查中将病变诊断为乳腺放射状瘢痕，后续的数字化乳腺摄影（DM）或 DBT 可检出相应部位的结构扭曲。检查中可出现如下超声表现：

1）不规则形低回声区肿块、边缘模糊或成角、后方有明显衰减或无衰减。

鉴别：①Cawson 等提示，肿块周围缺乏晕征，提示乳腺放射状瘢痕的可能；②Shetty 提示，局部有明显回声衰减，且无可辨认的肿块，提示乳腺放射状瘢痕的可能（图 4-4-1）。

2）无异常发现：结构扭曲征象不明显时，超声检查难以发现病变或漏诊。

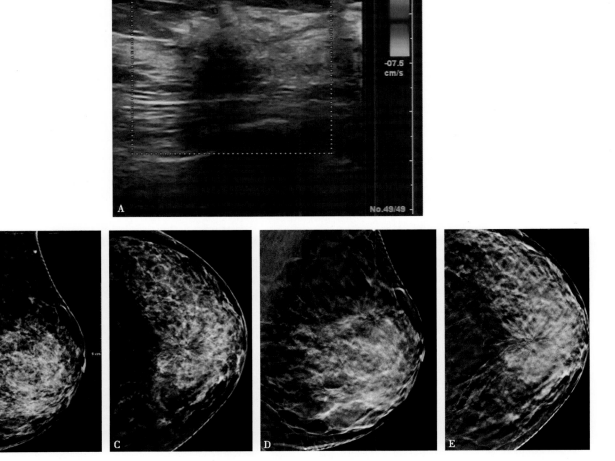

图 4-4-1 左乳复杂性硬化性病变影像学表现

A. 左乳超声图像：12 点位置低回声区，内部无血流，后方回声明显衰减；B. DM-MLO 位图像；C. DM-CC 位图像；D. DBT-MLO 位图像；E. DBT-CC 位图像；B～E. 示左乳结构扭曲征象，呈"黑星"表现，DBT 图像较 DM 图像而言，对结构细节显示得更清楚；手术病理诊断：左乳复杂性硬化性病变，部分导管上皮呈不典型增生合并灶性癌变——乳腺导管原位癌。

（2）靶向乳腺超声检查：先通过数字化乳腺摄影/DBT检出结构扭曲，随后的对应部位靶向超声检查可出现如下表现：

1）检出首次超声检查并未发现的结构扭曲，如：轻微结构纠集区、回声略低区，此类表现轻微且不具特异性，在首次超声检查中可能被漏诊或无法被判定为异常，具体表现见图4-4-2。

2）靶向超声检查中，在乳腺X线摄影所示结构扭曲的局部区域，经仔细扫查，仍然未发现明确的异常改变。

（3）对于数字化乳腺摄影或DBT所示结构扭曲，怀疑放射状瘢痕，行局部区域靶向超声检查以确定存在异常病变时，须行穿刺活检、做组织学诊断。

根据文献综述，超声检查对放射状瘢痕的诊断：无可信的超声特征与乳腺癌鉴别，在与乳腺癌鉴别的方面不具有优势。但是，超声检查一旦发现病变，就多为恶性病变的超声图像表现，因此，该检查方法提高了恶性病变的检出率。

综上所述，数字化乳腺摄影和/或DBT是检出结构扭曲的重要和主要手段，与超声检查结合，有助于综合诊断及行超声引导穿刺活检。结构扭曲的BI-RADS分类评估在4类及以上。

5. **乳腺MRI检查** 结构扭曲以乳腺X线摄影的异常表现命名，在第5版BI-RADS的MRI章节中，"结构扭曲"是作为相关征象被介绍的，如肿块周边的细长毛刺，这与本章节介绍的结构扭曲是不同的概念。

乳腺MRI的结构扭曲表现：文献报道，在MRI中，结构扭曲的表现多种多样，异常表现范围广，从不可见（未检出），到表现为不规则形异常强化的恶性病变。结构扭曲病变的时间-信号强度曲线中的50%呈良性形式，39%呈可疑恶性形式，11%呈中间型。

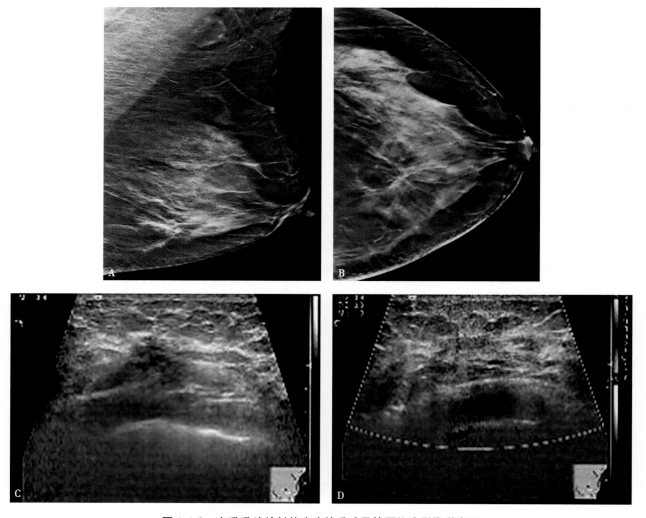

图4-4-2 左乳乳腺放射状瘢痕伴乳腺导管原位癌影像学表现
A. DBT-MLO位图像；B. DBT-CC位图像；A、B. 左乳内下象限结构扭曲征象，"黑星"表现；C、D. 靶向超声图像示局部结构略纠集，回声减低，局部无血流信号。手术病理：乳腺放射状瘢痕内见乳腺导管原位癌。

依据数字化乳腺摄影或 DBT 所示结构扭曲的位置，靶向地在 MRI 中的对应区域查找，可以发现对应的结构扭曲病变，征象可能是清楚、明确的，也可能是细微、放射状分布的细线样结构，在平扫 T_1WI 中脂肪背景的衬托下，这些征象被显示得更清楚。其动态增强扫描表现为结构扭曲区域单发或多发点状异常强化，不规则形异常肿块强化（少数），60% 的乳腺放射状瘢痕在 MRI 中被诊断为 BI-RADS 4 类或 5 类，须进行病理学诊断。当乳腺放射状瘢痕伴有高危病变时，如：导管内乳头状瘤、不典型增生、原位癌，异常强化表现以这类伴随病变的强化形式为主要表现，在平扫 T_1WI 和 / 或 T_2WI 中可以发现放射状细线或细长毛刺（图 4-4-3）。

【相关疾病】

关于乳腺 X 线摄影中表现为结构扭曲征象，大致分三大类疾病可以呈现此征象。

1. **良性病变** 乳腺放射状瘢痕、乳腺硬化性腺病等。

2. **乳腺放射状瘢痕伴高危病变** 乳头状瘤、不典型导管（或小叶）增生、原位癌（DCIS 或 LCIS）、乳腺小管癌。

3. **恶性病变** 乳腺癌：浸润性小叶癌、浸润性导管癌。

【分析思路】

1. 确认结构扭曲征象

（1）乳腺结构扭曲征象，作为乳腺 X 线摄影中的四大主要异常表现（肿块、钙化、非对称和结构扭曲）之一在本章节介绍。

（2）通过乳腺 X 线摄影检出结构扭曲征象的患者，多数无明显临床症状，乳房触诊中，多数不可触及明确肿块，少数病变局部较周围组织质地略韧，该征象常因健康体检而被发现。

（3）典型征象关键点：结构扭曲中央区无可见的明确肿块。若中央区可见肿块，则病变不能被定义为结构扭曲，而应被定义为毛刺状肿块或肿块相关的结构扭曲。

2. 通过 DM 或 DBT 检出结构扭曲征象时，应先询问患者有无相应部位的外伤史、手术史或活检史，除外脂肪坏死所致的继发性结构扭曲改变，这是因为后者无需进一步处理，仅常规随访。

3. 通过靶向超声检查发现数字化乳腺摄影 /DBT 所示结构扭曲对应区域的异常表现时，超声引导穿刺活检是需要的。

4. 通过乳腺 MRI（平扫和动态增强扫描）发现与 DM/DBT 所示结构扭曲对应区域的异常时，如果局部无明确的异常强化信号，文献报道其恶性病变

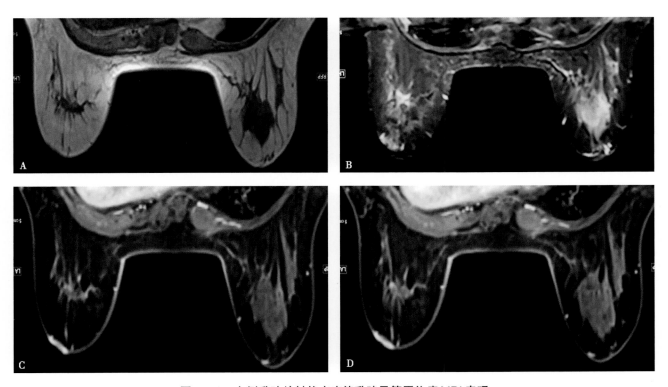

图 4-4-3 左侧乳腺放射状瘢痕伴乳腺导管原位癌 MRI 表现

与图 4-4-2 同患者。A. 平扫 T_1WI；B. 平扫 T_2WI + F/S；C、D. 动态增强扫描第 1 期相邻层面；左乳可见结构扭曲征象，周围区见一斑点状早期强化信号。手术病理：乳腺放射状瘢痕内见乳腺导管原位癌。

的阴性预测值达到100%，建议定期（1年）复查MRI扫描。通过DM或DBT检出结构扭曲病变，乳腺MR动态增强扫描中局部显示明确异常强化信号，靶向超声引导穿刺活检证实是乳腺放射状瘢痕，且伴发有增生性病变时，绝大多数研究者建议进一步手术切除，少数研究者建议随访观察。文献报道，超声引导穿刺活检的病理结果是乳腺放射状瘢痕时，手术切除后病理结果升级为恶性病变的概率大小不一，且此概率的数值范围较大，最高达40%，最低为0，所以，长久以来，对于此类病变，临床进一步处理是否应为手术仍然存在争议。

【疾病鉴别】

1. 判定结构扭曲征象 结构扭曲的概念始于乳腺X线摄影，是乳腺X线摄影的四大主要征象（肿块、钙化、非对称、结构扭曲）之一。

在数字化乳腺摄影（DM）、点压放大乳腺摄影或DBT中，结构扭曲（"黑星"）和毛刺状肿块（"白星"）都是病变周围区结构呈放射状的征象，须鉴别。

"白星"即中央区具有明确肿块或类似肿块的致密影，周围区是肿块边缘发出的辐射状毛刺或细线影，这里强调毛刺从中央区肿块边缘发出，毛刺根部可粘连或密集，是典型恶性肿瘤的征象。超声检查和MRI有助于鉴别诊断。"黑星"即中央区无明确可见的致密肿块，周围区的轮辐状细毛刺或线性结构起始自原始的点，向周围呈放射状排列发出，这里强调细线样结构或细毛刺始自它本身的原始点，属于结构扭曲征象，其既可能是良性病变（乳腺放射状瘢痕）的征象，也可能是伴发高危病变或恶性病变（例如，浸润性导管癌或浸润性小叶癌）的征象，征象细节鉴别的归纳见表4-4-1，鉴别病例见图4-4-4、图4-4-5。

2. 超声检查结合MRI观察"黑星"病变

（1）靶向超声检查：无明确异常改变或仅有局部轻微结构纠集，无明显血流，MRI动态增强扫描显示对应部位无异常强化信号，提示病变为乳腺放射状瘢痕的可能性大，病理诊断为乳腺放射状瘢痕，可伴有良性增生性病变。

（2）靶向超声检查：局部回声衰减，且无可辨认的肿块，提示有乳腺放射状瘢痕的可能。MRI动态增强扫描显示局部出现异常强化信号，则病变可能是乳腺放射状瘢痕伴有高危病变或恶性病变。

3. 结构扭曲征象良性和恶性的判断 判定结构扭曲征象是良性或恶性病变，在影像学上鉴别困难，尤其无法判定其是单纯放射状瘢痕还是乳腺放射状瘢痕伴发高危病变或恶性病变，最终须进行组织病理学诊断，依据综合影像表现，建议将此类病变的BI-RADS分类评估为4类或5类。

结构扭曲的诊断和鉴别诊断流程图见图4-4-6。

表4-4-1 DM/点压放大乳腺摄影/DBT中结构扭曲与毛刺状肿块鉴别

鉴别项目	结构扭曲	毛刺状肿块
DM/点压放大乳腺摄影/DBT中的整体特征	"黑星"	"白星"
病变中央区	无明确可见肿块	有明确可见肿块
	低或等密度区	高或稍高密度肿块
病变周围区（放射状结构）	线样结构始自原始的点	毛刺或线样结构始自肿块边缘
	细、长、彼此不粘连，可成束、可有曲度	可粗可细、根部可粘连形成锥形毛刺，多数僵直
	等或稍低密度细线	高或稍高密度毛刺
MLO位和CC位所示征象表现差异	多有不同	多无明显差异
乳腺实质前、后缘	回缩或变直	凹陷或突出
乳腺相邻皮肤	无凹陷、无增厚、总是不被牵拉	凹陷或突出、增厚、可被牵拉
临床触诊	大多数不可触及明确肿块	多可触及明确肿块
推荐BI-RADS分类	4类（4A类、4B类）	4C类、5类
处理建议	组织学诊断	组织学诊断
疾病	RS、可伴发ADH、乳头状瘤、DCIS、DLIS、乳腺小管癌、ILC、IDC	恶性病变（浸润性癌）

RS：放射状瘢痕；ADH：不典型增生；DCIS：乳腺导管原位癌；DLIS：小叶原位癌；ILC：浸润性小叶癌；IDC：浸润性导管癌。

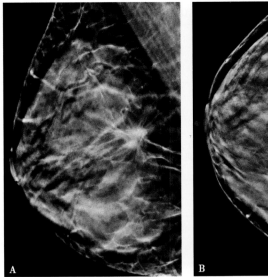
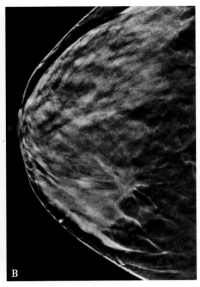

图4-4-4 右乳浸润性导管癌DBT表现
A. DBT-MLO位图像；B. DBT-CC位图像；右乳内上象限后带毛刺状肿块，整体呈"白星"状。手术病理：右乳浸润性导管癌。

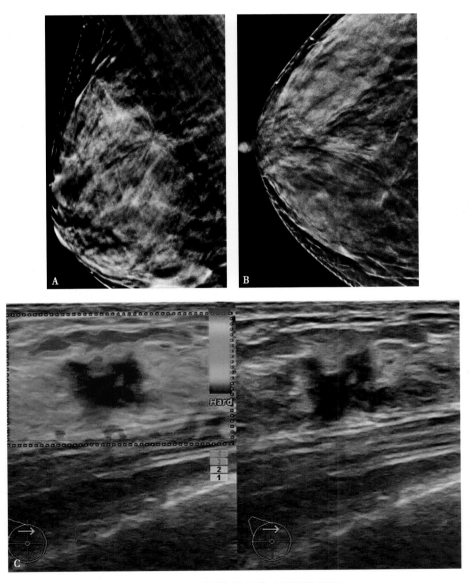

图4-4-5 右乳浸润性导管癌影像学表现
A. DBT-MLO位图像；B. DBT-CC位图像；C. 超声图像；DBT图像示右乳内上象限后带结构扭曲征象，呈现不典型"黑星"表现；超声图像示右乳内上象限不规则形低回声肿块，内部有丰富血流，超声弹性成像：质硬（蓝色区）。手术病理：右乳浸润性导管癌。

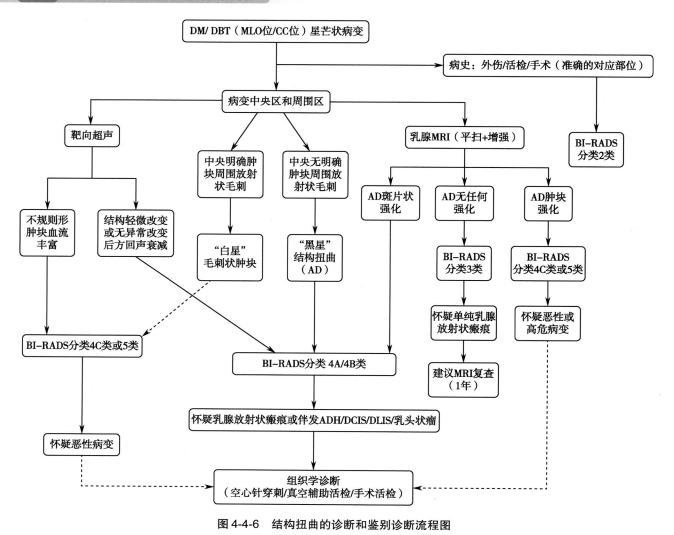

图 4-4-6 结构扭曲的诊断和鉴别诊断流程图

（林 青）

第五节 乳腺导管扩张与导管内病变

一、乳腺正常解剖学

乳腺位于浅筋膜浅、深两层之间，被结缔组织分隔成15~20个乳腺大叶（又称作段）。乳腺的基本构成及功能单位由单个的腺体和复杂的分支导管系统两个主要部分组成，即终末导管小叶单位（terminal duct lobular unit，TDLU）和大导管系统。TDLU 与乳腺四级导管相连接，后者最后导入大导管，最后到达输乳管。每一个乳腺大叶有一个输乳管，这些输乳管以乳头为中心呈放射状排列，末端开口于输乳孔。乳腺的正常解剖结构如图 4-5-1 所示。

TDLU 远侧部分呈清楚的小叶结构；其间质为特化的、黏液样的、对激素起反应的结缔组织；TDLU 中缺乏弹性纤维。乳腺的发育与这些特化的上皮和间叶组织密切相关。大导管周围仅有少量特化的间质，由连续的、发育完好的弹性纤维层包裹。

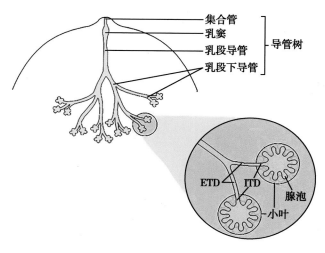

图 4-5-1 乳腺正常解剖示意图
ITD：小叶内终末导管；ETD：小叶外终末导管。

二、单支导管扩张

【定义】

单支导管扩张是指乳腺中的一条乳腺导管明显扩张,管径超出正常范围的状态。

【病理基础】

乳腺导管是乳腺内输送乳汁的通道,正常情况下,乳腺导管应呈现较为均匀的分支结构。然而,当某条乳腺导管出现异常扩张时,该表现可能表明存在病变。单支乳腺导管扩张可能是由导管内的堵塞引起的。单支导管扩张可能是由于乳腺导管内的结石、乳头溢液或其他物质的堵塞而发生的,也可能是由于乳腺导管的狭窄或瘢痕导致液体无法正常排出并在乳腺导管中积聚而发生的。

【征象描述】

1. 乳腺 X 线摄影

(1)X 线平片:X 线平片上,乳腺导管主要在乳头后区并表现为自乳头向后方排列的线样影,但这些表现并不经常显示,这是因为乳腺导管与乳头后区的纤维腺体组织缺乏自然对比而难以区分。乳腺导管的影像与乳腺内纤维组织构成的支架样线样影(乳腺小梁)不同,后者可能横向排列,在乳腺浅筋膜浅层延续为乳房悬韧带并分布到皮下脂肪组织中。当乳腺导管内充满含脂质的分泌物时,含脂物质就起到阴性对比剂的作用,可显示出导管的形态以及走向(图 4-5-2)。

(2)乳腺导管造影:乳腺导管造影已被证明在确定导致溢液的单个导管的位置和深度方面具有很好的临床价值(图 4-5-3)。此项检查可以在手术前进行,可在对比剂中加入亚甲蓝以帮助外科医生定位病变的导管。

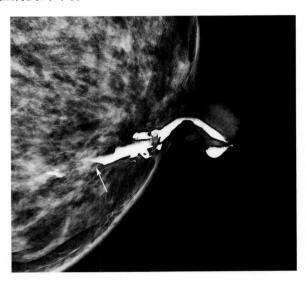

图 4-5-3 乳腺导管扩张的乳腺导管造影表现
经溢液导管注入对比剂后显示导管扩张、截断(箭头)。

2. 乳腺超声检查 乳腺导管扩张在超声检查中的表现因病变的阶段和扩张导管内的物质不同而异。典型的导管扩张可能呈现为充满液体的单一管状形态,但有时也可能显示多个结构。细胞碎片在超声检查中呈低回声,如果其充满管腔,则除非扩张导管的管状形状明显,否则病变很容易被误认为是实质性肿块。在慢性导管扩张病例中,扩张导管的内容物可以在与周围脂肪组织相比的情况下呈无回声或等回声(图 4-5-4)。

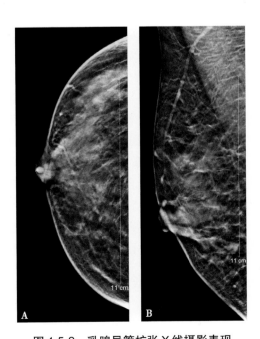

图 4-5-2 乳腺导管扩张 X 线摄影表现
A. DBT-CC 位图像;B. DBT-MLO 位图像;乳腺导管扩张呈低密度管状透亮影。

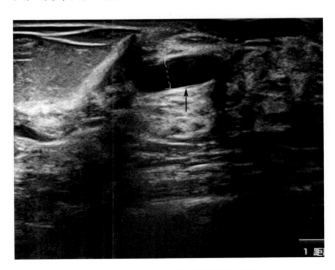

图 4-5-4 乳腺导管扩张超声表现
显示单支导管扩张呈管状无回声,其内透声性好(箭头示扩张导管,虚线示管径)。

3. **乳腺 MRI 检查** 相对于乳腺超声检查和乳腺 X 线摄影,乳腺 MRI 具有独特的优势。与乳腺 X 线摄影不同,乳腺 MRI 的其中一个重要优势是,患者在获取图像时不会暴露于电离辐射。此外,其卓越的三维空间分辨率有利于检测多灶性、多中心病变以及检测隐匿病灶,它对病灶大小的评估能力优于超声检查和乳腺 X 线摄影。此外,它还可以被用于同时观察两侧乳腺和胸壁(图 4-5-5、图 4-5-6)。

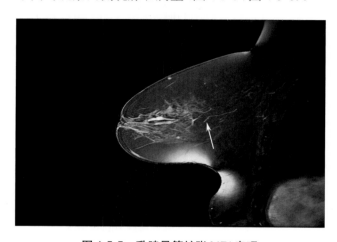

图 4-5-5 乳腺导管扩张 MRI 表现
矢状位 T_2WI 脂肪抑制图像示左侧乳头后方可见一不规则扩张导管影(箭头)。

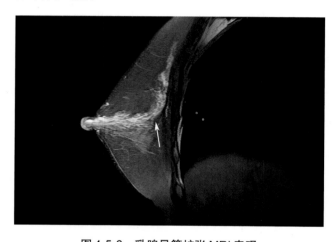

图 4-5-6 乳腺导管扩张 MRI 表现
矢状位 T_2WI 脂肪抑制图像示右侧乳头处可见迂曲扩张导管影(箭头)。

【相关疾病】

1. **良性疾病** 导管乳头状瘤。
2. **恶性疾病** 乳腺癌。

【分析思路】

单支乳导管扩张的诊断思路可以包括以下几个步骤:

1. **病史询问** 了解患者的症状、发病时间、疼痛程度、相关乳腺疾病史等,以便初步判断病情。
2. **体格检查** 进行针对乳腺的体格检查,包括

触诊、观察乳头是否有溢液、观察是否有肿块等。

3. **影像学检查** 对乳腺进行超声检查、乳腺 X 线摄影,根据情况,进一步可以考虑进行乳腺导管造影以及 MRI 检查。

4. **分泌物细胞学检查** 可以通过在脱落细胞中找到肿瘤细胞、炎症细胞等以佐证诊断。

5. **乳腺活检** 如果通过以上检查不能明确诊断,则可能须进行乳腺活检,通过取样并检查乳腺组织,以确定病变的性质。至于活检的方式,可以通过乳管镜进行活检或者在超声引导下穿刺活检。MRI 引导下活检因为费时费力,故应用相对较少。

【疾病鉴别】

1. **诊断流程** 当乳腺 X 线摄影检查中出现单支乳腺导管扩张征象的同时患者出现单孔乳头溢液时,可以结合超声检查,如果有乳腺导管扩张则可以考虑做乳腺导管造影,以明确导管扩张的情况、部位以及管腔内的充盈缺损等征象。当出现导管壁僵直、破坏,对比剂外溢等征象时,可以考虑进一步行 MRI 检查,以获得更多的诊断信息。

2. **鉴别诊断** 乳腺导管扩张是指乳腺内的导管发生异常扩张,其是可以出现在乳腺疾病中的一种征象。以下是一些可能发生单支导管扩张的疾病。

(1)导管内乳头状瘤:是肿瘤性乳头溢液的最常见原因。

(2)导管内结石:导管内结石是乳腺疾病的一种常见病因,可导致导管扩张。这种情况通常会伴随着疼痛和乳头溢液。

(3)乳腺纤维囊性改变:乳腺纤维囊性改变是一种常见的乳腺增生性改变,会导致乳腺内形成囊肿。这些囊肿偶可压迫导管并导致导管扩张。

(4)乳腺炎:乳腺炎是乳腺组织感染引起的疾病,通常由乳腺内的细菌感染引起。乳腺炎可导致导管扩张并伴随着局部红肿、疼痛和发热等症状。此外,还有无菌性的乳腺炎,包括浆细胞性乳腺炎以及肉芽肿性乳腺炎,此类病变中也可见导管扩张征象,该征象在浆细胞性乳腺炎中更加明显。

(5)乳腺癌:导管扩张也可能是乳腺癌的征象之一。乳腺癌可能会破坏并阻塞导管,导致导管扩张。

三、多支导管扩张

【定义】

多支导管扩张是指乳腺内多个导管的扩张和迂曲,通常是由导管内的液体积聚或堵塞引起的。多支导管扩张可以是单侧性的,也可以是双侧性的。

它可能是一种正常生理现象,也可能是某些疾病或病理状态的表现。

【病理基础】

多支导管扩张的病理基础可能与以下因素相关:

1. **激素水平异常** 激素的平衡是维持正常乳腺生理功能的重要因素。激素水平异常,如雌激素水平升高,可能导致多支导管扩张。这种情况在妊娠期、哺乳期或接受激素替代治疗等情况下较为常见。

2. **乳腺炎症性疾病** 乳腺炎症性疾病可能导致多支导管扩张。炎症引起的导管内部压力增大,可能导致导管扩张及其相应的病理变化。

3. **乳腺导管扩张症** 其特征为多支导管扩张。乳腺导管扩张症可能与乳腺发育异常、乳腺结构异常以及遗传因素有关。

4. **乳腺纤维腺瘤** 当纤维腺瘤位于乳腺导管附近时,其可能对导管造成压迫或使导管阻塞,导致多支导管扩张。

5. **乳腺导管内结石** 乳腺导管内结石的存在可能导致多支导管扩张。结石的形成可能与乳腺分泌物的异常、乳腺感染或其他乳腺疾病有关。

6. **多发性乳腺导管内乳头状瘤** 罕见,可引起多支导管扩张。

7. **乳头发育不良** 乳头内陷、导管阻塞可造成多支导管扩张。

【征象描述】

1. **乳腺 X 线摄影**

(1)乳腺 X 线摄影平片(图 4-5-7)

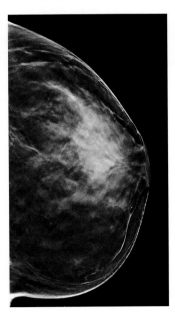

图 4-5-7　乳腺导管扩张 DBT 表现

CC 位图像上可见多支导管扩张,呈分支状管状透亮影,周围乳腺纤维腺体组织密度增加。

1)管状透亮影:乳腺导管扩张后,管腔内含脂性成分,在 X 射线影像上可见多个细长的管状透亮影,这些影像代表了扩张的导管。

2)分支状透亮影:含脂性成分的扩张导管可能呈现出多个分支,形成分支状透亮影。

3)乳腺密度增加:乳腺导管扩张可能伴随乳腺组织的增生和密度增加。

4)钙化灶:在乳腺 X 线摄影图像上,有时可以观察到与导管扩张相关的钙化灶(图 4-5-8、图 4-5-9)。

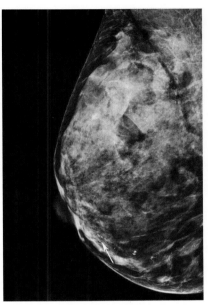

图 4-5-8　乳腺导管内钙化 X 线表现

右 MLO 位图像上可见沿导管分布的大杆状钙化影(箭头)。

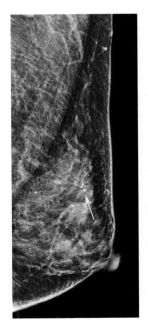

图 4-5-9　乳腺导管内钙化 X 线表现

可见多发沿导管走行分布的中心透亮的钙化影(箭头)。

（2）乳腺导管造影：多支乳腺导管扩张可为单个主导管及其各个分支的扩张，也可为多个主导管及其分支的扩张，此征象多见于乳腺导管扩张症以及乳腺导管内病变，尚可见乳腺导管管壁破坏、管腔内充盈缺损等征象（图4-5-10）。

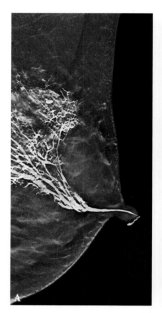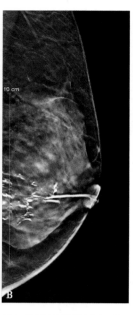

图4-5-10　乳腺导管异常DBT-乳腺导管造影表现
A. DBT-MLO位图像显示多支乳腺导管扩张，管腔内未见充盈缺损；B. DBT-MLO位图像（另一位患者）可见乳腺导管管壁破坏，管腔内可见充盈缺损。

2. **乳腺超声检查**　乳腺超声检查是一种常用的检查方法，被用于评估乳腺病变。多支乳腺导管扩张是一种乳腺超声检查的征象，其出现可能表明乳腺导管系统存在异常。多支乳腺导管扩张可呈现为以下超声征象：

（1）多支导管扩张：多支乳腺导管呈现出异常的扩张，可能是均匀的或不均匀的（图4-5-11）。

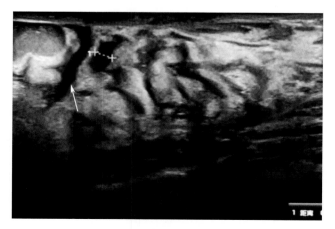

图4-5-11　多支乳腺导管扩张超声表现
多支导管扩张，呈树状无回声影，其内透声性好（箭头示扩张的导管，虚线示管径）。

（2）导管内充盈物：扩张的导管内可能存在充盈物，如乳汁、血液或囊性物质（图4-5-12）。

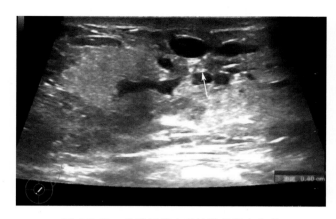

图4-5-12　乳腺导管内乳汁淤积超声表现
淤积的乳汁表现为扩张导管内的絮状中、低回声影，导管内透声性差（箭头）。

（3）囊性扩张：扩张的导管可能呈现为囊性结构。这种囊性扩张被称为乳腺导管囊性扩张（图4-5-13）。

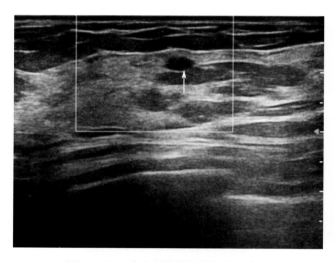

图4-5-13　乳腺导管囊性扩张超声表现
乳腺导管呈囊性扩张，表现为圆形或椭圆形囊性结构（箭头），界清，其内透声性好，后方回声增强。

（4）导管壁增厚：扩张导管的导管壁可能显示出不规则增厚，这可能是由炎症、肿瘤或其他病理改变引起的（图4-5-14）。

如果发现多支乳腺导管扩张的超声征象，则可以结合乳腺病史、体征和其他影像学检查（如乳腺X线摄影检查或乳腺磁共振检查）以进一步明确诊断。

3. **乳腺MRI**　多支乳腺导管扩张可呈现为多个肿块状或管状的高信号区，其形态与扩张的乳腺导管相吻合（图4-5-15、图4-5-16）。这种情况通常与乳腺导管阻塞或狭窄有关。

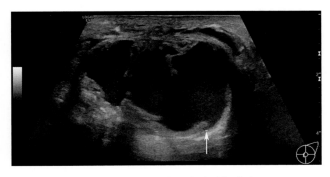

图 4-5-14　导管炎性扩张乳腺超声表现
炎症引起的导管扩张，表现为扩张导管的导管壁不光滑，呈不均匀增厚，其内透声性差（箭头）。

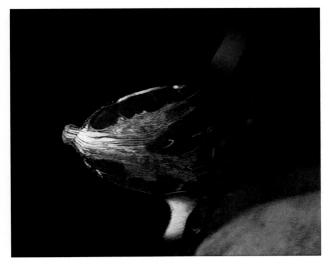

图 4-5-15　多支乳腺导管扩张 MRI 表现
矢状位脂肪抑制 T_2WI 示左乳后方多条含脂低信号导管影，管腔内未见明显异常信号。

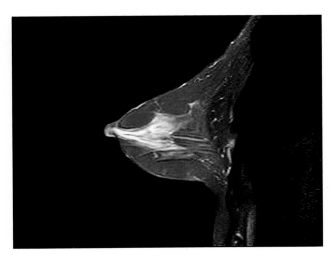

图 4-5-16　多支乳腺导管扩张 MRI 表现
矢状位脂肪抑制 T_2WI 示左乳后方多条含水高信号扩张导管影，管腔内未见明显异常信号。

（1）导管内乳头状瘤：扩张的乳腺导管内可见异常信号。乳头状瘤通常呈现为高信号影，这可能与其血供丰富有关。

（2）乳腺导管内结石：扩张的乳腺导管内可见低信号影或信号缺失影，其可能是由于结石的存在而出现的。结石可导致乳腺导管的梗阻和扩张。

（3）乳腺导管内血栓：乳腺导管扩张可能由导管内血栓形成而引起。在 MRI 中，血栓可呈现为高信号区，这可能与其在 T_1 加权图像上的信号特性有关。

四、乳腺导管内病变

【定义】

乳腺导管内病变是指发生在乳腺导管内的异常细胞增生或其他病变。

【病理基础】

乳腺导管内病变是指乳腺导管内发生的一系列病理变化。以下是乳腺导管内病变的一些常见病理基础。

1. **乳腺导管扩张**　乳腺导管的管腔扩张，可能由导管内的分泌物积聚或导管壁的病理改变引起。

2. **乳腺导管上皮细胞增生**　乳腺导管内上皮细胞的增生，表现为细胞数目的增加和细胞排列的异常。这种增生可能是生理性的，也可能是由炎症、激素影响或其他因素引起的病理性改变。

3. **乳腺导管上皮细胞异型增生**　乳腺导管内增生上皮细胞的形态异常，包括细胞大小、形状、核染色质分布等方面的改变。上皮细胞异型增生是一种癌前病变。

4. **乳腺导管内乳头状增生**　乳腺导管内发生乳头状结构的增生，这些乳头状结构可以充填导管腔，导致分泌物堵塞和导管扩张。乳头状增生有时可为良性的，但其在一些情况下可能是乳腺癌的癌前病变。

5. **炎症**　乳腺导管内的炎症反应，可能由感染、刺激或其他病理因素引起。炎症可导致导管内上皮细胞的增生、管腔扩张和导管内分泌物的改变。

6. **导管内原位癌**　癌细胞仅局限于乳腺导管内，没有侵犯周围组织和血管，但有可能进一步发展成为浸润性导管癌。

7. **导管内浸润癌**　癌细胞从乳腺导管内侵犯周围组织和血管，具有侵袭性和转移性的潜能。

【征象描述】

1. **乳腺 X 线摄影**　乳腺导管造影中，出现导管内充盈缺损、导管移位、导管扩张等征象时应考虑导管占位性病变，若伴有导管截断、僵直征象则应高度怀疑恶性病变。导管内病变的 X 线表现可根据具体的病变类型而有所不同。以下是一些常见的导管内病变及其可能的 X 线表现。

（1）乳腺导管内结石：导管内结石通常呈现为线状或点状的钙化影。这些钙化影可能沿乳腺导管走行，并在 X 线摄影上显示为连续的或间断的线状或点状阴影。

（2）乳腺导管内肿块：导管内的肿块可能在 X 线摄影上呈现为局限性或弥漫性导管扩张并显示为乳头区域的异常结构。肿块的形态、边界、密度及其在 CEM 中的增强结果会根据具体的病理类型而有所不同。

（3）乳腺导管狭窄：导管狭窄可能导致导管扩张或阻塞，导管阻塞可引起阻塞段远端导管的局限性扩张，从而在 X 线摄影上显示为导管的局限性扩张。这种狭窄可能是由导管内的瘢痕组织、炎症或其他病变引起的。

（4）乳腺导管内钙化：除导管内结石外，导管内的其他钙化可能与乳腺导管内上皮细胞的增殖、分泌物积聚、炎症或其他病理过程相关。这些钙化影在 X 线摄影上可能呈现为细小的点状或线状高密度影。

需要注意的是，导管内病变的 X 线表现可能不够明确，须行其他影像学检查（如乳腺超声检查、乳腺 MRI 等）来进一步评估和确诊。此外，结合临床症状的综合评估也是诊断乳腺导管内病变的重要途径。

2. 乳腺超声检查 导管内病变的超声表现可以因病变类型不同而有所不同。以下是几种常见导管内病变的超声表现。

（1）乳腺导管扩张症（又称为浆细胞性乳腺炎）：浆细胞性乳腺炎的超声表现复杂而多变，在浆细胞性乳腺炎的早期阶段，其超声表现为乳晕处导管扩张，管壁增厚，回声减低，其内透声性差，管腔内可见点状或絮状中、低回声影。浆细胞性乳腺炎的晚期阶段则与肉芽肿性乳腺炎不容易鉴别，其超声表现为乳腺腺体层呈部分或者完全液化的脓肿样回声，边界不清，液化区有细小点状回声漂浮，有波动感，周边血流较丰富，液化区内部则无血流信号。

（2）乳腺导管原位癌：其超声图像可表现为异常扩张导管的低回声结节影，边界不清晰，常伴有微钙化，周边偶有微毛刺，其内可探及血流信号。

（3）乳腺导管内乳头状增生性病变：其超声图像表现为扩张导管内有呈中等回声的结节，结节附着管壁，单个或多个，若边界尚清楚，则通常为良

性。若多个结节融合成边缘不光整、边界不清晰的病灶，则有恶变潜能。

当患者出现乳头溢液时，如果在超声检查中仅发现患侧乳腺的乳腺导管扩张，则须进一步行乳腺 X 线摄影、乳腺导管造影及乳腺 MRI 等检查来进一步评估。

3. 乳腺 MRI 导管内病变的 MRI 表现可以因病变的性质和严重程度不同而有所不同。以下是一些常见的导管内病变的 MRI 表现。

（1）导管内肿块：导管内的肿块通常呈现为局限性结节或肿块的异常信号，其在平扫中多表现为 T_1WI 低信号或 T_2WI 高信号，部分病灶边缘光滑，部分病灶可表现为不规则结节，增强后，病灶的强化方式具有多样性，可呈结节样强化、条状强化、囊内强化或不强化。

（2）导管壁增厚：导管壁的异常增厚可能是导管内病变的表现之一。在 MRI 上，增厚的导管壁大多呈 T_1WI 及 T_2WI 等信号，部分导管壁内可见 T_2WI 高信号，强化可均匀或欠均匀。

（3）导管内积液：导管内积液在磁共振图像上的表现取决于积液性质，清亮的积液大多表现为 T_1WI 低信号、T_2WI 高信号，黄色或血性的积液表现为信号欠均匀，内可见 T_1WI 高信号，在 T_2WI 中可能呈高或者低信号，增强后未见强化。导管内积液的不同信号表现可提供有关病变性质的线索。

（4）导管撕裂：导管内的撕裂通常是由外伤引起的，其在磁共振图像上可能显示为导管内的线状或带状 T_2WI 低信号影，增强后未见强化，周围可能伴有炎症反应，脂肪抑制 T_2WI 中可见斑片状高信号影。

【相关疾病】

1. 增生性病变

（1）良性病变：导管内乳头状瘤、非典型乳头状瘤。

（2）恶性病变：导管内癌、乳腺浸润性乳头状癌。

2. 非增生性病变 乳腺导管内炎症、乳腺导管内结石、乳腺导管撕裂。

【分析思路】

乳腺导管内病变的分析思路通常包括以下几个方面：

1. 病史 了解患者的病史信息，包括年龄，性别，症状出现的时间，症状的性质、程度和持续时间等。还应了解患者的个人病史、家族史、用药史等，这些信息有助于确定病变的可能性和诊断方向。

2. 体格检查 进行针对乳腺的体格检查,包括观察乳腺的外形、大小、对称性、皮肤变化以及乳头的异常情况等。还应进行乳腺的触诊。对于部分以乳头溢液为首发症状的患者,应观察溢液的性状。

3. 影像学检查 常用的影像学检查包括乳腺X线摄影(包括乳腺导管造影)、乳腺超声检查、乳腺MRI等。这些检查有助于确定病变的位置、大小、形态等特征,从而可辅助诊断和鉴别诊断。

4. 实验室检查 针对乳腺导管内病变的实验室检查包括乳头溢液细胞学检查以及乳头溢液分泌物的化验、涂片染色等。这些检查有助于判断病变的性质和类型,如炎症、肿瘤等。

5. 活检 对于可疑的乳腺导管内病变,须进行活体组织检查以明确诊断。常用的方法包括针吸活检、乳腺导管内镜检查术、手术切除等。活检结果可以提供病变的组织学类型、分级和浸润情况等有价值的信息。

综合以上分析思路,结合临床表现、影像学检查、实验室检查和活检结果,可以对乳腺导管内病变进行综合分析和诊断。须注意的是,乳腺导管内病变具有多样性和复杂性,因此,在对其的诊断和治疗过程中须综合多种信息,以确保符合率和有效性。

【疾病鉴别】

1. 导管内乳头状瘤 是一种常见的乳腺疾病,对于其影像学表现,可以通过乳腺超声检查、乳腺X线摄影或乳腺MRI来观察。

(1)乳腺超声检查:可以显示导管内乳头状瘤的一些特征,如乳头状突起、可见的导管内囊性扩张和内部血流信号。超声检查还有助于评估乳头状瘤的大小、形状、边界和其与周围组织的关系(图4-5-17)。

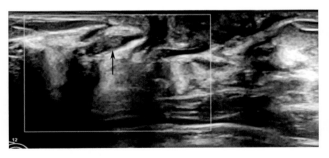

图4-5-17 导管内乳头状瘤超声表现
扩张的导管内可探及一低回声病灶,形态规则,边缘光整(箭头),CDFI显示病灶内部未见明显血流信号。

(2)乳腺X线摄影平片:可以显示导管内乳头状瘤的一些特征,如乳头状突起、局部导管扩张和可能的钙化。导管内乳头状瘤在DBT上可表现为不

对称管样结构或扩张导管内的肿块。病变在CEM低能图上可表现为导管扩张,其在CEM减影图上表现为扩张导管内的肿块样强化。然而,乳腺X线摄影平片在导管内乳头状瘤的诊断上并不灵敏,因此,通常须结合其他影像学检查来进行评估。

(3)乳腺导管造影:可以通过造影显示乳腺导管内充盈缺损,从而提示导管内乳头状瘤(图4-5-18)。

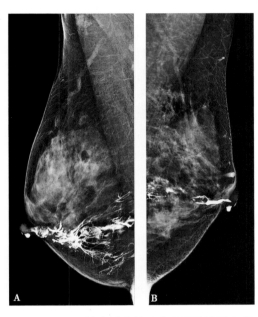

图4-5-18 导管内乳头状瘤乳腺导管造影表现
A. 乳腺导管造影MLO位图像;B. 乳腺导管造影MLO位图像(另一位患者),经溢液导管注入对比剂,导管内可见充盈缺损;A及B病理均为:导管内乳头状瘤。

(4)乳腺MRI:可以提供更详细且清晰的图像,可以显示乳头状瘤的位置、大小、形态和其与周围组织的关系。还可以被用于通过强化特征来评估乳头状瘤的血供情况(图4-5-19)。

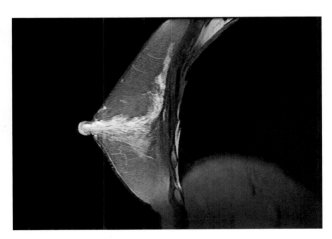

图4-5-19 导管内乳头状瘤MRI表现
矢状位脂肪抑制T_2WI示右侧乳头处见迂曲扩张导管影;病理:导管内乳头状瘤。

可以通过乳腺超声、乳腺 X 线摄影导管造影和乳腺 MRI 来观察导管内乳头状瘤的影像学表现，并且可结合临床病史和其他检查结果进行综合分析和诊断。

2. **乳腺导管内乳头状癌**　是乳腺癌的一种类型，其影像学表现可有以下特点：

（1）乳腺 X 线摄影：在 X 线摄影中，乳腺导管内乳头状癌通常呈现为局限性乳腺密度增高区域，边缘不规则，可能伴有微钙化（图 4-5-20）。乳腺导管造影中可见导管管壁破坏、管腔内充盈缺损（4-5-21）。

（2）乳腺超声检查：乳腺超声检查是检测乳腺癌的常用方法之一，其对于乳腺导管内乳头状癌的诊断也具有重要价值。在超声图像上，乳腺导管内乳头状癌常表现为导管内乳头样结构的肿块，呈高回声，边界清晰，可见病变内部血流信号（图 4-5-22、图 4-5-23）。

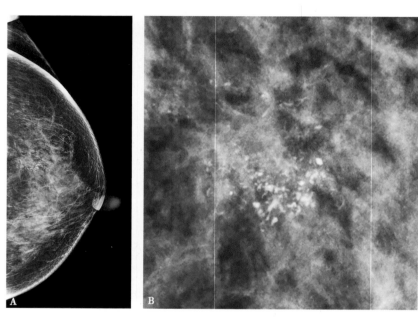

图 4-5-20　乳腺导管内乳头状癌 X 线表现
A. CC 位图像；B. 同一患者局部放大片，可见成簇分布的细小多形性钙化灶；病理：乳腺导管内乳头状癌。

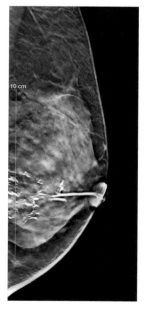

图 4-5-21　乳腺导管内乳头状癌 DBT- 乳腺导管造影表现
导管管壁破坏、管腔内充盈缺损；病理：乳腺导管内乳头状癌。

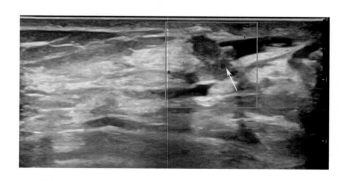

图 4-5-22　原位乳腺导管内乳头状癌乳腺超声表现
扩张的导管内可探及一低回声病变，呈不规则形，边缘不光整，内部回声不均匀（方框），CDFI 显示病变内部可见点状血流信号（箭头）；病理：原位乳腺导管内乳头状癌。

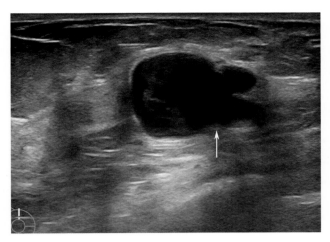

图 4-5-23 浸润性乳腺导管内乳头状癌乳腺超声表现

病灶呈低回声,不规则形,边缘不光整,内部回声不均匀(箭头);病理:浸润性乳腺导管内乳头状癌。

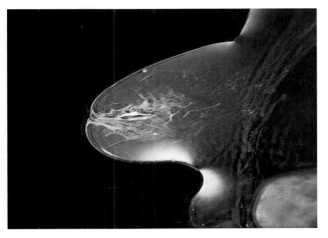

图 4-5-24 乳腺导管不规则扩张 MRI 表现

矢状位 T_2FS 示左侧乳头后方可见一不规则扩张导管影;病理:导管乳头状瘤伴乳腺导管原位癌。

(3)乳腺 MRI:此检查方法对于乳腺导管内乳头状癌的检测和分析也非常有帮助。在 MRI 上,乳腺导管内乳头状癌通常呈现为增强程度高的肿块,其内部可以观察到类似乳头的结构,周围可能有增强不均匀的导管(图 4-5-24)。

上述影像学表现并不能被用于确诊乳腺导管内乳头状癌,只能提供一定的参考和提示。最终诊断须结合临床病史、病理检查和其他辅助检查结果综合判断。

3. 导管内癌 导管内癌(乳腺导管原位癌),来源于导管上皮,未突破基底膜,局限于导管内,无间质浸润,病理上,其被根据细胞异型性分为Ⅰ、Ⅱ、Ⅲ级,均预后好;临床表现:乳头溢血(溢液)或无痛性肿块。

(1)乳腺 X 线摄影:导管内癌的典型特征是成簇、密集的微小钙化或沿导管分布的细线状、细小

分支钙化,乳腺 X 线摄影对其的检出率约为 70%,是目前公认的导管内癌的主要诊断方法;随访发现钙化灶变化时应该考虑恶性可能(图 4-5-25)。

(2)超声检查:此检查方法对微小钙化的检测灵敏度较低,对导管内癌的诊断符合率较低,但对扩张导管内肿块的检测灵敏度较高。

须通过乳腺超声检查、乳腺 X 线摄影、乳腺 MRI 等影像学检查,乳管镜检查,以及组织学检查来进行诊断。

4. 导管扩张 导管扩张通常由导管阻塞引起,可导致导管内液体积聚。这种情况使乳腺内产生囊肿样结构,乳腺 X 线摄影(包括乳腺导管造影)或乳腺超声检查有助于确定导管扩张的存在。

5. 导管内乳头状瘤样增生 这是一种罕见的良性病变,与导管内乳头状瘤相似,但具有多发性和复杂性。乳腺超声检查和乳腺 X 线摄影检查有助

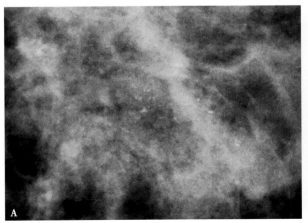
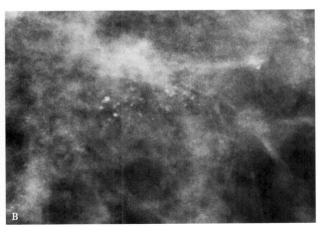

图 4-5-25 导管内癌 X 线表现

同一位患者的随访 X 线片,B 图为距离 A 图 1 年后的复查结果,钙化灶明显增多。病理:导管内癌。

于确定诊断,但通常须行活检以排除恶性病变。

这些鉴别诊断须综合临床病史、体格检查结果、影像学检查和组织学检查,以确保获得准确的诊断、制订适当的治疗方案。

五、乳腺导管扩张与导管内病变诊断流程图

乳腺导管扩张与导管内病变的诊断流程图详见图4-5-26。

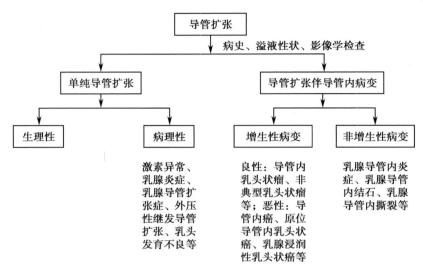

图4-5-26　乳腺导管扩张与导管内病变诊断流程图

（蔡思清）

第六节　乳腺水肿征象

一、乳腺X线摄影

【定义】

水肿(edema)在乳腺X线摄影(mammography,MG)中被定义为乳腺肿大,乳腺密度增高,皮肤增厚,皮下脂肪层浑浊,乳房悬韧带及乳腺小梁增多、增密。

【病理基础】

乳腺水肿可由良性疾病或恶性疾病引起。例如,乳腺组织内炎症细胞浸润导致的乳腺组织中血管通透性增高及血流增多;恶性肿瘤导致广泛的淋巴血管侵犯,真皮和真皮下区域的淋巴引流被瘤栓堵塞所致的淋巴回流障碍;腋窝、胸廓内、纵隔的血管堵塞或手术、放疗后局部小血管、淋巴管损伤导致的乳腺淋巴回流障碍;继发于全身性疾病如充血性心力衰竭等的全身体液潴留的乳腺局部表现。

【征象描述】

1. **皮肤增厚(skin thickening)**　指皮肤厚度>2mm,可呈局限性或弥漫性分布。当患侧乳腺与对侧乳腺对比或同之前的乳腺X线摄影图像对比有显著不同时,皮肤增厚征象提示这种不同有临床意

义。对于部分先天性双侧乳腺不对称的患者,应详细询问病史,避免误诊。

2. **乳房悬韧带**　乳房悬韧带(suspensory ligament of breast,又称 Cooper ligament)在乳腺X线摄影上的表现根据其发育情况因人而异,发育差者在X线图像上不可见,或仅在皮下脂肪层中见到纤细的线条状阴影,线条状阴影的前端指向乳头方向,发育良好者则表现为狭长的三角形阴影,其基底位于浅筋膜的浅层,尖端指向乳头。对于某一乳房悬韧带的密度增高、增粗或走行方向异常,应考虑该征象有病理意义。

3. **小梁**　小梁(trabecula)指在X线图像上乳腺纤维间质形成的线样阴影,其在乳腺浅筋膜浅层与乳房悬韧带相续。在X线图像上,乳腺小梁应为走行自然、纤细而密度均匀的线样阴影,若小梁出现密度增高、增宽、粗糙等改变,或相应乳房悬韧带增厚、逆向排列等,则应考虑该征象有病理意义。

4. **进一步检查**　由于水肿时纤维腺体组织密度增高,有可能导致肿块病变被遮挡而造成误诊或漏诊,所以,当怀疑合并肿块病变时,应建议行进一步检查如DBT、超声检查、MRI等。

【相关疾病】

许多良、恶性病变均可表现为乳腺水肿,常见

的疾病类型包括以下几种：

1. **良性病变** 乳腺炎、手术、放疗、创伤、淋巴管阻塞（由腋窝、胸壁或胸腔内病变所致）、锁骨下静脉闭塞、无名静脉闭塞、充血性心力衰竭或其他全身系统性疾病。

2. **恶性病变** 炎性乳腺癌、淋巴瘤、白血病、转移瘤等。

【分析思路】

水肿可以是乳腺 X 线摄影检查时唯一的征象，也可以是其他主要征象如钙化、肿块（图 4-6-1）、结构扭曲等的伴随征象，特别是对于乳腺构成类型较为致密的女性而言更是如此，此类患者常须接受进一步评估。被水肿遮蔽的内部征象可通对比增强乳腺 X 线摄影、DBT、超声检查以及 MRI 等检查而被良好地显示，诊断依据取决于最为可疑的征象，同时须结合实验室检查及临床特征进行鉴别诊断。

【疾病鉴别】

双侧乳腺水肿是常见于全身系统性疾病的乳腺继发改变，如充血性心力衰竭等。单侧乳腺水肿在临床上更为常见。对于乳腺水肿相关疾病的鉴别，病史的采集非常重要，相关病史包括有无发热、寒战、皮肤红肿、患侧乳房触痛等典型炎症症状、体征，有无手术史、放疗史（图 4-6-2）、创伤史等，手术和放疗后的水肿通常在治疗后 6～12 个月内最为明显并在 1～3 年内逐渐消退，但当序贯乳腺 X 线摄影显示乳腺水肿持续或加重时，应考虑到复发性乳

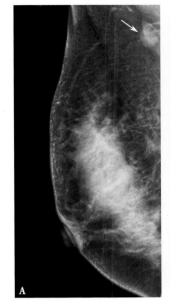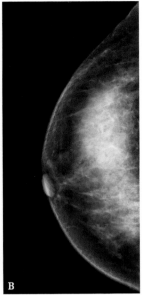

图 4-6-1　右乳乳腺炎

右乳内外斜位（A）及头尾位（B）图像示乳腺水肿、密度增高，皮肤增厚，小梁增粗，乳房悬韧带增宽，以外上象限明显；同时，内外斜位图像（A）上可见增大的腋淋巴结（箭头）。

腺癌的可能，如水肿持续并伴新发可疑钙化灶或肿块，则更提示乳腺癌复发；此外，病程的长短、患者的年龄也可对疾病性质的初判提供一定帮助，如患者无炎症症状、体征，但起病急，进程快，患侧乳腺触诊质硬伴乳房大面积红肿，或可见橘皮征等，则应考虑到炎性乳腺癌（图 4-6-3）的可能。

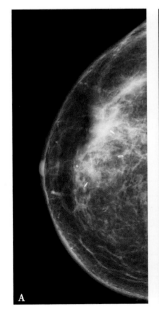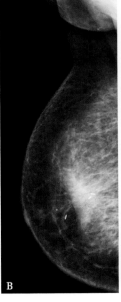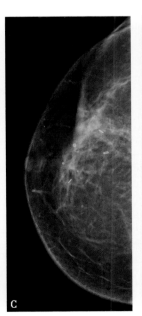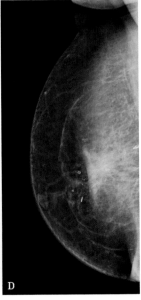

图 4-6-2　右乳保乳手术后放疗后

A、B. 术后 8 个月，右乳可见钛夹影及相应区域乳腺水肿，邻近皮肤增厚、凹陷；C、D. 术后 24 个月，右乳水肿及皮肤增厚明显减轻。

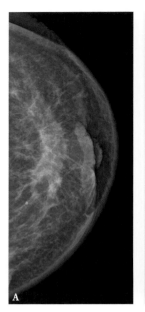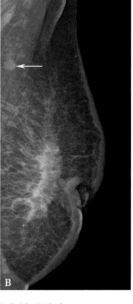

图 4-6-3 左乳炎性乳腺癌

左乳头尾位（A）及内外斜位（B）图像示乳腺水肿，皮肤明显增厚，左侧乳头内陷，内外斜位（B）图像上可见左侧腋淋巴结增大（箭头）。

1. **诊断流程** 乳腺水肿征象的 X 线摄影诊断流程见图 4-6-4。

2. **鉴别诊断**

（1）边缘模糊或毛刺状边缘肿块：多见于恶性病变，由于肿块向周围组织浸润生长，导致肿块边缘模糊或呈毛刺状，故可形成类似于局部乳腺小梁增厚的表现，但其走行方向是以肿块为中心向周围放射状延伸的，而非沿乳腺导管或小叶结构走行；对于此类病变，至少应评估为 BI-RADS 4 类。

（2）乳腺非对称：主要与局灶性非对称或宽域性非对称相鉴别，非对称影是纤维腺体组织内部的表现，其疾病谱与水肿征象有一定重叠，可伴或不伴皮肤、皮下脂肪层及乳腺小梁等结构显示的水肿征象，可见于炎性病变、乳腺腺病或肿瘤，超声检查或 MRI 可有助于诊断；对于此类病变，应评估为 BI-RADS 4 类。

（3）肿瘤直接侵犯皮肤：肿瘤直接侵犯皮肤亦可导致皮肤增厚，并且可伴有皮肤回缩，但不伴有皮下脂肪层浑浊、乳腺小梁增厚等征象；但应注意，当炎性乳腺癌侵犯皮肤时，其可导致广泛的水肿征象；对于此类病变，应评估为 BI-RADS 5 类。

二、乳腺超声检查

【定义】

水肿（edema）在乳腺超声（ultrasound）检查中被定义为乳腺厚度增加，周围组织回声增强并呈网格状结构。通常，在淋巴管聚集的乳晕周围更易观察到水肿。

【病理基础】

显著的皮肤增厚和水肿通常是炎性乳腺癌、乳腺炎或全身性疾病如充血性心力衰竭的伴随症状。如乳腺组织内炎症细胞浸润导致的乳腺组织血管通透性增高及局部血流增多，恶性肿瘤侵犯真皮和真皮下区域的淋巴管所致的淋巴回流障碍，乳腺引流区域血管、淋巴管损伤导致的乳腺血流、淋巴回流障碍，以及继发于全身性疾病的乳腺局部表现，这些病理改变均可导致乳腺水肿。

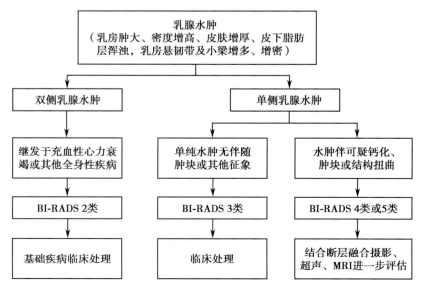

图 4-6-4 乳腺水肿征象 X 线摄影诊断流程

【征象描述】

1. 皮肤和皮下组织厚度增加和回声增强。正常情况下，表层皮肤、浅筋膜层呈厚约 1～2mm 的强回声线，当水肿导致皮肤增厚时，其厚度＞2mm。皮下脂肪组织在正常情况下呈低回声，而乳腺组织表面呈波浪状中、高回声影，皮下脂肪层与乳腺组织在正常情况下有明显分界，当水肿时，皮下脂肪层厚度增加、回声增强，乳腺组织也可能出现回声减弱，这导致皮下组织与乳腺实质界限不清。

2. 回声增强组织中，网格状结构中的裂隙状或线状低回声影代表扩张的淋巴管或间质积液。

3. 乳房悬韧带在乳腺超声图像上呈高回声条索影，牵拉乳腺纤维腺体组织并穿过脂肪层与皮下浅筋膜相连，水肿可致其变厚，呈条带状。

4. 彩色多普勒超声检查可显示局部血管增多、增粗，血流增加，动脉血流速快，静脉可扩张，其内血流变慢、淤滞。

【相关疾病】

许多良、恶性病变均可表现为乳腺水肿，常见的疾病类型包括以下几种：

1. **良性病变** 乳腺炎、手术、放疗、创伤、淋巴管阻塞（由腋窝、胸壁或胸腔内病变所致）、锁骨下静脉闭塞、无名静脉闭塞、充血性心力衰竭或其他全身系统性疾病。

2. **恶性病变** 炎性乳腺癌、淋巴瘤、白血病、转移瘤等。

【分析思路】

不同病因导致的水肿在乳腺超声图像上具有一定的特性，水肿可为唯一的征象（图 4-6-5），也可伴随有其他征象，如伴有纤维腺体组织回声减弱、

结构紊乱，或伴有肿块等。当水肿范围广泛伴周围组织广泛血流增加时，更须进行炎症与炎性乳腺癌（图 4-6-6）的鉴别，乳腺 X 线摄影、对比增强乳腺 X 线摄影、DBT、MRI 或 PET 检查有助于诊断及确认病变范围。另外，在各项检查中，超声检查对腋淋巴结的评估更具优势，亦可借助对腋淋巴结的评估以及组织学活检来判断乳腺病变性质。

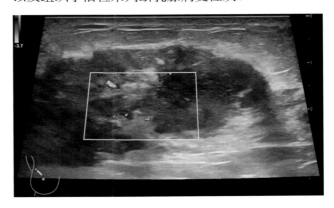

图 4-6-5 右乳乳腺炎

右乳 11 点方向纤维腺体组织层内散在分布多个不规则低回声区，部分低回声区内可见细弱光点流动，低回声区内血流信号稍丰富。

【疾病鉴别】

进行乳腺超声检查时，可直接接触患者，这使该检查方法在病史的收集和患处的触诊方面具有良好的优势。而对于乳腺水肿相关疾病的鉴别，病史的采集和体征的收集非常重要，如有无发热、局部红肿热痛等炎症症状、体征，有无手术史、放疗史、创伤史等，如乳腺术后 2 年以上患者的乳腺水肿持续或加重，则应考虑到复发性乳腺癌的可能。

1. **诊断流程** 乳腺水肿征象的超声诊断流程见图 4-6-7。

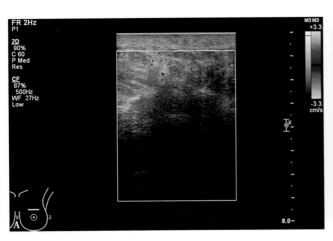

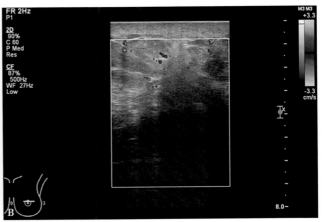

图 4-6-6 左乳炎性乳腺癌

左乳皮肤增厚，回声增强，皮肤与皮下层、腺体间回声差减小，左乳上份（A）及中央区（B）纤维腺体组织层深面查见广泛弱回声团块，边界不清楚，形态不规则，肿块内及周边可见点状血流信号；左乳深面回声衰减。

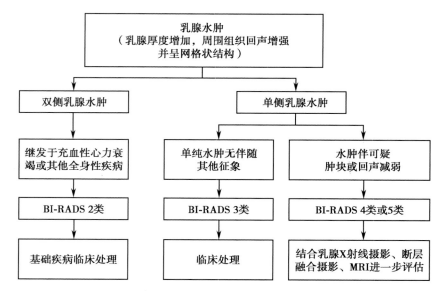

图 4-6-7　乳腺水肿征象超声诊断流程图

2. **鉴别诊断**　乳腺水肿在超声图像上特征比较明显，一般不易与其他征象混淆，下面仅就两种特殊情况进行鉴别。

（1）液实混杂回声肿块：部分乳腺癌亦可形成液实混杂回声肿块伴水肿征象，如妊娠合并乳腺癌和三阴性乳腺癌，但其通常表现为不规则的厚壁肿块，由此可与乳腺炎伴脓肿相鉴别，另外，脓肿内部可见丰富的高回声碎屑，亦可帮助鉴别。对于此类病变，至少应评估为 BI-RADS 4 类。

（2）肿瘤侵犯致皮肤增厚、乳房悬韧带变厚：肿瘤直接侵犯皮肤亦可导致皮肤增厚，并且可伴有皮肤回缩、乳房悬韧带变厚等征象，但其范围较为局限，通常位于肿瘤内或肿瘤周围，而发生炎性乳腺癌时水肿范围广泛。对于此类病变，应评估为 BI-RADS 5 类。

三、乳腺 MRI

【定义】

水肿（edema）在乳腺 MRI（magnetic resonance imaging，MRI）中被定义为 T_2WI 序列上的高信号强度病变。在乳腺 MRI 图像上，水肿可分为弥漫性水肿和局灶性水肿。弥漫性水肿可由良性病因和恶性病因引起，而局灶性水肿除与近期活检或手术相关外，通常与恶性肿瘤相关。局灶性乳腺水肿可分为 3 种不同类型：瘤周水肿、胸肌前水肿和皮下水肿。

【病理基础】

良性病因及恶性病因所致乳腺弥漫性水肿的病理基础与前述相同。虽然术后改变所致水肿的确切病理生理学基础尚不清楚，但有研究认为其是淋巴管中断和相关的淋巴淤滞引起的。对于恶性肿瘤所致的局灶性水肿，其病理基础尚未完全明了，目前主要观点认为：瘤周水肿主要由新生肿瘤血管的血管通透性增强和瘤周细胞因子的释放导致，而血管通透性增强可能是由肿瘤体积增大使瘤周压力增加所致的，另外，肿瘤中央纤维化的存在也被认为是导致瘤周水肿的一个原因。胸肌前水肿常见于向腋窝的淋巴引流被癌细胞阻断时，此时内乳淋巴结和胸肌间淋巴结的引流可为主要的侧支淋巴引流途径，因此，胸肌前水肿可能是由瘤栓对乳腺后区淋巴引流的阻塞和淋巴管扩张所致的。皮下水肿是由肿瘤对淋巴管、血管侵犯导致真皮和真皮下区域的淋巴引流被瘤栓堵塞而引起的，其被认为是与恶性肿瘤相关的乳腺水肿的最后阶段，因此，在乳腺恶性病因所致水肿理论中，胸肌前水肿总是先于皮下水肿出现的。

【征象描述】

1. **弥漫性水肿**　MRI 上可见患侧乳腺增大，皮肤增厚（厚度 >2mm）且在 T_2WI 中信号增高，皮下脂肪层浑浊，纤维腺体组织结构紊乱并呈弥漫性长 T_1、长 T_2 信号，在 DWI 中信号增高，对于恶性病变如炎性乳腺癌、良性病变如脓肿，可见 ADC 减低。由淋巴淤滞或回流障碍导致的弥漫性水肿在增强扫描中无强化，由炎症导致的弥漫性水肿在增强扫描中可有条索状、斑片状不规则强化，合并脓肿形成时，其内可见环状强化的脓腔（图 4-6-8），由炎性乳腺癌导致的弥漫性水肿可有大片状不均匀明显强化或点状明显强化，相应受累皮肤亦可有多发点状、斑片状强化（图 4-6-9）。

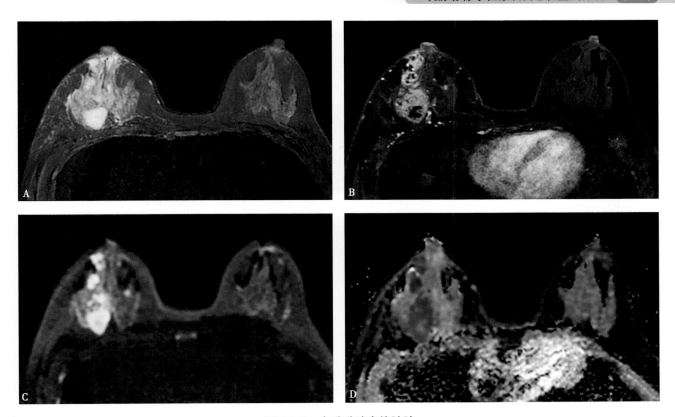

图 4-6-8　右乳乳腺炎伴脓肿

A. 横断位 T_2WI 示右乳体积增大，皮肤增厚，皮肤、皮下脂肪层及纤维腺体组织在 T_2WI 中信号增高，其内可见斑片状 T_2WI 高信号影，以乳头周围明显，皮下及腺体内可见数个不规则 T_2WI 高信号肿块；B. T_1WI 增强图像示肿块呈不规则环状强化，皮肤、皮下 T_2WI 高信号区未见强化；C. DWI 示肿块区呈高信号；D. ADC 图示肿块相应区域信号减低。

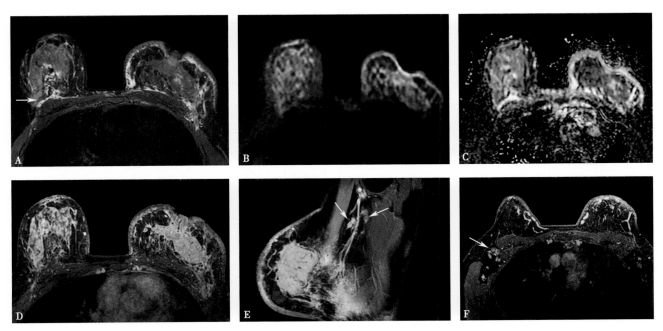

图 4-6-9　左乳炎性乳腺癌

A. 横断位 T_2WI 示左乳增大，皮肤增厚，皮肤、皮下脂肪层、纤维腺体组织、胸大肌周围 T_2WI 信号增高，可见斑片、条索状 T_2WI 高信号影，亦可见右乳胸肌前水肿（箭头），提示右乳淋巴引流障碍；B. DWI 示左乳皮肤及纤维腺体组织呈稍高信号；C. ADC 图示纤维腺体组织区域信号减低；D. T_1WI 增强图像示左乳弥漫分布的非肿块强化，左乳皮肤、皮下可见多发强化灶，左侧乳头受侵、凹陷；E. 左侧腋窝斜矢状位图像示左乳皮肤增厚、强化，左乳可见弥漫性非肿块强化，左侧腋窝可见多发增大淋巴结（箭头）；F. 右侧腋窝 T_1WI 增强图像示右侧腋窝增大淋巴结（箭头）。

2. 瘤周水肿 表现为紧贴肿瘤边缘的条索状或斑片状 T₂WI 高信号影，在增强扫描中无强化（图 4-6-10）。

3. 胸肌前水肿 表现为肿瘤与胸大肌之间的条索状或斑片状 T₂WI 高信号影，在增强扫描中无强化（图 4-6-11）。

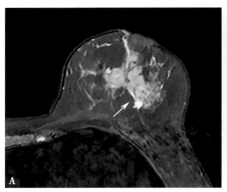
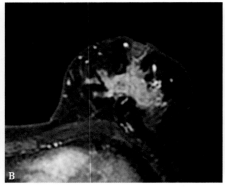
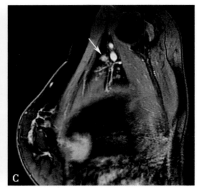

图 4-6-10 左乳浸润性癌伴瘤周水肿

A. 横断位 T₂WI 示左乳内可见不规则 T₂WI 稍高信号肿块，边缘可见条状、斑片状 T₂WI 高信号影（箭头）；B. T₁WI 增强图像示左乳肿块呈不均匀强化，边缘水肿信号未见强化；C. 左侧腋窝斜矢状位图像示左侧腋淋巴结增大（箭头）。

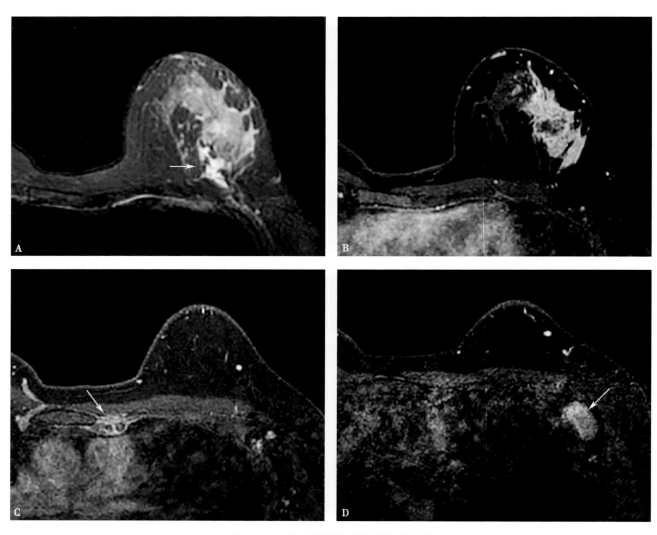

图 4-6-11 左乳浸润性癌伴胸肌前水肿

A. 横断位 T₂WI 示左乳内可见不规则 T₂WI 稍高信号肿块，邻近胸肌前方可见斑片状 T₂WI 高信号影（箭头）；B. T₁WI 增强图像示左乳肿块呈不均匀强化，胸肌前方水肿信号未见强化；C. 胸骨柄层面 T₁WI 增强图像示左侧内乳淋巴结增大（箭头）；D. 左侧腋窝层面 T₁WI 增强图像示左侧腋淋巴结增大（箭头）。

4. 皮下水肿 表现为肿瘤邻近的皮肤增厚或患侧乳房较大范围的皮肤增厚，T$_2$WI 信号增高，可伴有皮下脂肪层内 T$_2$WI 高信号影（图 4-6-12），与炎性乳腺癌所致弥漫性水肿不同，增强扫描中，皮下水肿区域无强化。

【相关疾病】

1. 良性疾病 乳腺炎、手术、放疗、创伤、淋巴管阻塞（由腋窝、胸壁或胸腔内病变所致）、锁骨下静脉闭塞、无名静脉闭塞、充血性心力衰竭或其他全身系统性疾病。

2. 恶性疾病 炎性乳腺癌、淋巴瘤、白血病、转移瘤等。

【分析思路】

1. 明确水肿的定义，掌握乳腺水肿相关疾病谱。

2. 注意观察水肿的特点，不同病因所致水肿的表现具有一定的特点，如乳腺炎性病变所致水肿，由于感染多由乳头逆行向上，故此类病例中多可见乳晕区皮肤增厚更为明显，伴脓肿形成的炎性病变中可见脓肿腔，DWI 序列及 ADC 图有助于鉴别脓肿与囊肿；在手术或活检相关水肿病例中，可见相应部位术后残腔、标记物、皮肤切口或针道等（图 4-6-13）；创伤所致水肿的部分患者中可见水肿区域内出血信号；恶性肿瘤相关水肿的主要病变为乳腺内异常强化灶；继发于全身性疾病的乳腺水肿病例中，可见扫描范围内广泛的胸壁、腋窝、纵隔等区域软组织水肿。

3. 注意观察水肿的强化特征。放疗、全身性疾病、引流区域淋巴管阻塞或静脉阻塞所致水肿在增强扫描中无强化；炎性病变所致水肿的增强图像上可见条索状或斑片状强化，伴发脓肿时可见脓肿壁环状强化；手术或活检后水肿的增强图像上可见围绕术区的环状强化；恶性肿瘤相关水肿的增强图像上可见乳腺内肿块或非肿块强化，发生炎性乳腺癌时可见皮肤内多发点状、斑片状强化。

4. 结合患者的临床病史、临床症状、诊疗经过、多次影像学检查前后对比结果等临床资料，可缩小鉴别诊断范围。如无发热，对于抗炎治疗或针对基础疾病治疗后无效甚至进展的中老年患者，应考虑到肿瘤性病变的可能。当相应淋巴引流区域可见可疑淋巴结时，可进一步行淋巴结超声检查，详细观察淋巴结内部结构，或进行超声引导下组织学活检。

【疾病鉴别】

1. 诊断流程图 乳腺水肿征象的 MRI 诊断流程见图 4-6-14。

2. 鉴别诊断

（1）肿瘤直接侵犯皮肤：肿瘤直接侵犯皮肤可导致局部皮肤增厚、强化，并且可伴有皮肤回缩，但上述征象仅局限于肿块相应区域，且不伴有皮下脂肪层浑浊及脂肪层 T$_2$WI 信号增高等征象，与炎性乳腺癌侵犯皮肤时不同，其他肿瘤直接侵犯皮肤不导致广泛的水肿征象；对于此类病变，应评估为 BI-RADS 5 类。

（2）毛刺状边缘肿块：部分肿瘤在向周围浸润性生长时可表现为毛刺状边缘肿块，毛刺可呈 T$_2$WI 稍高信号，但这种毛刺是以肿块为中心、向周围放射状生长的条索影，一般较短，且略呈宽基底并与肿块相连，而水肿信号如位于肿块周围，则为部分或完全环绕肿块的明显 T$_2$WI 高信号影，呈长条索状或不规则斑片状；对于毛刺状边缘肿块，应评估为 BI-RADS 5 类。

（3）肿瘤内液化坏死：部分肿瘤，尤其是体积较大的恶性肿瘤，由于生长速度较快，故其中心区域供血、供氧不足而易出现液化坏死，在 MRI 上表现为肿瘤内部的 T$_2$WI 高信号区，可呈混杂 T$_2$WI 高

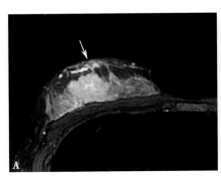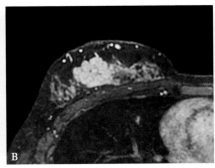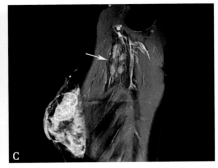

图 4-6-12 右乳浸润性癌伴皮下水肿

A. 横断位 T$_2$WI 示右乳内可见不规则 T$_2$WI 稍高信号肿块，邻近皮下可见斑片状 T$_2$WI 高信号影（箭头）；B. T$_1$WI 增强图像示右乳肿块呈不均匀强化，皮下水肿信号未见强化；C. 右侧腋窝斜矢状位 T$_1$WI 增强图像示右侧腋窝多发淋巴结增大（箭头）。

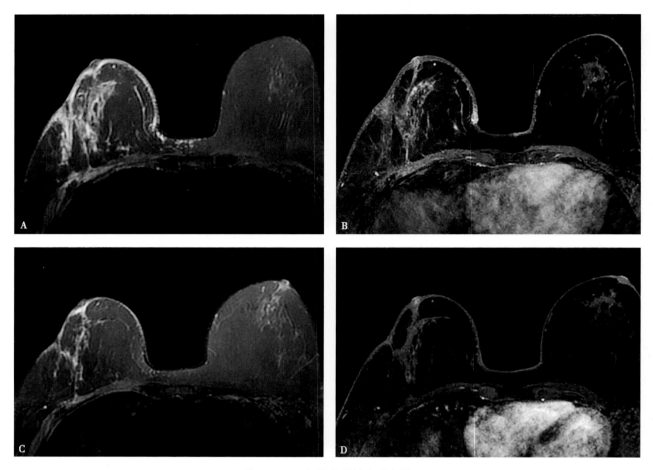

图4-6-13 右乳术后放疗后水肿

右乳保乳手术后放疗后。A、B. 术后8个月，横断位 T₂WI（A）示右乳皮肤、皮下脂肪层及腺体水肿，右乳皮肤增厚、局部凹陷；T₁WI增强图像（B）示右乳皮下及纤维腺体组织内见条索状、斑片状强化，右乳增厚皮肤未见强化；C、D. 术后24个月，横断位 T₂WI（C）示右乳水肿及皮肤增厚明显减轻；T₁WI增强图像（D）示右乳内强化范围缩小。

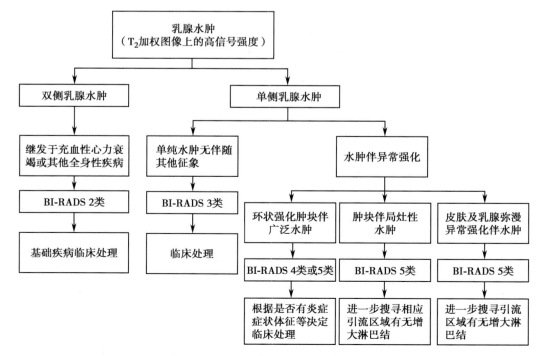

图4-6-14 乳腺水肿征象 MRI 诊断流程

信号，形态不规则，可呈裂隙状，与肿瘤相关局灶性水肿位于肿瘤周围、肿瘤与胸大肌间、皮下等位置的表现不同；对于肿瘤内液化坏死，应评估为BI-RADS 5类。

（4）其他T_2WI高信号病灶：其他T_2WI高信号病灶如囊肿、血清肿、扩张导管或部分肿瘤等，这些病灶均可表现为形态规则、边缘清晰的T_2WI高信号灶，与水肿的不规则条索状、斑片状T_2WI高信号影不同，并且不伴有皮肤增厚、皮下脂肪浑浊、纤维腺体组织结构紊乱及纤维腺体组织T_2WI信号增高，增强扫描中，囊肿或血清肿可呈环状强化，肿瘤性病变可见不同程度强化；囊肿、血清肿可被评估为BI-RADS 2类，对于部分弥漫多发小囊肿，考虑为增生性病变时可评估为BI-RADS 3类，对于扩张导管，如结合临床症状考虑与导管内肿瘤相关则应评估为BI-RADS 4类，对于肿瘤性病变，应根据可疑程度评估为BI-RADS 3类至5类。

（赵　爽）

参 考 文 献

[1] 刘文霞，林青，崔春晓，等. 数字乳腺断层合成摄影诊断乳腺放射状病变的价值 [J]. 中华放射学杂志，2021，55（5）：512-516.

[2] 吴建萍，李振辉，李卓琳，等. 乳腺不对称征象的认识及诊断策略 [J]. 放射学实践，2020，35（02）：148-153.

[3] 邬昊婷，王丽君，罗冉，等. 乳腺X线摄影 BI-RADS 4或5类不对称征象恶性概率预测模型的建立及验证 [J]. 中华放射学杂志，2021，55（08）：841-846.

[4] 中国医师协会超声医师分会. 中国超声造影临床应用指南 [M]. 北京：人民卫生出版社，2017：23-33.

[5] 郭赛灵，朱爽爽，邢伟，等. 基于2013版 BI-RADS 术语及关于 CEM 术语的补充规定探讨 CEM 与 MRI 鉴别乳腺良性与恶性病变的价值 [J]. 中华放射学杂志，2023，57（7）：762-770.

[6] 李潇潇，姜兴岳. 乳腺 DCE-MRI 环形强化病变的研究现状及展望 [J]. 磁共振成像，2022，13（2）：148-151.

[7] 李鸿恩，李悦龙，谢汉民，等. 乳腺癌对比增强能谱X线摄影的强化特点与分子亚型对照分析 [J]. 放射学实践，2023，38（7）：898-904.

[8] 陈媚，徐晓红. 乳腺肿瘤超声造影特征及病理基础 [J]. 影像研究与医学应用，2021，5（7）：3-4.

[9] 刘佩芳. 乳腺影像诊断必读 [M]. 2版. 北京：人民军医出版社，2018.

[10] 龙蓉，曹崑，罗瑶，等. 对比增强乳腺X线摄影灰度值定量测量鉴别诊断乳腺钙化良性与恶性的研究 [J]. 中华放射学杂志，2023，57（1）：54-59.

[11] 徐维敏，郑博文，秦耿耿，等. 对比增强能谱乳腺X线摄影量化参数联合强化特点鉴别乳腺良、恶性肿块 [J]. 中国医学影像技术，2022，38（07）：1023-1028.

[12] 殷文兵，张海青，韩羽凤，等. 多模态磁共振成像对乳腺腺病与非钙化型乳腺癌的诊断价值研究 [J]. 医学影像学杂志，2023，33（02）：253-257.

[13] 汪媛媛. 乳腺癌腋窝淋巴结转移的影像及影像组学研究进展 [J]. 放射学实践，2023，38（5）：662-666.

[14] BERMENT H, BECETTE V, MOHALLEM M, et al. Masses in mammography: what are the underlying anatomopathological lesions?[J]. Diagn Interv Imaging, 2014, 95（2）：124-133.

[15] CHAN H, HELVIE M A, HADJIISKI L, et al. Characterization of breast masses in digital breast tomosynthesis and digital mammograms: an observer performance study[J]. Acad Radiol, 2017, 24（11）：1372-1379.

[16] RAZA S, GOLDKAMP A L, CHIKARMANE S A, et al. US of breast masses categorized as BI-RADS 3, 4, and 5: pictorial review of factors influencing clinical management[J]. Radiographics, 2010, 30（5）：1199-1213.

[17] XU Z, DING Y, ZHAO K, et al. MRI characteristics of breast edema for assessing axillary lymph node burden in early-stage breast cancer: a retrospective bicentric study[J]. Eur Radiol, 2022, 32（12）：8213-8225.

[18] RAO A A, FENEIS J, LALONDE C, et al. A pictorial review of changes in the BI-RADS fifth edition[J]. Radiographics, 2016, 36（3）：623-639.

[19] GRAF O, BERG W A, SICKLES E A. Large rodlike calcifications at mammography: analysis of morphologic features[J]. AJR Am J Roentgenol, 2013, 200（2）：299-303.

[20] D'ORSI C, SICKLES E A, MENDELSON E B, et al. Breast Imaging Reporting and Data System: ACR BI-RADS breast imaging atlas[M]. 5th ed. Reston: American College of Radiology, 2013.

[21] CHUNG H L, BEVERS T B, LEGHA R S, et al. Nipple discharge imaging evaluation with mammography, ultrasound, galactography, and MRI[J]. Acad Radiol, 2023, 30（5）：783-797.

[22] LUSTIG D B, WARBURTON R, DINGEE C K, et al. Is microductectomy still necessary to diagnose breast cancer: a 10-year study on the effectiveness of duct excision and galactography[J]. Breast Cancer Res Treat, 2019, 174（3）：703-709.

[23] TABAR L, DEAN P. Teaching atlas of mammography[M]. 3rd ed. Stuttgart: Thieme, 2001: 93-147.

[24] COHEN M A, NEWELL M S. Radial scars of the breast encountered at core biopsy: review of histologic, imaging, and management considerations[J]. AJR Am J Roent-

genol, 2017, 209（5）: 1168-1177.

［25］DROMAIN C, VIETTI-VIOLI N, MEUWLY J Y. Angiomammography: a review of current evidences[J]. Diagn Interv Imaging, 2019, 100（10）: 593-605.

［26］KANG S R, KIM H W, KIM H S. Evaluating the relationship between dynamic contrast-enhanced MRI（DCE-MRI）parameters and pathological characteristics in breast cancer[J]. J Magn Reson Imaging, 2020, 52（5）: 1360-1373.

［27］SANTAMARÍA G, VELASCO M, BARGALLÓ X, et al. Radiologic and pathologic findings in breast tumors with high signal intensity on T2-weighted MR images[J]. Radiographics, 2010, 30: 533-548.

［28］YUEN S, UEMATSU T, KASAMI M, et al. Breast carcinomas with strong high-signal intensity on T2-weighted MR images: pathological characteristics and differential diagnosis[J]. J Magn Reson Imaging, 2007, 25: 502-510.

［29］KOBAYASHI M, KAWASHIMA H, MATSUI O, et al. Two different types of ring-like enhancement on dynamic MR imaging in breast cancer: correlation with the histopathologic findings[J]. J Magn Reson Imaging, 2008, 28（6）: 1435-1443.

［30］JAGMOHAN P, POOL F J, PUTTI T C, et al. Papillary lesions of the breast: imaging findings and diagnostic challenges[J]. Diagn Interv Radiol, 2013, 19（6）: 471-478.

［31］EIADA R, CHONG J, KULKARNI S, et al. Papillary lesions of the breast: MRI, ultrasound, and mammographic appearances[J]. AJR Am J Roentgenol, 2012, 198（2）: 264-271.

［32］CHAN P Y L, WONG T, CHAU C M, et al. Fat necrosis in the breast: a multimodality imaging review of its natural course with different aetiologies[J]. Clinical Radiology, 2023, 78（5）: 323-332.

［33］BENNANI-BAITI B, BALTZER P A. MR imaging for diagnosis of malignancy in mammographic microcalcifications: a systematic review and Meta-analysis[J]. Radiology, 2017, 283（3）: 692-701.

［34］VIDAVSKY N, KUNITAKE J A, CHIOU A E, et al. Studying biomineralization pathways in a 3D culture model of breast cancer microcalcifications[J]. Biomaterials, 2018, 179: 71-82.

［35］TOT T, GERE M, HOFMEYER S, et al. The clinical value of detecting microcalcifications on a mammogram[J]. Semin Cancer Biol, 2021, 72: 165-174.

［36］CHOI W J, HAN K, SHIN H J, et al. Calcifications with suspicious morphology at mammography: should they all be considered with the same clinical significance?[J]. Eur Radiol, 2021, 31（4）: 2529-2538.

［37］YOUK J H, GWEON H M, SON E J, et al. Scoring system to stratify malignancy risks for mammographic microcalcifications based on breast imaging reporting and data system 5th edition descriptors[J]. Korean J Radiol, 2019, 20（12）: 1646-1652.

［38］BANSAL G J, EMANUEL L, KANAGASABAI S. Malignancy risk of indeterminate mammographic calcification in symptomatic breast clinics[J]. Postgrad Med J, 2021, 99（1169）: 153-158.

［39］CHEN L, DUAN H Y, TANG X M, et al. A mammography-based nomogram for prediction of malignancy in breast suspicious calcification[J]. Acad Radiol, 2022, 29（7）: 1022-1028.

［40］ALRAN L, CHAMMING'S F, AURIOL-LEIZAGOYEN S, et al. Breast hamartoma: reassessment of an under-recognised breast lesion[J]. Histopathology, 2022, 80（2）: 304-313.

［41］VASEI N, SHISHEGAR A, GHALKHANI F, et al. Fat necrosis in the breast: a systematic review of clinical[J]. Lipids Health Dis, 2019, 18（1）: 139.

［42］WU J, FAN D, SHAO Z, et al. CACA guidelines for holistic integrative management of breast cancer[J]. Holist Integr Oncol, 2022, 1（1）: 7.

［43］ZHENG K, TAN J X, LI F, et al. Relationship between mammographic calcifications and the clinicopathologic characteristics of breast cancer in Western China: a retrospective multi-center study of 7317 female patients[J]. Breast Cancer Res Treat, 2017, 166（2）: 569-582.

［44］FOLKMAN J. Tumor angiogenesis: therapeutic implications[J]. N Engl J Med, 1971, 285: 1182-1186.

［45］MARINO M A, AVENDANO D, ZAPATA P, et al. Lymph node imaging in patients with primary breast cancer: concurrent diagnostic tools[J]. Oncologist, 2020, 25（2）: e231-e242.

［46］FORNASA F, NESOTI M V, BOVO C, et al. Diffusion-weighted magnetic resonance imaging in the characterization of axillary lymph nodes in patients with breast cancer[J]. J Magn Reson Imaging, 2012, 36（4）: 858-864.

［47］MORTELLARO V E, MARSHALL J, SINGER L, et al. Magnetic resonance imaging for axillary staging in patients with breast cancer[J]. J Magn Reson Imaging, 2009, 30（2）: 309-312.

［48］VALENTE S A, LEVINE G M, SILVERSTEIN M J, et al. Accuracy of predicting axillary lymph node positivity by physical examination, mammography, ultrasonography, and magnetic resonance imaging[J]. Ann Surg Oncol, 2012, 19（6）: 1825-1830.

［49］PESCE K, ORRUMA M B, HADAD C, et al. BI-RADS terminology for mammography reports: what residents need to know[J]. Radiographics, 2019, 39（2）: 319-320.

[50] VENKATESAN A, CHU P, KERLIKOWSKE K, et al. Positive predictive value of specific mammographic findings according to reader and patient variables[J]. Radiology, 2009, 250(3): 648-657.

[51] GRAF O, HELBICH T H, FUCHSJAEGER M H, et al. Follow-up of palpable circumscribed noncalcified solid breast masses at mammography and US: can biopsy be averted?[J]. Radiology, 2004, 233(3): 850-856.

[52] MOY L, SLANETZ P J, MOORE R, et al. Specificity of mammography and US in the evaluation of a palpable abnormality: retrospective review[J]. Radiology, 2002, 225(1): 176-181.

第五章　基于影像的乳腺腺体实质分型

第一节　乳腺密度

一、乳腺密度

乳腺密度是通过乳腺 X 线摄影评估的，又称乳腺射线密度（mammographic breast density，MBD）。乳腺主要由两种射线密度不同的成分组成：脂肪和纤维腺体组织。乳腺密度这一概念实质上反映的是乳腺组成成分的变异，通常以乳腺 X 线片上致密组织所占比例（percent mammographic density，PMD）来表达。20 世纪 70 年代，Wolfe 将乳腺分为 5 型，即 N_1 型、P_1 型、P_2 型、Dy 型和 QDy 型。目前临床上最常用的是发布于 2013 年的第 5 版乳腺影像报告和数据系统（BI-RADS），其根据构成乳腺的纤维腺体组织密度高低和分布范围将乳腺实质分为四种类型：a 型（脂肪型），构成双乳的几乎均为脂肪；

b 型（散在纤维腺体型），纤维腺体密度呈小区域性分散存在；c 型（不均匀致密型），双乳呈不均匀性致密，可掩盖小肿块，分为弥漫和局限两种情况，局限致密可发生在单侧乳腺；d 型（极度致密型），双乳极度致密，使乳腺 X 线摄影的灵敏度减低。图 5-1-1 展示了不同类型的乳腺构成。其中，"致密"乳腺组织的定义为乳腺实质分型的 c 型和 d 型。

尽管乳腺癌的早期检测和治疗方面不断取得进展，但其仍然是全球范围内女性最常见的癌症，也是全球女性癌症死亡的第二大原因。乳腺 X 线摄影是全世界范围内筛查乳腺癌最有效和使用最广泛的方法，也是降低乳腺癌死亡率的最有效方法之一。尽管筛查性乳腺 X 线摄影使 40 岁及以上女性的乳腺癌死亡率降低了 40% 以上，但它仍存在诊断不足的问题。因此，医生需要更好的策略来根据个体患乳腺癌的风险对女性进行分层，以优化筛查策略并为高风险人群提供补充筛查和预防性治疗。

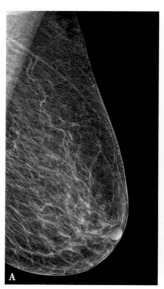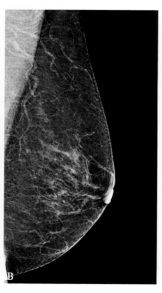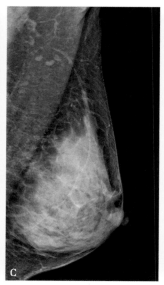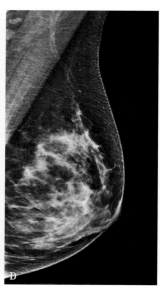

图 5-1-1　不同类型的乳腺构成

A. a 型，乳腺内几乎均为脂肪组织（脂肪型）；B. b 型，乳腺内有少量腺体实质分布（散在纤维腺体型）；C. c 型，乳腺内有不匀致密腺体实质（不均匀致密型）；D. d 型，腺体组织均匀、致密（极度致密型）。

乳腺癌最常发生于乳腺中相对致密的导管和腺体，因此，长期以来，人们一直认为乳腺密度是乳腺癌筛查中的重要因素。乳腺密度主要由基因决定，还受到许多其他因素的影响，包括年龄、种族、民族、内源性和外源性激素、绝经状态、体重指数（BMI）等。乳腺密度随着年龄增长、生育和使用他莫昔芬而降低，但随着体质量指数降低和接受激素替代治疗而增加。致密的乳腺组织与明显降低的乳腺 X 线摄影灵敏度和更高的间隔期癌发生率有关。此外，与乳腺组织中脂肪较多的女性相比，乳腺组织致密的女性患乳腺癌的风险更高。越来越多的放射科医生也认识到乳腺 X 线摄影中致密腺体组织可能会遮盖病变。在影像学检查中，病变可能会被隐藏在致密的腺体中而无法被检测出来，尤其是对无钙化的病变，乳腺 X 线摄影的检出灵敏度显著降低，这就导致具有高密度乳腺者罹患乳腺癌的风险升高。目前所应用的乳腺密度这一概念及其 BI-RADS 分型体系，其初衷并不是用来说明不同组织成分类型与乳腺癌的关系，而是为了建立一种告知临床医生病变可能在乳腺 X 线片上被致密腺体遮挡的方式。

二、影响乳腺密度的因素

1. 乳腺密度受外源性和内源性激素刺激的影响 由于激素的影响，乳腺组织致密的女性的数量通常会随着年龄的增长而减少，尤其是在绝经后。同样，乳腺密度在卵巢切除术后显著下降，并且年轻患者的绝对下降幅度大于老年患者。较高的乳腺密度与较高的雌激素、孕激素和皮质激素浓度有关，也可能与较高的生长激素水平有关。同样，激素替代治疗方案与乳腺密度之间也存在关联，使用雌激素与孕激素联合治疗者的乳腺密度比单独使用雌激素治疗者更高，这反映了联合治疗比单独使用雌激素治疗更大程度上地增加了乳腺癌风险。他莫昔芬是一种选择性雌激素受体调节剂，通常被用于治疗雌激素受体阳性（ER＋）乳腺癌，也被用于乳腺癌高风险妇女的预防性治疗。除降低乳腺癌风险外，多项研究还表明口服他莫昔芬治疗与乳腺 X 线摄影中乳腺密度的降低有关。

2. 对不同种族和民族女性乳腺密度的研究得出了不同的结果 美国乳腺癌监测联盟（BCSC）的数据显示，根据 BI-RADS 分型，黄色人种女性的乳腺密度最高，其后依次是白色人种女性、拉丁裔女性和黑色人种女性。然而，基于种族和民族的乳腺

密度的比较经常会受到其他因素的影响，如激素替代治疗的使用、生殖因素和体质量指数，所有这些因素都因种族和民族的不同而产生差异。尽管这些因素可能会影响种族间乳腺密度的比较，并且评估乳腺密度的方法可能会影响结果，但在不同种族和民族群体中，较高的乳腺密度仍与较高的乳腺癌风险密切相关。例如，尽管与其他种族相比，黑人女性中具有致密型乳腺者的比例较低，但具有致密型乳腺的黑人女性患乳腺癌的风险比具有非致密型乳腺的黑人女性高得多。

三、掩蔽效应

乳腺 X 线摄影存在诊断不足的问题，尤其是在乳腺致密的女性中更是如此。由于致密乳腺对于非钙化肿瘤的掩蔽效应（masking effect），故高乳腺密度降低了乳腺 X 线摄影诊断的灵敏度，可能会导致延迟诊断。由于大多数非钙化浸润性乳腺癌吸收 X 射线的比例与纤维腺体组织相似，故两者在乳腺 X 线摄影上都呈现高密度，因此，致密的乳腺组织可能掩盖类似密度的肿块。此外，随着乳腺密度的增加，评估肿瘤大小的困难增大，患者预后较差。在具有脂肪型乳腺的女性中，乳腺 X 线摄影筛查的灵敏度约为 86%～89%，这种情况下，只有 11%～14% 的乳腺癌在筛查与检查之间表现为间隔癌。相比之下，在乳腺密度极高的女性中，全视野数字化乳腺 X 线摄影（full-field digital mammography，FFDM）的灵敏度约为 61%～68%。在乳腺致密的女性中诊断出的乳腺癌通常肿瘤体积更大，级别更高。数字乳腺体层合成（digital breast tomosynthesis，DBT）已被广泛应用于乳腺癌筛查，其通过获得不同角度的多个投影图像，可以对乳腺进行多维横断面成像，然后以这些成像结果重建成图像切片。DBT 的成像优势在于多角度、多层次成像；减少正常腺体对病灶的遮蔽、提高病灶与周围腺体的对比度；对病灶的形态、边缘显示得更加清楚，有助于评价病变的良恶性；对肿块的显示能力明显优于 FFDM，对钙化细节的显示能力与 FFDM 相当。与 FFDM 相比，虽然 DBT 中乳腺的 BI-RADS 密度分类没有差异，但 DBT 降低了癌症筛查的召回率（假阳性率），同时提高了癌症病变的检出率。这种三维成像方法使 DBT 克服了常规乳腺 X 线摄影检查中乳腺腺体组织重叠而掩盖病变的局限性，减少了掩蔽效应的产生。

四、乳腺密度对乳腺癌风险和预后的影响

乳腺为极度致密型的女性患乳腺癌的风险大约是散在纤维腺体型者的两倍，是脂肪型者的 4～6 倍。此外，乳腺密度增加与所有分子亚型乳腺癌的风险升高有关。增高的风险被认为是由于密度较高的乳腺中纤维腺体组织和乳腺组成的绝对数量更大而产生的。由于定量乳腺密度在估计乳腺癌风险时通常独立于大多数其他风险因素，而在与其他风险因素结合使用时则是互补的，所以在考虑预防策略时应将其纳入乳腺癌风险评估模型。

除影响患乳腺癌的终生风险外，初步数据表明乳腺密度也会影响治疗反应和预后。致密的乳腺组织与浸润性乳腺癌的风险增高和诊断时肿瘤大小较大有关。虽然大多数患者乳腺的绝对密度在接受新辅助治疗时降低，但诊断时乳腺密度较低是新辅助治疗后病理学完全缓解的独立预测因子；这种关联在绝经前人群中更为明显。在被诊断为乳腺癌的患者中，较高的乳腺密度与复发率和对侧乳腺癌症发生率的增高有关。此外，治疗后乳腺密度的降低与复发风险和乳腺癌死亡率的降低有关。

五、乳腺密度的评估方法

1. **定性评估** 传统上，乳腺密度分类是由放射科医生进行视觉定性评估的。视觉评估方法包括 Wolfe 分型法、Tabar 分型法和 BI-RADS 分型。1976 年，Wolfe 首先提出用乳腺 X 线摄影来判断乳腺密度，将乳腺密度分为 4 型：① N_1 型，乳腺小梁结构显示清晰，乳腺以脂肪组织为主；② P_1 型，乳腺导管系统明显，呈串珠状，主要位于乳晕下区，面积约占全部乳腺的 1/4；③ P_2 型，乳腺导管系统明显，条索状或串珠状改变所占面积超过全乳腺面积的 1/4；④ Dy 型，乳腺以结缔组织增生为主，乳腺的密度增高。随后他又补充了 QDy 型，此型人群的乳腺密度与 Dy 型相同，但年龄小于 40 岁。同时，他还提出乳腺密度与乳腺癌风险呈正相关，其中 P_2 型和 Dy 型为乳腺癌高危组，N_1 型和 P_1 型为乳腺癌低危组。目前，临床普遍使用第 5 版 BI-RADS 进行乳腺密度评估。虽然其被作为临床实践的标准，但像其他主观评估一样，因为依赖于放射科医生的主观判断，故该分型方法也是一种主观测量方法。由于医生的诊断、评估存在不确定性，所以主观乳腺密度评估缺乏重复性，人们一直在努力开发和测试稳健、定量且重复性较好的乳腺密度评估方法。

2. **定量评估** Cumulus 法（University of Toronto，Toronto，Ontario，Canada）是最早且最有效的半自动评估工具之一，它是一种基于交互式区域的工具，适用于 FFDM，这种半自动化技术仍然经常被用作验证新技术的参考标准。基于区域的评估工具旨在估计二维乳腺 X 线摄影中有多大的乳腺面积对应于纤维腺体组织，然后计算纤维腺体组织对应面积占乳腺总面积的百分比，从而区分高风险个体和低风险个体。尽管面积定量评估方法在评估乳腺密度上显著优于视觉评估，但其仍存在设定阈值时具有主观性的缺陷，而且设置阈值后勾画的过程非常耗时。此外，基于面积的测量不能捕捉到大量致密组织"堆叠"并被投影到一个区域的信息，即对于致密组织体积不同的乳腺，测得的面积密度可能相同，对于不同压迫厚度的同一乳腺，测得的面积密度可能不同，因此，采用二维的面积密度评估方法不能准确评估三维乳腺的密度信息。

体积密度评估方法基于乳腺 X 线摄影这一主要筛查手段，结合数字化特点通过 X 射线衰减的能量、不同组织的衰减系数及压迫厚度，计算每一像素中被 X 射线穿透的腺体长度，以像素为基本单位在 3D 图像的基础上计算乳腺密度。目前，已有美国食品药品监督管理局（Food and Drug Administration，FDA）批准的 2 个软件程序（Quanta 和 Volpara）可应用于该领域，并且可使用专有算法全自动计算体积密度百分比。这些程序可以将计算出的体积密度百分比转换为对应的 BI-RADS 密度类别，节省了阅片时间且一致性较高。

3. **人工智能评估** 目前，许多研究已经开发出基于阈值、边缘、区域、聚类分析、像素灰度级及纹理的各种技术来分割并自动测量 MBD。但由于医学影像的成像原理较普通图像更复杂、更多样，故这些被应用于处理普通图像的传统计算机算法在医学影像上的应用效果并不理想。卷积神经网络是将人工神经网络和深度学习技术结合的一种新型网络，与传统方法相比，其在图像分类领域具有很好的应用效果。其模拟人脑分析、理解数据的优势使其尤其适合于模拟人工视觉评估乳腺密度分类的研究，但基于深度学习而自动分类乳腺密度的研究仍主要集中于参照第 4 版 BI-RADS，并未体现最新的第 5 版 BI-RADS 中所强调的掩蔽效应。

六、临床意义

乳腺密度是乳腺癌的一个容易测量的风险因

素，其可能会被其他因素改变和影响，对乳腺密度的全面了解可能会影响临床诊疗。鉴于乳腺X线摄影的灵敏度较低，且乳腺致密的女性一生中患乳腺癌的风险更高，近年来，公众和医学界对乳腺密度的关注日益增加。自2009年以来，大多数国家要求在接受乳腺X线摄影检查后告知患者其乳腺密度情况，FDA也在2019年通过并发布的《乳腺X光检查质量标准法案》修正案中提议乳腺X线摄影检查报告中需进行乳腺密度分型。但迄今为止的研究仍不确定乳腺密度情况的告知对患者的影响。此外，在对乳腺密度的认识和对补充筛查的影响方面，不同人群间存在着巨大的社会经济、地理、种族和民族差异。由于较高的乳腺密度降低了乳腺X线摄影的灵敏度，故人们对给予乳腺密度较高的女性进行补充性乳腺癌筛查广泛关注，并且正在进行关于潜在补充性筛查技术的研究。除乳腺密度外，乳腺实质结构的复杂性也是乳腺X线摄影衡量乳腺癌风险的另一项指标。随着放射组学和深度学习技术的进步，乳腺实质结构可以被定量评估并被纳入乳腺癌风险模型。

（于　湛）

第二节　乳腺腺体背景实质强化

一、MRI

乳腺MRI背景实质强化（background parenchymal enhancement，BPE）这一术语在发布于2013年的第5版ACR BI-RADS辞典中首次出现，其与成像序列、内源性激素水平、外源性激素治疗以及放化疗高度相关，近年来获临床高度关注，越来越多的研究认为，BPE可作为乳腺癌风险预测和治疗效果评估的影像标志物。

（一）定义

1.乳腺MRI背景实质强化，即正常乳腺纤维腺体组织在MRI上的强化。该项目在增强扫描早期或超早期对图像进行评估。

2.ACR BI-RADS提出，乳腺MRI报告须对纤维腺体组织和BPE进行描述和分类。对于BPE的评估，包括强化纤维腺体组织的分布和强化程度，其中S强化程度是根据强化的纤维腺体组织的量（而非乳房体积）来评估的，分类为以下四类：轻微强化（＜25%纤维腺体组织显示强化）、轻度强化（25%～

50%纤维腺体组织显示强化）、中度强化（50%～75%纤维腺体组织显示强化）、显著强化（＞75%纤维腺体组织显示强化），具体表现见图5-2-1。

（二）影像表现

1.典型表现

（1）乳腺纤维腺体组织在STIR序列中可以表现为稍高信号，散在囊肿可见于乳腺纤维囊性改变。

（2）增强扫描中，乳腺BPE呈双侧、对称、弥漫性分布。

（3）血管流入分布被称为"画框征（picture framing sign）"，其具体表现见图5-2-2，该征象归因于乳房的动脉血管供应，该血管供应从外周进入乳房，即强化一般从乳腺组织的边缘开始，继而从外侧、内侧、后方、上方、下方向中央强化，最后逐渐过渡到乳腺的中央区域，乳晕后方最后强化。

（4）多数情况下，乳腺BPE呈轻微或轻度强化，表现为早期缓慢和延迟持续的强化特征。

（5）乳腺BPE是动态变化的，不同女性的乳腺BPE、同一女性在不同月经周期的乳腺BPE也是不相同的。

2.不典型表现

（1）可表现为局灶的或非对称的BPE，应报告为不对称性BPE，常见于保乳手术联合放疗后，这种不典型表现会干扰小肿块和非肿块强化的检出，导致假阳性率增高。

（2）可表现为弥漫分布且BPE呈中度强化或显著强化，从而产生假阴性结果（即掩蔽效应掩盖病变）和假阳性结果（正常乳腺组织增强被误判为病变），影响乳腺MRI的符合率，见图5-2-3。

（3）偶可表现为对比剂于早期快速摄取、快速廓清，这种表现可见于哺乳期妇女的乳腺。

（4）合并局部乳腺纤维囊性改变和乳腺硬化性腺病等良性的乳腺病变时，BPE可能表现为平台型或者流出型曲线。

3.乳腺BPE的表现多种多样，目前，其评估仅基于增强的体积和强度，而没有考虑其分布或形态。

4.乳腺BPE影响因素　包括生理和医源性两类影响因素，这些因素可影响乳腺BPE的影像解读。

（1）生理因素：乳腺BPE随年龄、月经周期、绝经状态和哺乳期而变化。

（2）医源性因素：接受乳腺癌放化疗、接受过胸部放射治疗或接受过双侧输卵管卵巢切除术等。

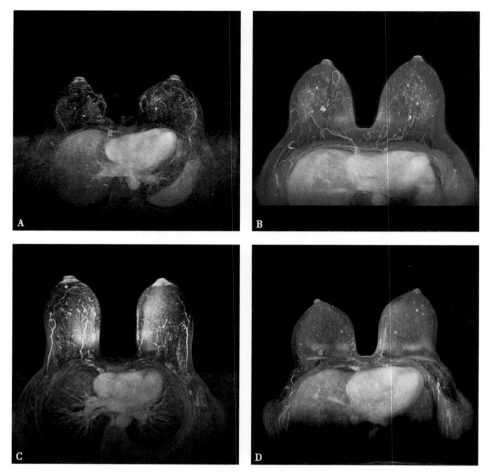

图 5-2-1 不同程度的乳腺 MRI 背景实质强化

乳腺轴位 MIP MRI 图像。A. 轻微 BPE；B. 轻度 BPE；C. 中度 BPE；D. 显著 BPE。

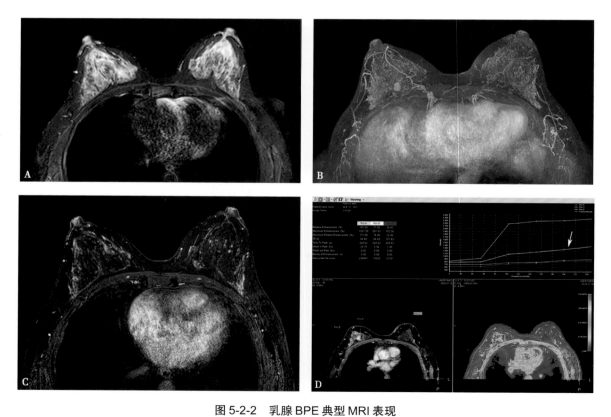

图 5-2-2 乳腺 BPE 典型 MRI 表现

A. 轴位 STIR 序列 T₂WI；B. 轴位对比增强脂肪抑制 T₁WI；C. BPE 血管流入分布；D. BPE 时间 - 信号强度曲线。

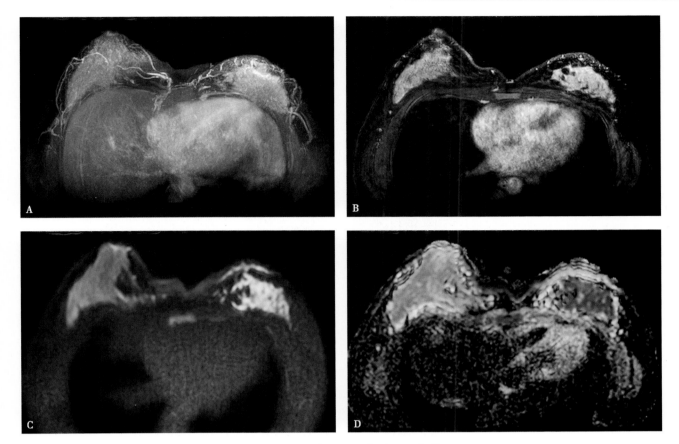

图 5-2-3　乳腺 BPE 不典型 MRI 表现

A. 轴位不对称 BPE；B～D. 显著 BPE 掩蔽病灶，DWI 显示病灶。

（三）推荐成像

1. 检查建议

（1）MRI 标准方案中，采用采用对比剂增强序列；近年来，医生可采用超快速 MRI 方案，采集增强后 15～20s 的数据，此时乳腺 BPE 不突出，特别是对于乳腺 BPE 显著强化的女性，采用此方案能提高诊断性能，减少不必要的活检。

（2）增强扫描第 1 期的病变初始增强率或可被用于预测侵袭性疾病，但 AB-MRI 成像的时间太短，无法被用于评估病变的对比剂廓清情况。

2. 检查时机　乳腺 BPE 在月经周期第 1 周和第 4 周最高，在第 2 周最低，因此，在月经周期的第 7～10d 安排择期检查或短间隔随访 MRI 检查，可以使 BPE 最低，以降低假阳性率。

（四）鉴别诊断

1. 乳腺 BPE 下降　此征象可见于月经周期的卵泡期、更年期、抗雌激素治疗、既往 XRT（外照射治疗）的患者，当其表现为不对称强化减低时，须鉴别于以下情况：

（1）放射治疗史。放射治疗使得患侧乳房的血供减少，趋向静止；较少合并囊肿、纤维囊性变（FCC）、

良性肿块且未经治疗的乳腺通常保持正常的周期性的 BPE 模式。

（2）抗雌激素治疗可使双侧乳腺 BPE 下降。

2. 乳腺 BPE 增高　可见于月经周期黄体期、哺乳期、发生激素替代治疗（HRT）后改变的患者，可表现为乳腺 BPE 的斑片、局灶性或不对称性增高。

（1）不对称性乳腺 BPE 增高

1）乳腺炎：发生感染的乳腺弥漫性显著增强，可伴有皮肤增厚、水肿、淋巴结肿大；临床上，患侧乳房皮肤出现红斑。

2）乳腺导管原位癌：乳腺导管原位癌表现为 NME 时，其典型表现为集群或簇状环形强化，呈线性或节段分布，可以是弥漫性的，也可以是典型单侧的；乳腺 X 线摄影可以显示其伴随的可疑恶性钙化，如图 5-2-4 所示。MRI 检测高级别 DCIS 灵敏度高达 98%，而低级别 DCIS 灵敏度为 60%～80%。较大 DCIS 病变周围实质的 MRI 信号增强率上升和同侧乳腺肿瘤复发相关。

3）炎性乳腺癌：表现为皮肤增厚和强化，可疑肿块增强，水肿，伴或不伴腋淋巴结肿大。

4）浸润性小叶癌（invasive lobular carcinoma,

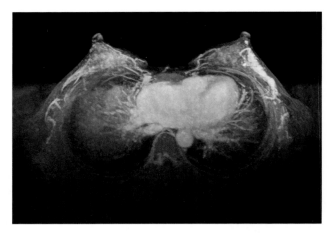

图 5-2-4 不对称性乳腺 BPE 和乳腺导管原位癌 NME

ILC）：病变呈弥漫性或局灶性增强，通常为单侧的；其时间 - 信号强度曲线表现为流出型；弥漫性实质密度增加，结构扭曲；弥漫性 ILC 可伴乳房萎缩，见图 5-2-3。

（2）双侧乳腺弥漫性 BPE 增高

1）乳腺纤维囊性改变：弥漫性或局灶性强化；T_2 高信号囊肿 ± 液 - 液平；纤维化表现为区域性、局灶性 NME。

2）激素刺激：腺体弥漫性增强或局部增强，腺体与脂肪组织比例增加；T_2 信号增高（含水量增加）；囊肿增加。①生育的治疗：外源性雌激素，绝经前 / 围绝经期患者停用他莫昔芬后乳腺 BPE 反弹；②哺乳期乳腺：内源性雌激素，双侧乳腺弥漫性 BPE 增高，时间 - 信号强度曲线可呈流出型。

（五）病理

1. **一般特点** 乳腺 BPE 受乳腺实质中血管丰富程度、血管通透性、内源性（和外源性）性激素等影响。

绝经前女性中，乳腺 BPE 与纤维腺体组织（FGT）微血管密度、腺体密度成正比，使用钆对比剂可缩短组织的 T_1 弛豫时间，当组织的血供和血管通透性增加时，强化程度增加。T_1 弛豫时间与生理周期变化相关，雌激素水平升高可激活上皮细胞增殖，刺激胶原蛋白产生，孕激素水平升高可导致小叶增生和间质水肿。在月经周期的后半段，T_1 弛豫时间延长了 15%。

绝经后女性的血清雌激素水平增高，这会引起乳腺 BPE 增高。有单项研究结果表明对比剂早期廓清可能与高级别恶性肿瘤相关。

2. **相关异常** 乳腺 BPE 是正常乳腺组织代谢活性增强的影像学指标，而代谢活性增强意味着其为肿瘤生长提供了适宜环境。与轻微 BPE 相比，表现为轻度、中度或显著 BPE 者，其患乳腺癌的风险

可增加 2.5～9.0 倍。有研究显示，治疗前对侧乳腺 BPE 高，或与 ER（+）/HER-2（−）乳腺癌患者的总生存率下降相关，但这一观点仍需要多中心研究结果的支持。

（六）临床应知

1. **概况**

（1）乳腺 BPE 增高是乳腺癌风险增高的独立生物指标，其不同于 MG 检查中的乳腺密度。

（2）乳腺 BPE 随内源性和外源性激素的波动而变化，月经周期第 7～20 天的乳腺 BPE 低于第 21～26 天的；MRI 检查最好在月经周期第 7～10 天进行。

（3）与轻微乳腺 BPE 相比，轻度、中度和显著乳腺 BPE 患者中，诊断的召回率和活检率较高，特异度较低，这归因于轻微 / 轻度乳腺 BPE 患者中的误判率仅为 12%，而中度 / 显著乳腺 BPE 患者中的误判率为 26%（$P<0.001$，单个研究）。

（4）乳腺 BPE 增高可能不影响 MRI 的灵敏度 / 癌症漏诊率，而与乳腺癌的局部复发率增高相关。

2. **人口特点** 35～50 岁患者的乳腺 BPE 高于其他年龄段患者；除非接受了 HRT，否则卵巢切除术后妇女和绝经后妇女的乳腺 BPE 降低。

3. **治疗** HRT 可导致乳腺 BPE 增高，其典型表现为双侧和对称分布，时间 - 信号强度曲线为持续强化型。绝经后女性乳腺 BPE 增高与血清雌激素水平增高相关，但与 FGT 无关。抗雌激素治疗可引起乳腺 BPE 降低。他莫昔芬治疗与囊肿和 FGT 减少相关，进行该治疗时，在 MRI 上，乳腺 BPE 可被完全抑制，治疗早期（<90d），乳腺 BPE 减低，治疗持续时间越长，这种效应越弱。他莫昔芬对乳腺 BPE 的影响程度超过芳香化酶抑制剂，停用他莫昔芬可能导致乳腺 BPE 反弹。

乳腺癌风险下降只和女性的 FGT 数量下降有关，接受新辅助化疗后的乳腺 BPE 下降可能是肿瘤反应的预测因子。乳腺 BPE 下降与无病生存或局部复发的关系尚无定论。

（七）诊断要点

1. **关注点**

（1）积累乳腺 MRI 解读经验可以提高诊断特异度（更好地识别乳腺 BPE 类型）。

（2）乳腺 BPE 影响肿瘤大小的确定，表现为中度和显著 BPE 时，肿瘤大小测量不准确。

（3）对于服用他莫昔芬的患者，若其乳腺 BPE 增高则须行进一步检查（影像学检查和活检）以排除肿瘤。

2. 读片要点

（1）掌握局灶性 BPE 和可疑 NME 的鉴别非常重要。

（2）疑似 NME 的影像表现为导管状或节段性分布，团块状或集簇环形强化，MG 可显示伴随的可疑恶性钙化灶。

（3）结合临床、MG 或超声表现，考虑是否须行活检。

3. MRI 报告要点

（1）报告乳腺 BPE 程度（轻微、轻度、中度、显著）和乳房构成描述。

（2）报告月经周期的时间或使用 HRT、他莫昔芬或芳香化酶抑制剂的情况。

（八）展望

乳腺 BPE 对患有乳腺癌（诊断、分期和手术治疗）或有乳腺癌风险的女性具有深远的意义，中度和显著 BPE 导致的乳腺 MRI 解释困难不应被视为反对在术前分期中使用 MRI 的证据。学界未来需要更多的临床研究，来改善乳腺 BPE 评估，了解乳腺 BPE 与乳腺癌风险关联的生物学基础以及乳腺 BPE 变化的临床意义，这有助于制定个性化筛查方案和疗效评估。

（黄　嵘）

二、CEM

（一）定义

对比增强乳腺 X 线摄影（contrast enhanced mammography，CEM）中的乳腺腺体背景实质强化（background parenchymal enhancement，BPE）是指静脉注射对比剂后，在 CEM 图像中显示的纤维乳腺实质的正常增强。

（二）病理基础

CEM 中，乳腺 BPE 的强度与许多因素相关，如乳腺微血管密度和腺体密度。在具有致密型乳腺腺体、绝经前、年轻、未接受内分泌治疗、无乳腺癌个人史的患者中，乳腺 BPE 更高。在月经周期正常的绝经前患者中，乳腺 BPE 的程度在月经周期的第 8～14 天最低。与 MRI 中的乳腺 BPE 类似，CEM 中的乳腺 BPE 也可能是评估乳腺癌风险的指标，与乳腺密度相结合时效能更高。

（三）征象描述

与 MRI 中的乳腺 BPE 一样，对于 CEM 中的乳腺 BPE 的描述应该相对于乳腺纤维腺体实质的数量，而不是整个乳房的体积。同样，按照强化程度的范围将其描述为：a. 极少强化；b. 轻度强化；c. 中度强化；d. 重度强化。

另外，我们须按照双侧乳腺 BPE 的水平和分布情况，描述 CEM 中乳腺 BPE 的对称或不对称。对称的 BPE 表示两个乳房之间的 BPE 水平和分布相似；而不对称 BPE 表示一个乳房的强化范围比另一个乳房更广。

图 5-2-5 显示 CEM 中不同程度的乳腺 BPE。图 5-2-6 显示 CEM 中乳腺 BPE 的对称强化与不对称强化。图 5-2-7 显示 CEM 中的边缘伪影。

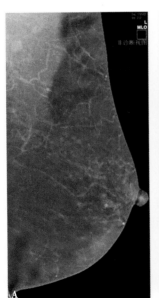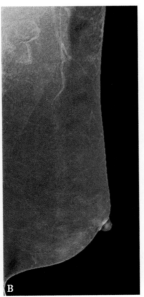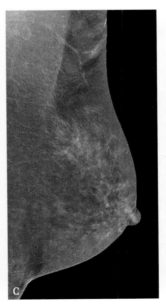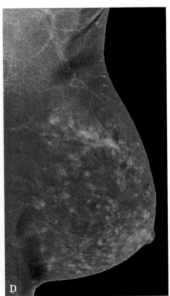

图 5-2-5　CEM 中不同程度乳腺 BPE
A. 极少强化；B. 轻度强化；C. 中度强化；D. 重度强化。

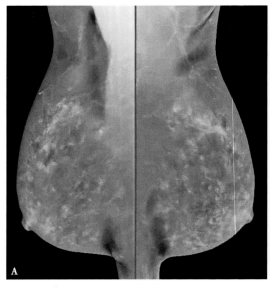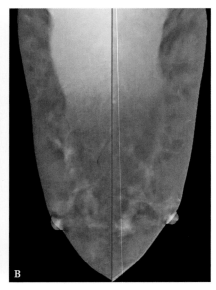

图 5-2-6　CEM 中乳腺 BPE 对称强化与不对称强化

A. 对称强化；B. 不对称强化。

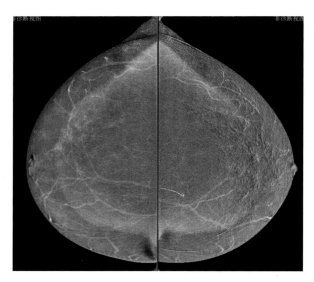

图 5-2-7　CEM 中的边缘伪影

（四）分析思路

第一，明确 CEM 中乳腺 BPE 的定义，掌握不同类型的乳腺 BPE 特征。

第二，区分 CEM 中乳腺 BPE 与重建图像产生的伪影。最常见的伪影被称为边缘伪影，也被称为"乳房内乳房"、光晕伪影或基质伪影。这种伪影是由于在图像采集过程中 X 射线在乳房内发生散射辐射，从而在皮肤表面深处产生的明显的增强晕环。

第三，关注 CEM 中的中度或重度乳腺 BPE。中度或重度的乳腺 BPE 可能与乳腺癌发生风险升高相关，但目前这一观点还需要进一步大数据的证实。另外，在这种情况下要额外关注小的强化异常，任何在 CEM 上强化程度超过乳腺 BPE 的强化灶都不应该被忽视，从而避免 BPE 对小病变显示的影响。

第四，关注 CEM 中不对称的乳腺 BPE。不对称乳腺 BPE 可见于放射治疗后（放射治疗后乳腺 BPE 减低）。若没有已知的原因，则应该对此进行进一步评估，确认其是否代表病理改变，如弥漫性炎症或乳腺弥漫性恶性肿瘤。

第五，关注 CEM 检查与月经周期的关系。MRI 相关研究表明，在月经周期的特定阶段进行研究时，乳腺 BPE 并不影响 MRI 的诊断灵敏度。但作为单纯横断面图像，乳腺 BPE 可能对 CEM 中的乳腺癌检测产生比对 MRI 更大的影响，未来仍需进一步相关研究的证实。

（张立娜）

参 考 文 献

[1] 彭芳芳, 沈坤炜. 中西方女性乳腺密度与乳腺癌发病关系的研究进展 [J]. 中国癌症防治杂志, 2020, 12 (04): 469-474.

[2] 胡从依, 柳杰, 刘佩芳. 数字化乳腺 X 线摄影评估乳腺密度、诊断乳腺癌的研究进展 [J]. 中国医学影像技术, 2015, 31 (10): 1601-1604.

[3] 胡从依, 马文娟, 柳杰, 等. 乳腺密度、年龄与乳腺癌发病风险的关系分析 [J]. 临床放射学杂志, 2022, 41 (11): 2037-2040.

[4] 徐泽园, 曾辉, 秦耿耿, 等. 基于第 5 版乳腺影像报告和数据系统方法评价乳腺密度的一致性研究 [J]. 肿瘤影像学, 2020, 29 (03): 235-240.

[5] 张琦, 宋富桂, 吕哲昊, 等. 致密型乳腺对乳腺癌的影响及其补充筛查 [J]. 放射学实践, 2020, 35 (06): 806-809.

［6］刘静，刘佩芳，李军楠，等. 乳腺癌患者年龄、乳腺 X 线密度与雌、孕激素受体的相关性研究 [J]. 中国医学影像技术，2014，30（11）：1657-1660.

［7］杨帆，孔祥泉. 乳腺密度与乳腺癌风险 [J]. 肿瘤影像学，2013，22（02）：143-145.

［8］EDMONDS C E, O'BRIEN S R, CONANT E F. Mammographic breast density: current assessment methods, clinical implications, and future directions [J]. Semin Ultrasound CT MR, 2023, 44（1）: 35-45.

［9］ACCIAVATTI R J, LEE S H, REIG B, et al. Beyond breast density: risk measures for breast cancer in multiple imaging modalities [J]. Radiology, 2023, 306（3）: e222575.

［10］BODEWES F T H, VAN ASSELT A A, DORRIUS M D, et al. Mammographic breast density and the risk of breast cancer: a systematic review and meta-analysis [J]. Breast, 2022, 66: 62-68.

［11］VOURTSIS A, BERG W A. Breast density implications and supplemental screening [J]. Eur Radiol, 2019, 29（4）: 1762-1777.

［12］HELLER S L, YOUNG LIN L L, MELSAETHER A N, et al. Hormonal effects on breast density, fibroglandular tissue, and background parenchymal enhancement [J]. Radiographics, 2018, 38（4）: 983-996.

［13］MCLEAN K E, STONE J. Role of breast density measurement in screening for breast cancer[J]. Climacteric, 2018, 21（3）: 214-220.

［14］FREER P E. Mammographic breast density: impact on breast cancer risk and implications for screening [J]. Radiographics, 2015, 35（2）: 302-315.

［15］LIENART V, CARLY B, KANG X, et al. Effect of preventive hormonal therapy on breast density: a systematic qualitative review[J]. Scientific World Journal, 2014, 2014: 942386.

［16］A L MOUSA D S, RYAN E A, MELLO-THOMS C, et al. What effect does mammographic breast density have on lesion detection in digital mammography? [J].Clin Radiol, 2014, 69（4）: 333-341.

［17］WANG A T, VACHON C M, BRANDT K R, et al. Breast density and breast cancer risk: a practical review[J]. Mayo Clin Proc, 2014, 89（4）: 548-557.

［18］KMIETOWICZ Z. Breast density on mammography can help assess response to tamoxifen and predict survival, finds study[J]. BMJ, 2013, 346: f2645.

［19］DESTOUNIS S, ARIENO A, MORGAN R, et al. Qualitative versus quantitative mammographic breast density assessment: applications for the US and abroad[J]. Diag-nostics（Basel）, 2017, 7（2）: 30.

［20］LEE C I, CHEN L E, ELMORE J G. Risk-based breast cancer screening: implications of breast density[J]. Med Clin North Am, 2017, 101（4）: 725-741.

［21］YE D M, YU T. The epidemiologic factors associated with breast density: a review[J]. J Res Med Sci, 2022, 27: 53.

［22］LESTER S P, KAUR A S, VEGUNTA S. Association between lifestyle changes, mammographic breast density, and breast cancer [J]. Oncologist, 2022, 27（7）: 548-554.

［23］CHALFANT J S, MORTAZAVI S, LEE FELKER S A. Background parenchymal enhancement on breast MRI: assessment and clinical implications[J/OL]. Curr Radiol Rep 9, 10（2021）. （2021-09-27）[2024-02-21] https://doi.org/10.1007/s40134-021-00386-2.

［24］GIESS C S, YEH E D, RAZA S, et al. Background parenchymal enhancement at breast MR imaging: normal patterns, diagnostic challenges, and potential for false-positive and false-negative interpretation[J]. Radiographics, 2014, 34（1）: 234-247.

［25］ESKREIS-WINKLER S, SUNG J S, DIXON L, et al. High-temporal/high-spatial resolution breast magnetic resonance imaging improves diagnostic accuracy compared with standard breast magnetic resonance imaging in patients with high background parenchymal enhancement[J]. J Clin Oncol, 2023, 41（30）: 4747-4755.

［26］RELLA R, BUFI E, BELLI P, et al. Background parenchymal enhancement in breast magnetic resonance imaging: a review of current evidences and future trends[J]. Diagn Interv Imaging, 2018, 99（12）: 815-826.

［27］LEE C H, PHILLIPS J, SUNG J S, et al. ACR BI-RADS® atlas-mammography contrast enhanced mammography （CEM）a supplement to ACR BI-RADS® mammography 2013[M]. Reston: American College of Radiology, 2022.

［28］MIGLIARO G, BICCHIERAI G, VALENTE P, et al. Contrast enhanced mammography（CEM）enhancing asymmetry: single-center first case analysis[J]. Diagnostics（Basel）, 202, 13（6）: 1011.

［29］WANG S, SUN Y, YOU C, et al. Association of clinical factors and degree of early background parenchymal enhancement on contrast-enhanced mammography[J]. AJR Am J Roentgenol, 2023, 221（1）: 45-55.

［30］SORIN V, YAGIL Y, SHALMON A, et al. Background parenchymal enhancement at contrast-enhanced spectral mammography（CESM）as a breast cancer risk factor[J]. Acad Radiol, 2020, 27（9）: 1234-1240.

第六章 手术或治疗相关的乳腺影像表现

第一节 定位导丝

一、定义

定位导丝（localization guide wire）是指在乳腺X线摄影、B超或MRI等影像学检查的引导下，经皮穿刺、标记乳腺原发病灶或腋淋巴结的一类置入式定位装置，是开展精准乳腺外科手术的重要工具。

二、种类

根据材质，定位导丝可分为磁共振兼容的镍钛合金定位导丝和普通不锈钢丝定位导丝。根据针尖部位的不同形状和角度，定位导丝可分为单钩定位导丝和双钩定位导丝。大部分定位导丝均有内部定位导丝和外部穿刺针鞘的双重设置，在未拔出针鞘的状态下，可多次、反复进行定位操作。

三、定位流程

定位导丝的适用范围包括以下方面：

1. 临床不可触及的乳腺病变的定位，如可疑恶性的细小钙化灶、小肿块、结构扭曲、不对称影及非肿块强化病变（图6-1-1）。

2. 新辅助化疗前放置在瘤床的乳腺或腋窝转移淋巴结定位夹的定位（图6-1-2）。

3. 外伤引起的乳腺异物的定位（图6-1-3）。

定位导丝置入无绝对禁忌证。在中华医学会外科学分会乳腺外科学组发布的临床实践指南中，专家推荐将合并严重全身性疾病、因精神障碍或主观原因而无法配合以及合并严重出血性疾病或凝血功能障碍列为其相对禁忌证。对于定位导丝，一般应在手术前24h进行放置，尽量避免定位导丝在体内停留过长时间，以降低其引起局部感染的风险（图6-1-4）。术前选择合适的影像引导方式，一般采用B超或乳腺X线摄影进行引导，在乳腺X线摄影

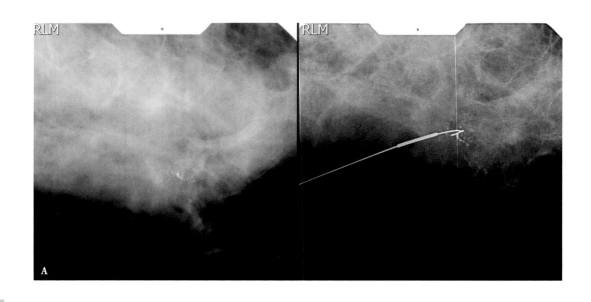

A

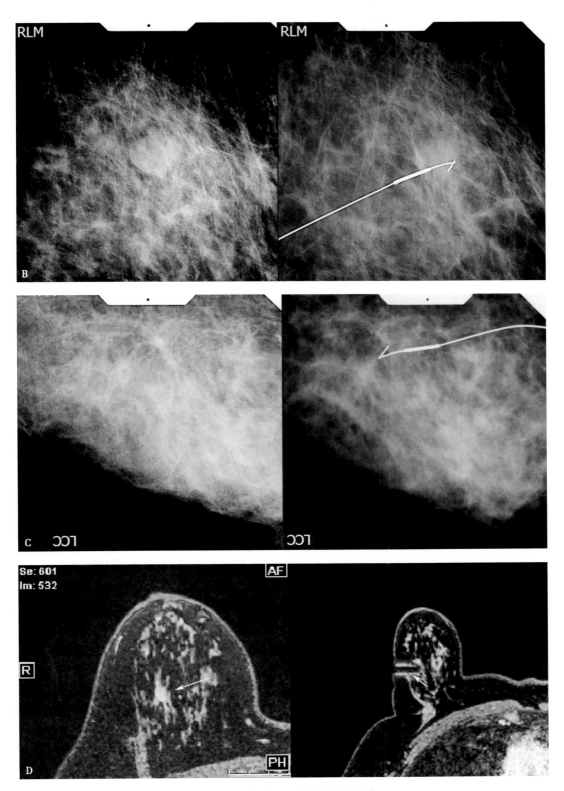

图 6-1-1 临床不可触及的乳腺病变

A. 细小钙化灶三维定位；B. 小肿块三维定位；C. 不对称影三维定位；D. 非肿块强化 MRI 引导下三维
定位（长箭头所指为非肿块强化病灶；短箭头所指为定位导丝）。

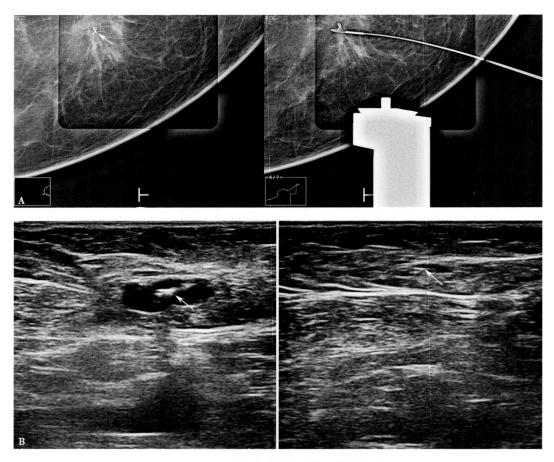

图 6-1-2 乳腺或腋窝转移淋巴结定位夹

A. 新辅助化疗后乳腺瘤床定位夹三维定位（左图为瘤床内定位夹，右图为定位针放置于定位夹旁，箭头所指为定位夹）；B. 新辅助化疗前、后腋淋巴结定位夹（箭头所指为定位夹）。

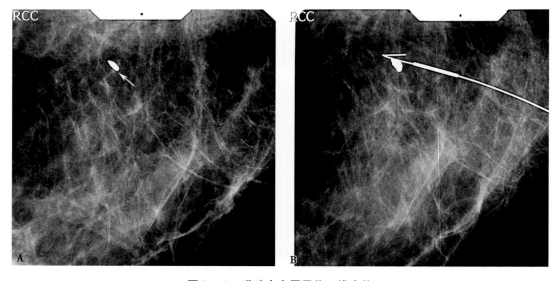

图 6-1-3 乳腺内金属异物三维定位

A. 金属异物；B. 定位针放置于金属异物旁，箭头所指为金属异物。

引导下应尽可能采用三维立体定位（图 6-1-5），以提高对于病变的精准定位能力。当病变范围较大时，可置入多个定位导丝，以确定病变范围。放射科医生应与外科医生充分沟通，定量描述患者采取仰卧位时定位导丝针尖与目标病变的距离以及针尖与皮肤的距离，拍摄术前定位导丝图像，确认定位导丝位置。手术切除病变后须再次进行影像摄片以确认病灶和定位导丝均被完整取出（图 6-1-6）。在使用定位导丝的情况下，完整切除病变组织的成功率为71%～87%。

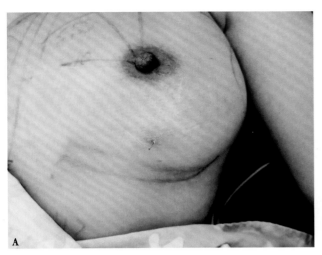
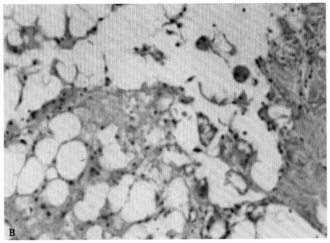

图 6-1-4　定位导丝放置 5d 后局部感染

A. 定位区域局部皮肤红肿外观；B. 定位区域皮下炎细胞浸润，肉芽组织形成。

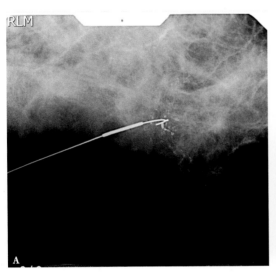
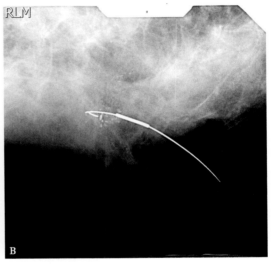

图 6-1-5　乳腺 X 线摄影引导下三维定位（±15°）

A. 导丝三维定位（+15°）；B. 导丝三维定位（−15°）。

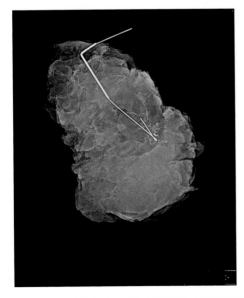

图 6-1-6　手术切除标本及定位导丝术后摄影片

四、定位导丝置入的并发症及其影像表现

置入定位导丝后可能出现的并发症包括定位部分局部疼痛、血肿形成、血管迷走性晕厥、非目标组织切除。另外，放射科医生在定位时一般采取最短路径原则，而外科医生的理想手术切口部位不一定与之完全一致，一些外科医生选择将手术切口与定位导丝入口点分开，将导丝抽离至皮下，沿导丝在皮下分离乳腺组织至针尖；而另一些外科医生则选择将手术切口定位在导丝上方，直接切除病变、定位导丝及其周围部分皮肤组织。因此，术中导丝牵拉以及移位可能导致部分金属丝碎片残留在乳房中（图 6-1-7），这也是置入定位导丝后可能出现的并发症。因此，对术后标本 X 线片中定位导丝的完整性

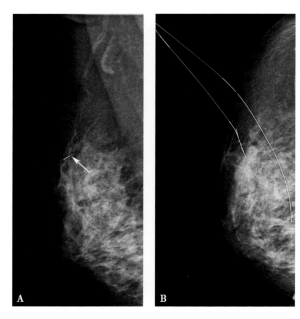

图 6-1-7 定位导丝断裂

女性患者，42 岁，右乳肿块术前 X 线摄影引导导丝定位，退出穿刺针的过程中发现导丝随穿刺针退出，导丝头折断并留在乳腺内（A 图，箭头所指为残留导丝）。遂行二次肿块及残留导丝定位（B 图）。

描述，对手术很重要。定位导丝的移位可能会影响乳腺目标组织的切除。导丝如果移位到乳房之外则可能会导致受累组织损伤，有文献报道，导丝移位到胸腔可导致气胸，导丝移位到心包可导致迟发性心脏损伤。对于胸前有假体等植入物的患者，导丝的放置也可能会引起植入物的破裂。

（蒋燕妮）

第二节 乳房假体

一、定义及概述

乳房假体（breast implant）是指在乳房整形手术中被放置于乳腺内的一些异体外源性组织材料或自体组织，假体植入可在很大程度上改善乳房组织外形、重塑形体美，从而满足健康女性对美的需求，提升其对身体形象的满意度和社会心理学的幸福指数，对性健康也能产生积极的影响。对于肿瘤患者，乳房假体可被用于在乳腺切除术后的即时或延时的乳房重建术中，即通过填充假体来弥补患侧乳腺的组织缺失、改善乳房形态，同时提高患者生存质量，提升其生活信心。乳房假体从临床问世至今，不断更新、迭代，其材质包括了植入式和注射式的所有外源性人工材料，从早期的石蜡、海绵、液体油、聚

氨酯、聚丙烯，到现阶段的硅凝胶、盐水囊、人工合成网片等，以及一些自体组织、生物材料，如自体脂肪、自体肌皮瓣、脱细胞真皮基质、透明质酸、胶原蛋白等。早期的一些假体材料，如聚丙烯酰胺水凝胶（PAAG），由于临床安全性问题，目前已经被全面禁用。

植入式乳房假体有多种腔型，可以为单腔的、双腔的或多腔的。单腔假体中最多见的为硅凝胶假体和盐水囊假体。双腔假体多为硅凝胶和生理盐水的组合，其可以是外腔盐水加内腔硅胶的标准双腔假体，可在假体植入时根据需要改变外腔盐水囊袋的充注程度而调整假体大小；双腔假体亦可以是外腔硅胶加内腔盐水的不可调整大小的反向双腔假体，或是双腔硅凝胶假体、双腔盐水假体。多腔型假体一般为三腔假体，可在不同腔内放置不同的假体材料，通常为硅胶的内腔、中腔加盐水外腔，对于此类型假体，目前也已不再常规使用。目前临床应用最广泛、效果得到肯定的是单腔硅凝胶假体。

放置植入式乳房假体的位置可以在胸肌前（乳房后间隙）和胸肌后，胸肌前植入式更常见。采用胸肌后植入的方式时，由于胸肌产生的较大压迫力伴随假体包膜随时间推移所发生的包膜硬化、挛缩等改变，故发生假体破裂的风险较高，但假体破裂后，由于胸肌的限制，假体的内容物也不易在周围组织中游走和扩散；采用胸肌前植入的方式时，在假体破裂后，由于缺乏胸肌屏障，假体的内容物可以扩散、游离至周围腺体组织、乳房皮下、腋窝、淋巴结，甚至扩散到颈部、胸 / 腹壁、手臂等部位。注射式乳房假体是指一些半流体材料如石蜡、液体油、凝胶、自体脂肪细胞，其无固定形态，须用注射器注入至乳腺实质，根据术前美学方案决定注射位置及平面，注射位置及平面一般多位于腺体后方的乳房后间隙，注入腺体后方的假体局限性分布或弥漫性扩散，较植入式假体而言，更易发生广泛的移位，可播散至腋窝、胸肌、胸肌下、胸壁、腹壁、腹股沟，甚或向胸腔内延伸。

二、临床与病理

乳房假体在作为外源性异物进入体内后，会引起机体对异物的免疫排斥反应，引起一些早期的并发症，如假体周围少许积液，局部可形成血清肿、血肿，随着时间延长可被逐渐吸收。需注意的是，对于一些假体周围出现的范围较大的迟发性血清肿，须排除假体相关性间变性大细胞淋巴瘤（BIA-

ALCL)的可能。假体植入后,在大部分情况下并不会有临床症状,但随着假体植入时间变长,其在假体包膜发生挛缩的情况下可引起疼痛,且疼痛随着包膜挛缩程度变强而加重。当假体合并炎症、感染时,也可伴有不同程度的疼痛甚至发热症状,此时假体周围积液增多,可形成脓肿,假体包囊增厚,周围乳腺组织伴有化脓性炎和炎性坏死,临床可表现为患侧假体突然增大、乳腺组织增厚、皮肤红肿等。当假体破裂、游离而形成异物性假瘤时,临床可扪及界限不清肿块,可伴局部压痛和疼痛,其甚至可引起乳房硬化、变形,并且可伴有同侧腋淋巴结的反应性增生和肿大,临床易误诊为乳腺癌,需要影像学检查来加以鉴别。

在病理组织学上,上述病变主要表现为假体周围发生慢性炎症反应,富含巨噬细胞,发生局部纤维组织增生、胶原化及瘢痕形成,在假体周围形成一层纤维包囊,囊壁可伴发营养不良性钙化。注射式假体周围可发生类似的组织学反应,假体位置较局限的情况下可形成注射物周围的完整包囊,假体分布较散在的情况下可形成多发纤维包囊及分隔。植入式假体的纤维囊发生破裂后,假体游离至周围组织间隙,形成异物性假瘤,在镜下表现为在组织中游离的硅凝胶进入乳腺导管和小叶腺腔,被组织细胞和多核巨细胞吞噬入细胞质中。由于机体反应性不同,其可引起周围组织坏死和急性炎症反应,局部中性粒细胞和嗜酸性粒细胞浸润;也可形成淋巴浆细胞、泡沫细胞、异物巨细胞聚集合并纤维肉芽组织增生、包裹的慢性炎症,即硅胶肉芽肿。注射式假体可在乳房内多区域形成异物性炎症反应,发生弥漫性肉芽肿合并纤维化。若为自体脂肪植入者,则可伴脂肪组织的变性、出血和坏死。

三、影像评估

(一)植入式假体

植入式假体多呈半球形或水滴形,是一种有完整硅胶包膜的弹性囊袋,囊袋容纳的假体材料多是硅凝胶和盐水,其中单腔硅凝胶假体是目前临床应用最广泛的假体类型。假体植入人体后,随着时间的推移,其包膜发生挛缩、硬化和破裂的风险会相应增高,有研究显示假体破裂的中位时间是8~11年。影像学检查是评估假体外形异常、包膜形态与完整性、是否伴有破裂的主要手段,大部分假体破裂并无临床症状,仅在影像学检查时被发现。

假体破裂分为囊内破裂和囊外破裂,囊内破裂是指假体包膜本身的破裂,而其纤维外囊并未破裂,形成了假体与腺体组织之间的有效屏障,可限制囊内破裂后硅凝胶向周围组织间隙的流动。囊外破裂是指假体包膜和纤维外囊均发生破裂,硅凝胶流出至周围腺体组织,这会引起机体对异物的炎症反应。通过影像评估囊外破裂的符合率要高于囊内破裂。

1. 影像征象

(1)乳腺X线摄影:对于植入式假体的乳腺X线摄影筛查和诊断,须通过标准投照体位(常规MLO位+CC位)及假体移位的投照体位(Eklund操作)的影像共同评价,对于后者,须将腺体推向前方,将假体推向后方,将假体置于投照范围以外进行摄片,可增强腺体组织的可视性,利于发现腺体组织内的病变,但仍然须注意到部分腺体实质依然无法显示,尤其对于胸肌前假体植入者而言更是如此。若为DBT,则须在假体移位的投照体位下完成。

在乳腺X线摄影上,硅凝胶假体和盐水假体的表现有所不同。盐水假体表现为半透明的稍高密度影,硅胶包膜显示为线样更高密度影,多可见到灌注阀门影。硅凝胶假体表现为均匀一致的半圆形高密度影,位于胸肌前或胸肌后,在常规MLO位图像上可清晰显示(图6-2-1)。假体包膜上有时可见钙化。有包膜挛缩者,其假体形态会变圆,但由于压迫体位改变了假体原来的外观形态,故采用此检查方法时对于外形异常、包膜形态改变的评估并不可靠,也无法观察囊内异常及破裂,只有在发生囊外破裂、发现囊外游离假体时可准确判断,囊外破裂

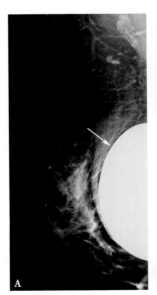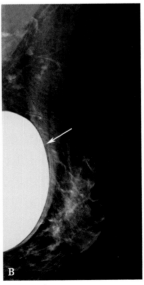

图6-2-1 硅凝胶假体植入胸肌后方的乳腺X线摄影表现(MLO位)

A. 右乳MLO位;B. 左乳MLO位;箭头示硅凝胶假体。

表现为假体周围腺体内、腋窝、淋巴结等处的囊外硅凝胶结节，但须结合临床病史，除外前次假体植入破裂后或前次注射后的残留，部分囊外硅凝胶结节处可见环形钙化形成。

对于假体本身的评估，乳腺 X 线摄影并不是常规推荐的方法，这是因为进行乳腺 X 线摄影时须在压迫体位下完成乳腺组织的摄影，采用常规投照体位时，操作过程中压力使用不当会增加假体破裂的风险。

（2）乳腺超声检查：超声检查无法被用于评估整个假体的形态异常，但可被用于评估假体的包膜完整性，且多应用于植入硅凝胶假体者。对于盐水囊植入者，一般无须用超声检查来评估假体完整性，假体破裂后溢出的盐水能很快地被机体吸收。硅凝胶假体在超声下表现为腺体后方均匀一致的无回声或低回声区，完整的假体包膜表现为与假体低回声区界面平行的连续线样回声，包膜下假体回声前部可出现条带样反射伪影。假体囊内破裂时，其在超声检查中可表现为较具有特征性的"阶梯征"（图 6-2-2），包膜下出现不规则的多发回声线是主要表现，代表了假体包膜破裂的界面，有时伴随假体低回声区内出现异常高回声的征象。但有时完整假体的包膜皱褶亦可表现为复杂回声，与不典型的包膜破裂难以鉴别。假体囊外破裂在超声图像上可表现为硅凝胶流出至周围腺体组织、腋下、淋巴结内及其他部位，形成囊外硅凝胶结节播散，表现为与异物肉芽肿相关的低回声结节或假体 - 腺体界面的扭曲、塌陷，其最具特征性表现的则是假体以外部位出现呈"暴风雪"征象的高回声结节（图 6-2-3），此征象对于囊外硅凝胶的识别有很高的灵敏度和特异度。

（3）乳腺 MRI：乳腺 MRI 是较乳腺 X 线摄影、乳腺超声检查而言能更准确地评估假体的方法，用 MRI 单纯评估假体时可仅扫描平扫序列，若同时观察周围乳腺腺体组织则须加以扫描增强序列。盐水囊及硅凝胶囊在 MRI 上均表现为 T_1WI 低信号、T_2WI 高信号，生理盐水的 T_2WI 高信号高于硅凝胶，并且盐水囊假体处可见到灌注阀门和连接通道，两种假体外均可见到 T_2WI 低信号的纤维包囊影，假体周围可见少许条片样长 T_2 信号积液，属正常表现，当出现大量积液时，提示假体异常或病理改变。T_1WI 脂肪抑制增强序列中，假体呈低信号，完整的纤维包囊表现为缓慢持续的线样环形强化。

MRI 可被用于评估假体整体形态、假体包膜异

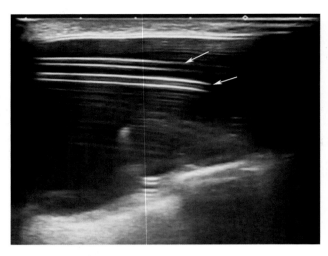

图 6-2-2　硅凝胶假体植入者囊内破裂"阶梯征"（箭头）超声表现

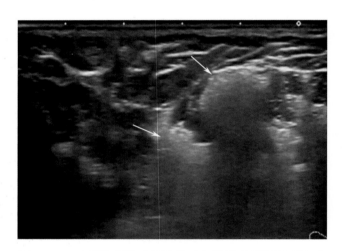

图 6-2-3　硅凝胶假体破裂囊外硅凝胶结节"暴风雪"征象（箭头）超声表现

常、是否存在囊内破裂或是否存在囊外破裂。当纤维包囊某处出现薄弱时，其在 MRI 上可表现为双侧假体形态失对称，薄弱处局部假体形态外凸，形成疝囊样改变。对比患者之前的 MRI 图像以观察假体形态的动态变化，当假体发生包膜挛缩时，可见到假体形态变圆，有些病例中的纤维包囊增厚也与一定程度的包膜挛缩相关。假体表面也可见到一些皱褶，属正常表现（图 6-2-4），但当其表现复杂时须与囊内破裂相鉴别。

通过 MRI 对囊内异常进行评估时主要观察以下征象：

1）放射状皱褶：出现在假体边缘的一些放射状排列的皱褶，多为正常现象，但当其表现复杂时可能与囊内破裂相关（图 6-2-5）。

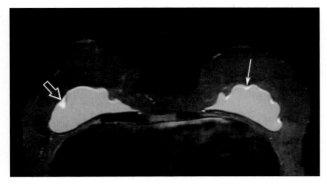

图 6-2-4　假体表面 MRI 表现

正常出现的皱褶（箭头）和假体周边少许积液（空心箭头）。

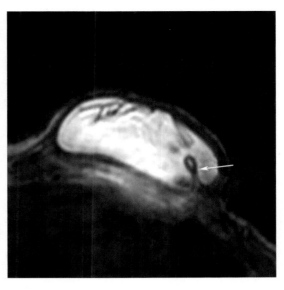

图 6-2-6　MRI 显示假体包膜"锁孔征"（箭头）

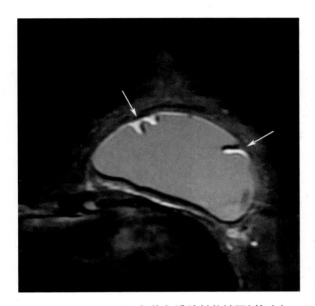

图 6-2-5　MRI 显示假体包膜放射状皱褶（箭头）

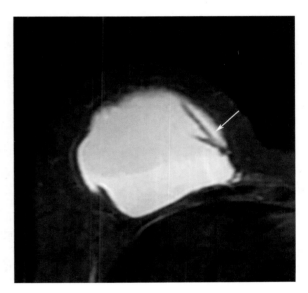

图 6-2-7　MRI 显示假体包膜"包膜下线"（箭头）

2）锁孔征：假体边缘出现线样锁孔样皱褶区，这可能代表包膜的不全破裂，即假体流出包膜后积聚在皱褶内，也有可能仅是假体渗漏，此征象对于诊断囊内破裂并不完全可靠，但可提示有囊内破裂的可能（图 6-2-6）。

3）包膜下线：其是一条位于纤维包囊下且平行于纤维包囊的低信号线，且有较大范围沿着假体轮廓的延伸，它代表了轻度的囊内破裂（图 6-2-7）。

4）意面征：假体内出现多条弯曲的低信号线，形似面条，代表假体包膜的完全性破裂，是诊断囊内破裂的最可靠的征象（图 6-2-8）。

通过 MRI 对囊外破裂进行评估时主要可观察到以下征象：

1）假体变小，轮廓变形与局部塌陷。

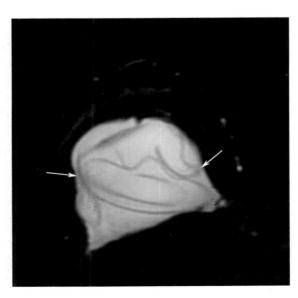

图 6-2-8　MRI 显示假体包膜"意面征"（箭头）

2）囊外假体结节，即假体周围出现类似信号的游离假体结节，可出现在腺体实质、腋下、腋窝淋巴结内、内乳淋巴结内及其他部位（图6-2-9），MRI是检测小游离病灶的最灵敏的技术。须注意的是，假体未出现囊外破裂时出现囊外游离假体，可能与前次假体植入病史相关。

3）囊外破裂有时可伴有破裂一侧腋淋巴结的肿大，这代表发生了反应性淋巴结炎。

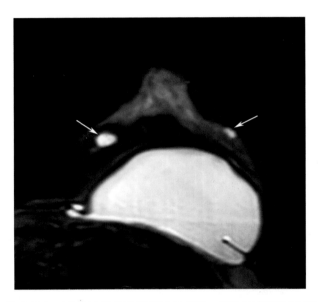

图6-2-9　MRI显示假体包膜未见塌陷，假体前方见囊外硅凝胶结节（箭头），可能与前次植入史相关

2. **鉴别诊断**　完整的植入式假体在乳腺X线摄影、超声检查和MRI中均明显表现为有异于腺体实质的征象，无须鉴别。当假体发生囊外破裂，假体流出至腺体实质时，其征象有时须与乳腺实性病灶相鉴别。囊外假体结节在乳腺X线摄影上表现为高密度、清晰的圆形肿块，边界光整，当形成炎性肉芽肿时，边缘可变毛糙并可见环形钙化，但结节密度明显高于绝大多数良、恶性病变，结合病史不难诊断，但结节周围形成较细小钙化时，须注意排除其合并了恶性病变如乳腺导管原位癌的可能。在超声图像上，囊外假体结节除形成典型"暴风雪"征象外，有时表现为腺体实质内的低回声结节，合并炎症时，结节边缘可欠光整，但结节回声较一般实性病灶回声更低，且不能探及较丰富血流信号等特征可以帮助鉴别。乳腺MRI是能准确鉴别囊外假体结节和腺体内病灶的检查方法，囊外假体结节表现为在所有序列中与假体均呈相同信号，且在增强扫描中多无强化，小部分囊外假体结节外形成炎性包裹时可见少许环形强化，而腺体内实性

病灶多有不同程度的强化且其平扫信号与假体信号不同。

（二）注射式假体

注射式假体是指一些半流体材料，如水凝胶、经过特殊处理的自体脂肪或一些硅凝胶与合成胶原蛋白的混合物，其可被通过注射方式注入乳腺实质从而达到改善乳房外形的目的，注射位置多位于腺体后方的乳房后间隙，由于机体对异物的反应性有差异，故注射物周围和内部可形成不同程度的纤维包裹，导致注射物局限或弥漫分布，自身免疫性反应较强烈的个体可在术后较早期形成假体周围的纤维包囊，其可起到限制流动性假体播散的作用。部分个体的低反应性和假体本身的半流体属性，可使假体发生较大程度的移位，假体可扩散至腺体实质、乳腺皮下、腋窝、胸肌、胸壁、腹壁等处。影像学检查可清晰显示假体周围的这些反应性改变，明确假体的播散范围和程度。

1. **影像征象**

（1）乳腺X线摄影：注射式假体在乳腺X线摄影上表现为腺体后方大团状致密肿块或乳腺实质内的多发圆形、不规则形致密肿块，硅凝胶密度较高，水凝胶呈中等致密，自体脂肪假体为清晰、透亮的肿块，大小不一，直径多小于5cm，多合并粗大的营养不良性钙化或环形钙化，有时可见局部结构扭曲（图6-2-10）。当钙化较细小且呈集群分布时，须与恶性病变相鉴别。

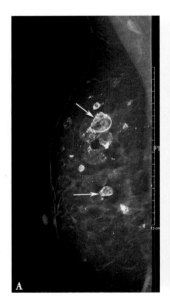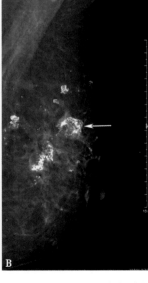

图6-2-10　自体脂肪植入者乳腺X线摄影显示积油囊肿合并粗大环形钙化（箭头）

A. 右乳MLO位；B. 左乳MLO位。

（2）乳腺超声检查：注射式假体在超声声像图上表现为腺体后方或腺体实质内的多发异常回声团，根据假体材质不同，其可表现为低回声或稍高回声，水凝胶类假体的回声较低，自体脂肪可呈高或低回声，边界清晰，与乳腺 X 线摄影上的积油囊肿对应（图 6-2-11），硅凝胶结节可表现为典型的"暴风雪"征象，当假体周围形成明显纤维化并伴钙化时，其征象不易与腺体内实性病灶相鉴别，往往须联合乳腺 MRI 来明确诊断。

（3）乳腺 MRI：乳腺 MRI 可显示腺体后方或腺体实质内的多发异常信号肿块，水凝胶和硅凝胶类假体均表现为 T_1WI 低信号、T_2WI 较高信号，水凝胶类假体信号更高，硅凝胶类假体在液体抑制 STIR 序列上的显示最为灵敏，自体脂肪表现为类脂肪信号，在 T_2WI 脂肪抑制序列中呈低信号，上述假体在增强序列中均无强化，在形成异物肉芽肿且周围有纤维化包裹时，其可表现为缓慢渐进性的环形强化，脂肪坏死可表现为明显的多发环形强化。若合并粗大钙化则可见到假体周围的点片状 T_1WI 低信号、T_2WI 低信号影，此时往往须通过阅读乳腺 X 线摄影片来印证判断。此外，MRI 还可被用于较全面地判断假体在腺体内及其他邻近部位的播散程度，部分假体向后浸润胸肌、胸壁的病例可在 MRI 上被清晰观察到，其表现为胸肌层次不清并夹杂多发大小不等的团片状类假体信号（图 6-2-12），播散至腋淋巴结部位的假体，其信号也能在 MRI 上被识别。

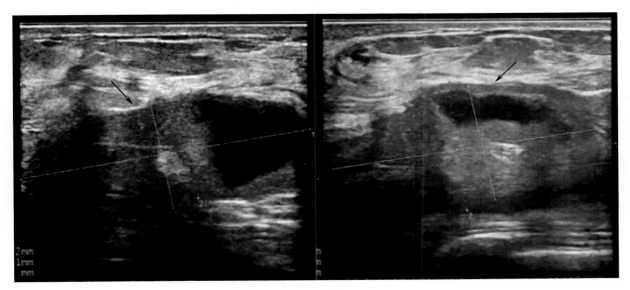

图 6-2-11　自体脂肪植入者超声声像图显示边界清晰的混杂回声结节（箭头）

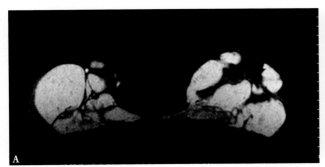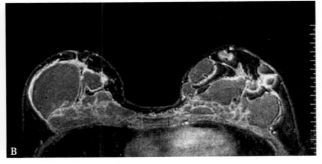

图 6-2-12　假体播散至腺体及胸肌

A. 假体播散至腺体及胸肌，T_2WI 脂肪抑制图像；B. 假体播散至腺体及胸肌，T_1WI 脂肪抑制增强图像。

2. **鉴别诊断**　在病史明确的情况下,植入术后早期的假体表现为边界清晰的团块,往往无须鉴别。但随着时间进展,假体结节易扩散至腺体内,且可形成纤维化包裹的肿块,有时边界不规则且合并钙化,周围组织纤维化反应明显的病例中可见相应部位的结构扭曲,在影像上须与腺体内实性肿块尤其是恶性肿瘤如浸润性导管癌、浸润性小叶癌等相鉴别,假体结节一般播散范围广,形成弥漫性纤维化合并肉芽肿,多呈双侧对称性,同时,其并发钙化较粗大,与恶性病变的表现有所不同,尤其在 MRI 影像上可作出明确诊断。此外,假体结节合并多发营养不良性钙化时,其诊断须结合临床是否有创伤史、放疗史等病史来考虑。

四、假体合并肿瘤

在运用各种影像学检查手段评估假体的同时也要关注乳腺腺体实质,近来,对于与乳房假体相关的肿瘤的报道越来越引发关注,这些肿瘤性病变包括了假体相关性间变性大细胞淋巴瘤、乳腺纤维瘤病及乳腺癌(图 6-2-13)。假体相关性间变性大细胞淋巴瘤最常表现为迟发性的假体周围血清肿,其最常见的症状为局部肿胀,可伴局部疼痛、瘙痒、皮疹、发热等。对于有上述症状者,可行超声检查、乳腺 MRI 和局部穿刺抽液来明确诊断。假体伴发乳腺癌的病例也时有报道,虽然假体植入并不增加乳腺癌发生的风险,但其会干扰乳腺癌的早期诊断,有荟萃分析显示,有假体植入史的女性在确诊乳腺癌时往往具有更晚的临床分期,所以对于这部分女性,尤其是伴有乳腺癌高危因素的人群,在评估假体的同时对腺体内可疑病灶进行排查也是影像学检查的重要内容,但须注意,这部分患者扫描乳腺 MRI 时,不同于单一假体评估,须加扫增强序列,通过 MRI,在明确植入物破裂的同时能发现早期的恶性病变。对于假体合并的乳腺癌的影像评估,具体参照前述"乳腺影像学征象及良恶性鉴别分析"章节。

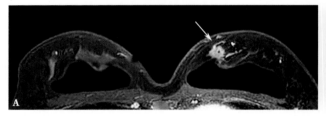
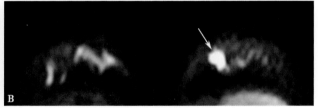

图 6-2-13　硅凝胶假体植入者左侧乳腺发现浸润性导管癌(箭头)
A. T_1WI 脂肪抑制增强图像;B. 弥散加权成像。

五、影像学检查推荐

美国食品药品监督管理局(FDA)建议接受假体植入者在假体植入术后 3 年行一次基线 MRI 并在之后每两年进行一次 MRI 评估。目前,美国 ACR 尚未有对假体破裂进行常规监测的影像学检查推荐建议。乳腺 X 线摄影、超声检查和 MRI 三种影像学检查手段中,在假体评估方面,超声检查和 MRI 优于乳腺 X 线摄影。乳腺 X 线摄影由于技术本身的限制,会遮蔽部分腺体实质,导致检查灵敏度下降,且对于假体囊内破裂无法识别,故并不被常规推荐用于植入式假体评估,但对于植入注射式假体的患者,仍然建议进行乳腺 X 线摄影检查。由于 X 射线对细小钙化的诊断具有高灵敏度和高特异度,故这项技术在假体植入者的乳腺癌早期筛查和诊断中仍被视为一种重要的方法。超声检查可显示假体的囊内破裂和囊外破裂,相较于 MRI,其对囊内破裂的诊断略显不足,且无法对植入式假体行整体形态评估,此外,若为注射式假体,则当其合并炎性肉芽肿和钙化时在超声检查中易被误诊为恶性病变。超声技术对操作者依赖较大,但优在简便易行、价格不高,是目前被用于假体评估的一种重要方法。乳腺 MRI 平扫序列即可清晰显示假体的位置、形态、纤维包囊完整性,还可鉴别囊内破裂和囊外破裂,能为下一步临床干预提供精准的指导,联用增强序列时能同时显示早期恶性病变,对超声影像上容易被误判为恶性病变的异物肉芽肿性病变能准确地鉴别,是目前评估假体的最优选影像学检查。

(张 嫣)

第三节 乳腺皮瓣

一、皮瓣定义

皮瓣（flap）是具有血液供应的皮肤及其附着的皮下脂肪，通过手术从身体的一个部位转移到另一创面，被用于修复缺损或重建组织，常被用于乳房重建或胸壁修复手术。常见的乳腺皮瓣包括以下种类：腹壁下动脉穿支皮瓣（deep inferior epigastric artery perforator flap，DIEP）、横行腹直肌肌皮瓣（transverse rectus abdominis myocutaneous flap，TRAM）、腹壁下浅动脉穿支皮瓣（superficial inferior epigastric artery perforator flap，SIEP）、背阔肌肌皮瓣（latissimus dorsi myocutaneous flap，LDM）、臀下动脉穿支皮瓣（inferior gluteal artery perforator flap，IGAP）、臀上动脉穿支皮瓣（superior gluteal artery perforator flap，SGAP）、股深动脉穿支皮瓣（profunda artery perforator flap，PAP）、外侧肋间动脉穿支皮瓣（lateral intercostal artery perforator flap，LICAP）等。

二、临床意义

不同类型的皮瓣都可被用作重建一个形状、大小、轮廓、位置等特点都与健侧乳房相似的新乳房。最佳的皮瓣供区在腹壁，下腹部皮肤和皮下脂肪的柔软度非常适合乳房再造，而且该供区术后形态和功能的缺损也最小。DIEP是穿支起自腹壁下动脉、穿过腹直肌浅出后可切取的皮瓣。制备DIEP时所切取的组织仅包含皮肤和皮下脂肪，DIEP是TRAM的改良与发展，其在器官再造与创伤修复方面显示出许多优点，采用该皮瓣时，将腹壁下动脉穿支从腹直肌中分离出来，从而保留了腹直肌和腹直肌鞘前壁的完整性，且不损伤腹直肌的运动神经，大大减轻了对腹前壁结构的功能损害并减少了供区并发症的产生，DIEP是在自体组织乳房再造术中应用最多的一种皮瓣。腹壁下动脉穿支血管在形态、粗细和分布上都有很大的个体差异，甚至在同一个患者腹壁的左、右两侧也有不同。由于这些血管的解剖学位置并不固定，所以在术前对患者整体腹壁血管的解剖分布进行评估至关重要。在乳房再造术的术前供区评估中，多种影像技术能提供腹壁供区的解剖图像，尤其是CT血管成像（computed tomography angiography，CTA），可被用于评估主要血管的直径、分布、位置、走行及其附属的穿支血管。在术前对供区穿支血管的评估中，影像技术起到了举足轻重的作用。

三、影像价值

选择最佳穿支血管时须考虑的包括下列因素：首先是血管的大小，血管内径越大，其越适合作为供血血管，评估血管口径应在筋膜浅面进行；其次是血管的位置，越靠近中线的血管越好；再次是须评估穿支血管的走行，肌旁血管比肌内血管更理想，如果选用肌内穿支血管，则应尽量选用在肌内走行距离较短的血管；最后是评估穿支血管在皮下组织内的分支。通过评估以上几个因素，选择最合适的穿支血管作为皮瓣血供。

腹壁下动脉穿支皮瓣是自体组织乳房再造术中最常用的一种，其术前影像资料评估须遵循一系列步骤。第一步是选择最佳的穿支血管并评估穿支血管与周围肌肉的关系，评估穿支血管在哪个层面穿透筋膜，判断穿支血管与腹壁深部血管系统及浅表血管系统之间的关系。以上影像信息有助于外科医生在患者的体表标记出穿支血管穿透筋膜进入皮下组织处所对应的准确位置。

四、影像评估

1. **CTA** 结合横断位图像、矢状位图像、冠状位图像以及CTA 3D重建图像，能够直观地显示皮下组织中的穿支血管的分布，以及其与腹壁深部血管的关系。目前，CTA被称为术前评估DIEP的"金标准"。CTA能分辨软组织平面，清晰显示腹壁下动脉穿支在皮下组织、筋膜下及肌内的走行路径，检测符合率达99.6%。CTA数据经三维重建后，可被用于对穿支进行深筋膜上、下层面的评估（图6-3-1）。穿支的选择标准从以往单纯考虑选择具有粗大管径的穿支，转变为选择那些即使管径相对较细、但在深筋膜上的皮下组织内有更广泛分布的穿支，这些穿支的血供能营养至皮瓣更远端。而深筋膜下的穿支走行特点可帮助医生了解穿支的位置并便于解剖穿支的位置，还可帮助医生了解穿支相互交通的情况，以判断是否适合携带多个穿支并评估可切取血管蒂的长度。

2. **超声检查** 手持多普勒超声（hand-held Doppler sonography，HHD）通过多普勒探头发射超声并检测反射超声来记录红细胞的运动、判断血管的位置，医生应在患者体表有回馈信号的地方用笔标记。该检查方法操作方便，可在术中探测、确定穿支位置。

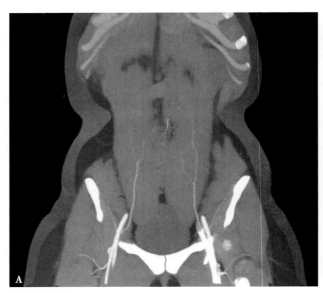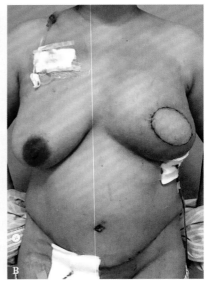

图 6-3-1 通过 CTA 对腹壁下动脉穿支的评估

A. CTA thin-MIP（CTA 薄层最大密度投影）重建显示腹壁下动脉穿支；B. 同一患者腹部游离皮瓣左乳整形术后。

HHD 的优点在于无创、费用较低、体积小而便于携带、易于执行检查，对探头消毒处理后可将其用于术中检查。HHD 的缺点是其只能被用于穿支的体表定位，8MHz 的探头只能探测深度不超过 20mm 的穿支血管，当皮肤和皮下组织的厚度超过这个数值时，检测的信度就会降低，故其不适合用于肥胖患者。HHD 无法显示穿支的管径大小、走行、血管蒂长度及来源，且不能生成便于以后存储和检索的血管系统及其周围解剖结构的三维图像，这使得手术中难免会扩大切口、探查穿支，从而加重供区损伤，延长手术时间。

彩色多普勒超声检查（color Doppler ultrasonography，CDU）可提供血流动力学信息，从而使医生能判断血管质量和是否有病变；CDU 可检测管径大于 0.5mm 的穿支，检测符合率在 90.0% 以上。但 CDU 探头的探测面积有限，其提供的血管信息是节段性的，而不能提供完整、范围较大的血管周围结构的信息。彩色多普勒超声检查比普通的多普勒超声检查更可靠，它能辨认和定位主要的穿支血管。彩色多普勒超声检查有很高的灵敏度，能够提供血管管径的信息和主要血管及穿支的血流信息。它还可以动态监测血流情况。当然，血流情况不能恒定地反映出穿支血管的管径大小。对于由动脉粥样硬化、既往外科手术或血管疾病、血管先天畸形或解剖位置变异所造成的血管损害，可借助彩色多普勒超声检查做出诊断。CDU 具有无创、费用低、操作便捷、能够测量血流动力学信息、有利于在基层医院推广

等优点。其缺陷在于不能提供完整血管解剖结构的二维或三维图像，无法在术中提供实时的影像资料。此外，其操作比较耗时，患者长时间维持同一个姿势而感到不适。另外，此种操作在很大程度上依赖于影像医生，其要求操作者必须对穿支皮瓣手术有充分的了解。

三维超声造影（three-dimensional contrast-enhanced ultrasound，3D-CEUS）技术是在三维超声成像的基础上，应用二代超声对比剂的血流示踪作用，增强组织器官内血流的散射信号强度，以提高超声对组织器官中细微结构的分辨能力和对局部组织血流信号的检测能力并反映血流灌注情况的。高频 2D 和 3D 超声成像可有效探查到内径≥0.5mm 的微细穿支血管，并且能准确显示其解剖位置、走行、长度及管径，还可测量其血流动力学参数，3D 超声成像较 2D 超声成像而言，可更准确地显示穿支血管的走行方式、长度及分支情况。

3. 磁共振血管成像（magnetic resonance angiography，MRA） MRA 在评估穿支口径、穿支在肌内的走行、穿支与供区静脉的连接方式以及 DIEP 穿支类型方面的能力接近于 CTA，但其空间分辨率不如 CTA，采用此方法时，会出现在动脉显影峰值时静脉也显影的情况。MRA 可作为有 CTA 禁忌证的患者术前评估穿支情况的第二选择。MRA 对于腹壁下动脉穿支皮瓣的术前定位的准确度与 CTA 相比，并无统计学上的差异，但是 MRA 的空间分辨率不如 CTA，相比于 CTA 的高分辨率，MRA 只

能识别直径为 1mm 及以上的血管。MRA 中，扫描时间控制不理想时，在动脉显影峰值时可能出现静脉影的干扰从而影响成像质量。相比于 CTA 检查中所使用的碘对比剂 3% 的过敏率，CE-MRA 中所使用的钆对比剂的过敏率只有 0.07%。MRA 还使患者避免了非必要的放射线暴露。然而，某些安装了心脏起搏器或金属假体的患者不能接受 MRA 检查。对于肾功能不全的患者，钆对比剂可能会引起肾源性系统性纤维化。

4. 动态红外热成像 动态红外热成像（dynamic infrared thermography，DIRT）是采用热成像技术探测穿支并评估皮瓣血运的。自然界中，温度高于绝对零度（−273℃）的物体都向外散发热辐射。红外成像装置通过接收物体辐射的红外线并按其能量高低而将其转换为展示温度分布的热像图。血管丰富处的体温较周围高，而体温的升高会产生更多的热辐射。研究表明，血管走行处的温度普遍比周围皮肤高 1℃ 以上。红外成像可以被用于在术前准确定位血管位置，在热像图上以"亮点"或"亮线"显示血管。有学者提出 DIRT 可作为下腹部术前穿支探测中 CTA 的替代方法。DIRT 具有设备便携、无创、使用方便、可在术前判断皮瓣的优势血管、可在术中（及术后）判断皮瓣的血运的优点；其缺点为易受外界环境温度影响，且仅能提供皮瓣的温度信息，无法直接提供血管管径、血液流速、血管走行、层次等信息。

（吴　卓）

第四节　术后改变

一、概述

乳腺癌保乳手术（breast-conserving surgery，BCS）也被称为乳房肿块切除术、乳房部分切除术，在完整切除乳腺原发病灶的同时，尽可能保留完整或大部分的乳房组织以及乳头乳晕复合体结构。该手术方式主要被运用于肿瘤体积较小（最大径≤3cm）、病灶不累及乳头乳晕区、患侧乳房有足够大小且经临床评估术后残余乳腺有足够容量的患者中。部分较大的恶性肿瘤在经过术前的新辅助化疗及内分泌治疗后，肿瘤体积缩小、临床分期降低，其也可以被列入保乳手术的适应证。保乳手术辅以术后的放射治疗，在保全乳房功能的同时又可以保持形体美观，并且与乳腺癌根治术及改良根治手术的治疗效果相

当。因此，保乳手术加术后放疗一直被作为乳腺癌治疗的标准治疗措施。

二、临床与病理

保乳手术后短期内，术区可能会出现局部积液、积血、积气以及邻近腺体水肿，通常还伴有切口处皮肤增厚及邻近皮下脂肪小梁增厚；在接下来的2～3 周，术区的积血/液及积气被逐渐吸收，局部血管及肉芽组织生成；最终，术区局部会被纤维蛋白样坏死和瘢痕取代，表现为血管化较差的致密纤维化组织，镜下可见不典型成纤维细胞。

乳腺水肿、皮下脂肪小梁增厚以及皮肤增厚会在术后 6 个月时达到最大程度并在 2～3 年内逐渐下降。术后长期随访显示术区可能会出现脂肪坏死及肉芽肿形成，有时会伴有沙砾样钙化。

保乳手术后的恶性病变可包括肿瘤残留、肿瘤复发。肿瘤残留一般被发现于术后早期，术前对病情估计不足、切除范围相对小，导致病灶残留。而肿瘤复发一般发生于术后半年以上，且原发病灶的手术切缘被确诊为阴性。

三、影像评估

保乳手术后的局部异常是术后改变还是肿瘤的复发，是医生及患者关注的焦点问题。因此，寻求一种有效的手段以对其进行鉴别诊断成为了保乳手术后跟踪随访的关键。

根据美国放射学会指南，对于切缘为阴性的保乳手术后患者，无论是否进行术后放疗，均建议每年进行一次乳腺 X 线摄影检查；研究表明，每年进行一次乳腺 X 线摄影检查可降低有早期浸润性乳腺癌病史的女性的乳腺癌特异性死亡率。对于具有乳腺癌高风险因素、致密型乳腺、患病年龄小于 50岁、原发病灶表现为 X 线摄影隐匿性的患者，则建议每年进行一次乳腺 MRI 检查。

1. 乳房水肿和皮肤增厚 乳房水肿和皮肤增厚是保乳手术后以及放疗后最常见的影像学表现，其严重程度通常在放射治疗后约 6 个月时达到峰值，大多数患者的此类症状会在术后 2 至 3 年内消退。乳房水肿和皮肤增厚在全乳放疗后通常呈弥漫性分布，并且在接受部分乳腺加速放疗的患者中还可能呈局灶性分布。

正常乳房皮肤厚度在乳晕周围和乳房下皱褶区域最多为 3mm，在乳房其他区域最多为 2mm。通过将患侧乳房的影像与对侧乳房或治疗前的影像进行

比较，医生可以更好地了解影像学检查中所发现的皮肤增厚和乳房水肿。

（1）乳腺X线摄影：在乳腺X线摄影中，乳房水肿的典型表现为弥漫性的乳腺密度增加和小梁增厚。

（2）超声检查：在超声检查中，乳房水肿表现为非沿导管分布、向皮肤延伸的线性分支液体回声影。

（3）MRI：在MRI图像上，乳房水肿表现为腺体内和/或皮下脂肪间隙中的弥漫性的T_2信号增高。

2. 局部液体聚集　保乳手术后，影像学上可见的局部液体聚集包括血肿、脂肪坏死、积油囊肿。在接受保乳手术后第4周，约50%的患者出现积液，术后6个月时约25%的患者出现积液。

（1）乳腺X线摄影：在乳腺X线摄影检查中，术后积液通常表现为椭圆形或圆形肿块，边缘清晰，通常位于手术区域内。如果瘢痕区域出现卵圆形、圆形或分叶状透亮肿块，则提示术区出现脂肪坏死；部分脂肪坏死伴有营养不良性钙化灶，表现为弧形、

圆形、粗大的、中央透亮的高密度影，随着时间推移，钙化逐渐变粗糙。

（2）超声检查：在超声检查中，术后积液/积血表现为无回声、可伴有内部分隔的囊性肿块，其也可能具有复杂的囊实性肿块外观；随着时间的推移，术后积液的体积往往会减小，表示其逐渐被吸收并被瘢痕和纤维化所取代。

（3）MRI：在乳腺MRI图像上，术后积液的信号根据其内部成分不同而发生变化，局部积液在T_2WI上呈高信号，如伴有积血，则表现为T_1WI脂肪抑制序列图像上的高信号影；脂肪坏死则表现为均匀或不均匀的高信号影，在脂肪抑制序列上信号减低，其内部可出现钙化，在MRI中呈低信号。增强扫描中，脂肪坏死可以呈环形强化、局灶性强化或弥漫性强化（图6-4-1）。如在术后液体聚集处或附近出现肿块或非肿块强化，或液体内部出现间隔样强化，则应将其视为可疑病灶。

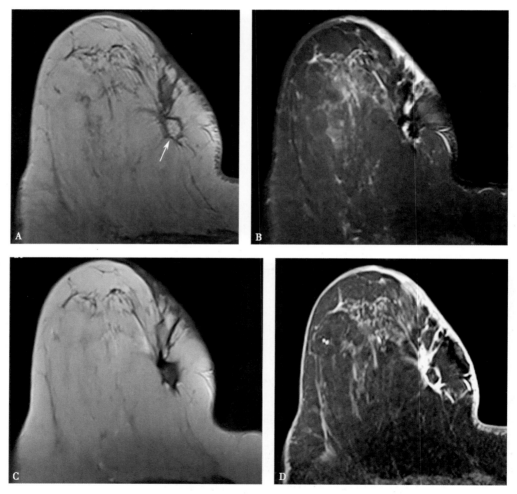

图6-4-1　右乳浸润性导管癌保乳手术并术后辅助放射治疗

女性患者，58岁。A. T_1WI图像示术区类圆形高信号影（脂肪坏死，箭头）；B. T_2WI脂肪抑制图像示术区及照射区高信号水肿；C. T_2WI非脂肪抑制图像示术区局部高信号脂肪坏死；D. T_1WI脂肪抑制后增强扫描图像示脂肪坏死呈边缘强化。

3. 结构扭曲　保乳手术后 1 年内,超过 95% 患者的乳腺会出现结构扭曲。术后结构扭曲继发于瘢痕形成和纤维化。它通常出现在接受保乳手术的患者的手术切除部位,继发于乳房结构的改变。术后瘢痕往往会随着时间的推移而演变和收缩。瘢痕形成的速度可能取决于手术切除组织的大小和术后积液的存在与否、体积。

(1) 乳腺 X 线摄影:在乳腺 X 线摄影检查中,术后结构扭曲表现为中心呈脂肪密度的放射状线样结构,并且在不同摄片体位上,其形状常发生变化。不透射线的皮肤切口 / 瘢痕标记有助于将结构扭曲与手术切除部位关联起来。如果结构扭曲与患者的皮肤瘢痕不对应,则该发现可能代表乳腺癌的复发。术后结构扭曲通常会随着时间延长而变得不明显。因此,与之前的检查结果进行比较,对于评估随时间变化的结构扭曲非常重要。

(2) 超声检查:在超声检查中,术后瘢痕处可能会出现结构扭曲、低回声组织(可追踪到皮肤瘢痕)伴后方声影。对超声检查结果与乳腺 X 线摄影检查结果的综合评估有助于区分良性术后瘢痕和切除部位的肿块。

(3) MRI:在 MRI 检查中,通常可看到涉及手术切除部位的非肿块强化,其时间 - 信号强度曲线常表现为 I 型。此外,与手术部位相关的非肿块强化会随着时间的推移而增强程度减弱,最后演变为无增强的纤维化区域。对于非肿块强化灶(细线样强化),可以在术后 18 个月时随访;这些强化表现可能是手术和放疗引起的变化(图 6-4-2)。在随访过程中,如果出现任何新的或不断增加的瘢痕强化,则应将其视为可疑恶性病灶。

四、鉴别诊断

1. 良性病变乳腺活检后　乳腺 X 线摄影上,46% 病例出现结构扭曲,17% 病例出现皮肤增厚,15% 病例出现局灶性不对称,上述改变随时间推移而逐渐好转。与保乳手术后改变类似。

2. 单侧乳房水肿　常见原因有上腔静脉或锁骨下静脉中的血栓形成、腋下淋巴结肿大引起的淋巴管闭塞、外伤、乳腺炎等,表现为皮肤增厚、皮下脂肪间隙水肿及腺体水肿;保乳手术后多表现为术区局部皮肤增厚及皮下水肿。

3. 肿瘤复发　瘢痕区域非对称致密影范围增大、密度增高,或出现新的肿块;出现新的钙化,钙化通常表现为细小多形性、不均质或细线状钙化灶,呈集群或段样分布;肿瘤复发最常出现于术后 5 年内,位于术区附近;术后 5 年以后,以对侧乳腺复发及远处复发更常见。

五、小结

保乳手术会在乳房中手术切除部位导致预期的术后变化。由于乳腺体积缩小,故其还可能会导致远离手术切除部位的额外术后变化。对于放射科医生来说,了解如何预测乳房术后哪些部位会发生变化非常重要。此外,放射科医生还必须熟悉乳房术后的影像学表现,如皮肤增厚、乳房水肿、结构扭曲、积液和钙化,以及这些表现的预期时间演变,以

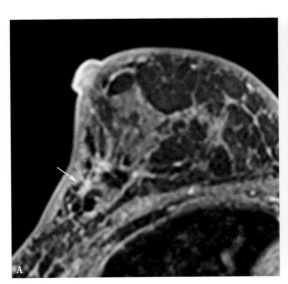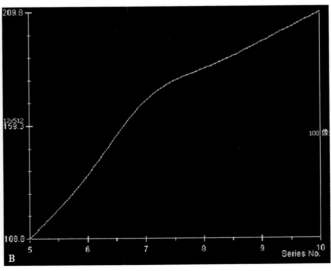

图 6-4-2　右乳肿块保乳手术后
女性患者,46 岁。A. 右乳术区可见强化的纤维瘢痕(箭头);B. 术后瘢痕的时间 - 信号强度曲线呈 I 型表现。

将其与早期复发性乳腺癌区分开来。术后改变稳
定后的影像学表现变化应引起对乳腺癌复发的高
度怀疑。

（杨　帆）

参 考 文 献

［1］中华医学会外科学分会乳腺外科学组. 中国可视化经
皮穿刺乳腺组织定位导丝与定位标记夹临床实践指南
（2022 版）[J]. 中国实用外科杂志，2022，42（8）：850-857.

［2］彭卫军，顾雅佳. 乳腺影像诊断学 [M]. 2 版. 北京：人民
卫生出版社，2018.

［3］龚西骗，丁华野. 乳腺病理学 [M]. 北京：人民卫生出版
社，2010.

［4］KAPOOR M M，PATEL M M，SCOGGINS M E. The wire
and beyond：recent advances in breast imaging preoperative
needle localization[J]. Radiographics，2019，39（7）：1886-
1906.

［5］AKYOL C，AKMAK A，KEPENEKCI I，et al. Metallic
foreign body in the breast[J]. Eur J Breast Health. 2008，4：
125-126.

［6］MCCARTHY C M，CANO S J，KLASSEN A F，et al. The
magnitude of effect of cosmetic breast augmentation on
patient satisfaction and health-related quality of life[J]. Plast
Reconstr Surg，2012，130（1）：218-223.

［7］BERG W A，LEUNG J. Diagnostic imaging：breast[M].
3rd ed. Philadelphia：Elsevier，2019.

［8］American College of Radiology. Breast imaging reporting
and data system atlas（BI-RADS atlas）[S].Reston：Ameri-
can College of Radiology，2013.

［9］DASHEVSKY B Z，GALLAGHER K M，GRABENSTET-
TER A，et al. Breast implant-associated anaplastic large
cell lymphoma：clinical and imaging findings at a large US
cancer center[J]. Breast J. 2019，25（1）：69-74.

［10］MIDDLETON M S，MCNAMARA M P JR. Breast implant
classification with MR imaging correlation：（CME avail-
able on RSNA link）[J]. Radiographics，2000，20（3）：E1.

［11］DRUKTEINIS J S，GOMBOS E C，RAZA S，et al. MR
imaging assessment of the breast after breast con servation
therapy：distinguishing benign from malignant lesions[J].
Radiographics，2012，32（1）：219-234.

［12］JUANPERE S，PEREZ E，HUC O，et al. Imaging of breast
implants-a pictorial review[J]. Insights Imaging，2011，2（6）：
653-670.

［13］WANG C F，ZHOU Z，YAN Y J，et al. Clinical analyses of
clustered microcalcifications after autologous fat injection
for breast augmentation[J]. Plast Reconstr Surg，2011，
127（4）：1669-1673.

［14］VEBER M，TOURASSE C，TOUSSOUN G，et al. Radio-
graphic findings after breast augmentation by autologous
fat transfer[J]. Plast Reconstr Surg，2011，127（3）：1289-
1299.

［15］CARVAJAL J，PATIÑO J H. Mammographic findings
after breast augmentation with autologous fat injection[J].
Aesthet Surg J，2008，28（2）：153-162.

［16］OJEDA-FOURNIER H，OLSON L K，ROCHELLE M，
et al. Accelerated partial breast irradia tion and posttreat-
ment imaging evaluation[J]. Radiographics，2011，31（6）：
1701-1716.

［17］ROZEN W M，ASHTON M W，STELLA D L，et al.
The accuracy of computed tomographic angiography for
mapping the perforators of the deep inferior epigastric
artery：a blinded prospective cohort study[J]. Plast Recon-
str Surg，2008，122（4）：1003-1009.

［18］HALLOCK G G. Doppler sonography and color duplex
imaging for planning a perforator flap[J]. Clin Plast Surg，
2003，30（3）：347-357.

［19］SWANSON E W，HSU Y C，CHENG H T. CTA and
contrast-enhanced MRA are equally accurate for localizing
deep inferior epigastric perforator flap arteries：a system-
atic review[J]. J Plast Reconstr Aesthet Surg，2015，68（4）：
580-581.

［20］SONDA R，PANDIS L，BASSETTO F，et al. Deep infe-
rior epigastric perforator flap preoperative planning：a
comparative analysis between dynamic infrared thermog-
raphy，computerized tomography angiography，and hand-
held Doppler[J]. Microsurgery，2022，42（7）：649-658.

［21］李卉，廖传贵，何小梅. 晚期乳腺癌新辅助化疗的临床
报告 [J]. 中国普外基础与临床杂志，2004，011（001）：
20-21.

［22］马晓雯，罗娅红. MRI 对不同分子亚型乳腺癌 NAC 疗
效评价的研究 [J]. 放射学实践，2017，32（6）：574.

［23］GIANNI L，BASELGA J，EIERMANN W，et al. Phase
Ⅲ trial evaluating the addition of paclitaxel to doxorubicin
followed by cyclophosphamide，methotrexate，and fluo-
rouracil，as adjuvant or primary systemic therapy：Euro-
pean cooperative trial in operable breast cancer[J]. J Clin
Oncol，2009，27（15）：2474-2481.

［24］OMARINI C，GUAITOLI G，PIPITONE S，et al. Neoad-
juvant treatments in triple-negative breast cancer patients：
where we are now and where we are going[J]. Cancer
Manag Res，2018，10：91-103.

［25］BUIST D S M，BOSCO J L F，SILLIMAN R A，et al. The
breast cancer outcomes in older women（BOW）investiga-
tors. Long-term surveillance mammography and mortal-
ity in older women with a history of early stage invasive
breast cancer[J]. Breast Cancer Res Treat，2013，142（1）：
153-163.

[26] SMITH-GAGEN J, CARRILLO J E, ANG A, et al. Practices that reduce the Latina survival disparity after breast cancer[J]. J Womens Health, 2013, 22（11）: 938-946.

[27] LOSKEN A, SCHAEFER T G, NEWELL M, et al. The impact of partial breast reconstruction using reduction techniques on postoperative cancer surveillance[J]. Plast Reconstr Surg, 2009, 124（1）: 9-17.

[28] MENDELSON E B. Evaluation of the postoperative breast[J]. Radiol Clin North Am, 1992, 30（1）: 107-138.

[29] LI J, DERSHAW D D, LEE C F, et al. Breast MRI after conservation therapy: usual findings in routine follow-up examinations[J]. Am J Roentgenol, 2010, 195（3）: 799-807.

[30] CHANSAKUL T, LAI K C, SLANETZ P J. The postconservation breast: part 1, expected imaging findings[J]. Am J Roentgenol, 2012, 198（2）: 321-330.

中英文名词对照索引

登录中华临床影像征象库步骤

公众号登录 >>

扫描二维码
关注"临床影像及病理库"公众号

点击"影像库"菜单
进入中华临床影像库首页

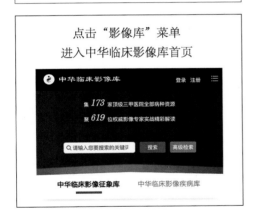

网站登录 >>

输入网址 medbooks.ipmph.com/yx
进入中华临床影像库首页

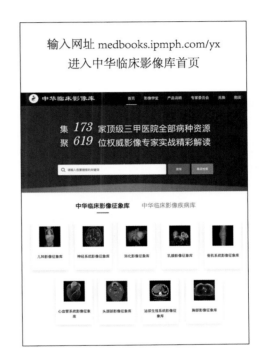

进入中华临床影像库首页

注册或登录

PC 端点击首页"兑换"按钮
移动端在首页菜单中选择"兑换"按钮

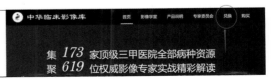

输入兑换码,点击"激活"按钮
开通中华临床影像征象库的使用权限